Dein Longevity Guide

Allgemeine Hinweise

Aus Gründen der besseren Lesbarkeit wird bei Personenbezeichnungen die männliche Sprachform verwendet. Gemeint ist sowohl die männliche als auch die weibliche und die diverse Form.

Das vorliegende Buch wurde sorgfältig erarbeitet. Dennoch erfolgen alle Angaben ohne Gewähr. Weder die Autorin noch der Verlag können für eventuelle Nachteile oder Schäden, die aus den im Buch vorgestellten Informationen resultieren, Haftung übernehmen.

Sollte diese Publikation Links auf Webseiten Dritter enthalten, so übernehmen wir für deren Inhalte keine Haftung, da wir uns diese nicht zu eigen machen, sondern lediglich auf deren Stand zum Zeitpunkt der Erstveröffentlichung verweisen.

LUISE WALTHER

Dein *Longevity* Guide

50 smarte Wege, um jung und fit zu bleiben

MEYER & MEYER VERLAG

Coverfoto: © Luise Walther
Porträt der Autorin: © Mira Hampel
Bilder im Innenteil: © Mira Hampel
Cover- und Umschlaggestaltung: Sannah Inderelst
Innenlayout: Isabella Frangenberg
Satz: Isabella Frangenberg
Lektorat des Manuskripts: Sabrina Müller
Projektleitung: Katrin Schubert

Dein Longevity Guide
Bibliografische Information der Deutschen Nationalbibliothek
Die Deutsche Nationalbibliothek verzeichnet diese Publikation in der Deutschen Nationalbibliografie; detaillierte bibliografische Details sind im Internet über <www.dnb.de> abrufbar.

Von-Coels-Straße 390, 52080 Aachen
www.dersportverlag.de

Member of the World Sport Publishers' Association (WSPA)
Gesamtherstellung (Druck): Print Consult GmbH, München, www.printconsult.de

FSC
www.fsc.org
MIX
Papier | Fördert gute Waldnutzung
FSC® C106855

ISBN: 978-3-8403-7979-6
Bei Fragen zur Sicherheit unserer Produkte wenden Sie sich bitte an: kontakt@m-m-sports.com.

Inhalt

VORWORT

Langlebigkeit beginnt im *Gehirn* – und wird im Alltag entschieden.

Ich erinnere mich noch gut an die Reaktionen, als ich vor einigen Jahren zum ersten Mal über neurozentriertes Training gesprochen habe. Viele konnten sich wenig darunter vorstellen. „Was hat das Gehirn mit Rückenschmerzen zu tun?" oder „Du meinst, ich soll meine Augen trainieren, damit meine Knie weniger schmerzen?" – Fragen wie diese höre ich bis heute.

Doch mit jedem Menschen, der seine Haltung, seinen Schlaf, seine Energie oder seine Bewegungsqualität durch einfache neuronale Impulse verbessert hat, wurde mir klar: Das Gehirn ist die zentrale Instanz unseres Wohlbefindens. Nicht nur für Bewegung, sondern für alles, was wir tun. Für unsere Gesundheit, unsere Lebensfreude – und auch für unsere Langlebigkeit.

In diesem Buch möchte ich zeigen, wie Langlebigkeit ganz praktisch funktioniert – und warum dein Nervensystem der Schlüssel dazu ist.

Denn Langlebigkeit ist kein Zufall. Sie entsteht nicht nur in Genen oder Laboren, sondern ganz konkret in deinem Alltag: In deinen Entscheidungen beim Aufstehen. In der Art, wie du atmest, gehst, schläfst, denkst. In den Mikromomenten, in denen du dich für Gesundheit entscheidest – oder gegen sie.

Ich glaube an die Kraft der kleinen Veränderungen. An Übungen, die in den Tag passen. An Wissen, das dich stärkt statt verwirrt. An Routinen, die dich nicht anstrengen, sondern tragen.

Deshalb bietet dieses Buch kein Überblick über den aktuellen Stand der Langlebigkeitsforschung, sondern einen Werkzeugkasten für den Alltag – mit praktischen Übungen, Checklisten, Reflexionsfragen und persönlichen Impulsen.

Es verbindet das Beste aus Neurowissenschaft, Bewegung, Psychologie und Lebenskunst.

Meine Vision ist klar: Ein gesunder Mensch ist nicht nur leistungsfähig, sondern auch beweglich – im Körper, im Kopf und im Herzen.

Ich wünsche dir viel Freude beim Lesen, Entdecken und Ausprobieren. Und ich wünsche dir vor allem: Ein Leben voller Energie, Klarheit und innerer Stabilität. Denn die Jahre zählen, wenn du sie mit Gesundheit, Verbundenheit und Sinn füllst.

Bleib neugierig. Und fang heute an.

Herzlich

Luise Walther

NULL

Erinnerung der Geruch von Vanille

Es roch nach Vanille, als meine Großeltern starben.
Innerhalb von zehn Tagen. Zwei Menschen, die mein Leben geprägt haben wie kaum jemand sonst – einfach weg.
Die Vanillekerze brannte noch. Sie waren gegangen.
Oma zuerst. Dann Opa, als hätte sein Körper gesagt: „Ohne sie geht's nicht weiter."

Ich war mitten im Abitur. Stress, Schlafmangel, Zukunftsfragen – alles in Bewegung.
Und plötzlich dieser Geruch: Vanille.
Seitdem kann ich ihn kaum ertragen.

Aber weißt du, was geblieben ist?

Nicht der Schmerz. Nicht die Trauer. Sondern die Erinnerungen. Und sie waren voller Leben.

Sie lebten so, wie wir *heute* alle *leben* wollen – nur ehrlicher

Oma und Opa hatten kein Biohacking-Armband, keine Supplementschublade, keine To-do-Apps.

Und doch hatten sie alles, was zählt: Rituale. Verbindung. Tiefe. Klarheit.

Ein Leben im Rhythmus, nicht in Reizüberflutung.
Ein Körper als Zuhause, nicht als Baustelle.

Ich wusste es damals nicht.
Aber sie waren meine ersten Longevity-Coaches.

Gesundheit beginnt nicht im *Fitnessstudio* – sie beginnt zu *Hause*

Omas Schlafrituale waren einfach:
Haare bürsten. Wärmflasche. Gebet. Lied. Fenster auf. Licht aus.
Heute weiß ich: Sie hat mein Nervensystem reguliert, bevor ich wusste, dass ich eins habe.

Opa war mein erster Nervensystem-Trainer.
Er lebte mit einem Takt, der nie aus der Balance kam.
Er kaufte ein, gärtnerte, werkelte. Nie gehetzt, nie getrieben.
Er hatte das, wofür Menschen heute Atem-Coachings buchen:
eine innere Ruhe, die du spüren konntest.
Und diese Spaziergänge mit uns vier Enkelinnen ...
Zum Teil eingepackt wie kleine Michelin-Männchen, durch Regen, Matsch, Wind.
Er sagte: „Raus mit euch. Das macht euch stark."
Und er meinte nicht nur Muskeln – er meinte stark fürs Leben.
Omas Küche war ihre Therapie – und unsere Heilung.

Es gab keinen Ernährungsplan, aber es gab Struktur.
Es gab keine „Makronährstoffverteilung", aber es gab warme, echte Mahlzeiten.
Ich habe mehr Liebe in einem Teller Gemüsesuppe gespürt als in 100 Wellness-Posts zusammen.

Oma wusste, was wir heute mühsam rekonstruieren:
Dass Essen keine Kontrolle braucht, sondern Verbindung.

Verbindung war kein *Projekt* – sie war *Alltag*

Sie haben uns nie gefragt, wie es uns geht.
Sie wussten es.
Und sie haben nicht mit Check-ins gearbeitet, sondern mit offenen Armen, mit Stille, mit echtem Zuhören.
Wenn wir uns streiten, weinen, versöhnen konnten – dann weil wir gelernt hatten:
Gemeinsam ist kein Zustand. Es ist eine Entscheidung.

Oma sagte oft: „Solange wir zusammen am Tisch sitzen können, geht's uns gut."
Heute weiß ich: Sie beschrieb den stärksten Prädiktor für gesundes Altern.
Soziale Bindung.
Aber sie nannte es einfach: Familie. Und dazu gehörte die alleinstehende Nachbarin genauso wie der Pfarrer oder Schulfreunde.

Ich habe mir ihren Rat so sehr gewünscht, als ich am Tiefpunkt war.

Nach zwei Not-OPs an der Bandscheibe.
Aufwachraum. Kaltes Metall unter meinem Rücken. Zwei Ärzte, die miteinander sprachen, als wäre ich nicht da. Und dann dieser eine Satz direkt zu mir, der sich eingebrannt hat:
„Sie müssen sich darauf einstellen, dass das nie wieder ganz wird."

Da war ich also.
Verloren zwischen Medizin und Fitness.
Zwischen Überforderung und Überinformation.
Zwischen „Du musst mehr machen" und „Das darfst du nicht mehr machen".

Es war der Moment, in dem ich das Vertrauen in meinen Körper verlor.

Und vielleicht liest du das jetzt und spürst es auch:
Diese leise Angst, dass es nie wieder so wird wie früher.
Diese stille Wut darüber, dass dir niemand einen echten Plan gibt.
Diese ständige Reizüberflutung aus Biohacks, Diäten, Studien - und trotzdem keine Kraft, das alles umzusetzen.

Ich war da.
Und ich hab mir geschworen: Ich finde einen Weg, der wirklich funktioniert.
Einen, der nicht nur für fitte 25-Jährige mit Personal Trainer passt.
Einen, der alltagstauglich ist. Neurobiologisch klug.
Und vor allem: menschlich.

Weil ich wieder durch mein Leben rennen wollte.

Nicht davon.
Nicht in Selbstoptimierung, sondern in Verbindung.
Nicht mit Selbstverurteilung, sondern mit Selbstwirksamkeit.
Nicht länger auf der Suche nach dem perfekten Plan, sondern mit dem Mut, wieder klein anzufangen.

Ich wollte:
wieder lachen, ohne Schmerz,
spielen, ohne Angst,
arbeiten, ohne Stress.
Und ich wollte verstehen:

Wie funktioniert echte Gesundheit, die bleibt?
Was ich gelernt habe, ist keine Theorie. Es ist ein dynamisches Netz.

Ein Netz aus Erfahrungen, Erkenntnissen, Irrtümern und Fortschritten.
Ich habe mit Ärzten gesprochen, Neurowissenschaftlern, Schmerzpatienten, Biohackern, Pflegekräften, Eltern, Jugendlichen, Senioren und mit Zukunftsforschern.
Ich habe Protokolle getestet, Studien zerpflückt, Routinen auseinandergenommen und neu zusammengesetzt.

Und irgendwann wurde mir klar:
Gesundheit ist kein Ziel, das man erreicht und abhakt.
Sie ist ein lebendiges System.
Ein Netz aus Körper, Denken, Fühlen, Schlaf, Bewegung, Beziehungen, Atem, Ernährung, Selbstbild, Hoffnung. Und so viel mehr.

Alles hängt zusammen. Alles beeinflusst sich gegenseitig.
Wenn du an einem Faden ziehst, bewegt sich das Ganze.

Aber nicht, wenn du alles auf einmal willst.
Sondern wenn du einen Anfang findest, der zu dir passt.
Ein Berührungspunkt, wo du anfangen kannst. Wo etwas mitschwingt. Wo du ein Knotenpunkt wirst in deinem eigenen System.

Und genau dafür ist dieses Buch.

Nicht, weil ich die perfekte Lösung habe.
Sondern weil ich in über 8.000 Gesprächen und Sessions Menschen begleiten durfte, die nicht anders waren als du oder ich: verunsichert, erschöpft, überfordert von Informationen und zugleich voller leiser Klarheit:
Sie wollten nicht länger durchhalten. Sie wollten zurückkommen.

Für *wen* also ist dieses Buch?

Für alle, die spüren:
„So wie bisher geht's zwar irgendwie - aber es könnte sich besser anfühlen."

Für Menschen über 35, die Verantwortung tragen - im Job, in der Familie, für sich selbst, in der Gesellschaft.

Für alle, die keine Lust auf Gesundheitszwang haben, aber auch nicht länger warten wollen, bis es „mal ruhiger wird".

Dieses Buch ist für dich, wenn du spürst:
„Ich will mich wieder stärker fühlen. Wacher. Stimmiger. Gesünder und zwar langfristig."

Ziel dieses Buches ist es nicht, perfekt zu leben, sondern bewusster.

Nicht alles umwerfen, sondern das Richtige zur richtigen Zeit anstoßen.
Nicht warten auf den perfekten Moment, sondern jetzt anfangen.

Denn Langlebigkeit ist kein Zufall. Sie ist das Ergebnis von kleinen, mutigen, echten Entscheidungen.

Walk the Talk – was du hier findest, lebe ich selbst

In diesem Buch empfehle ich nur, was ich selbst praktiziere. Keine Produkte, keine Supplemente, keine schnellen Abkürzungen. Das heißt nicht, dass Nahrungsergänzungsmittel und spezielle Tools nicht sinnvoll sein können. Doch dafür gibt es großartige Experten und andere Bücher.

Mein Fokus liegt auf den Grundlagen, die du sofort anwenden kannst:
Schlaf, Stress, Bewegung, Ernährung, Wohlbefinden und Beziehungen.

Diese sechs Schwerpunkte werden wir in den kommenden Kapiteln genau beleuchten und ich werde dir zeigen, wie du sie in deinem Leben direkt anwendbar machen kannst.

Schlaf, Stress, Bewegung, Ernährung, Wohlbefinden und Beziehungen sind keine isolierten Bausteine, sondern Dimensionen, die untrennbar miteinander verwoben sind, wie die Fäden eines Netzes.

Jede dieser Ebenen beeinflusst die andere:
Erholsamer Schlaf stärkt deine Stressresilienz, Bewegung verbessert deine Stimmung, soziale Bindungen wirken wie Medizin für Körper und Geist. Gemeinsam bilden sie die Knotenpunkte deines persönlichen Langlebigkeitsnetzes:
ein tragfähiges Geflecht, das dich immer wieder auffängt und trägt, wenn eine Seite ins Wanken gerät.

Diese Knotenpunkte stärken dich von innen heraus, ohne Einkaufsliste, sondern mit Bewusstsein. Denn echte Langlebigkeit beginnt nicht im Warenkorb. Sie beginnt in deinem Alltag. In deinen Entscheidungen. In deinem Handeln.

Dieses Buch gibt dir dafür 50 alltagsnahe Wege an die Hand.

Wege, die funktionieren, weil sie nicht abgehoben, sondern verbindlich sind.
Und weil sie nicht nur deinen Körper, sondern auch dein Denken und dein Leben berühren.

Dieses Buch ist *anders*

Es gibt bereits zahlreiche hervorragende Bücher über Gesundheit, Langlebigkeit und Prävention. Sie sammeln Studien, erklären biologische Zusammenhänge, empfehlen Protokolle, Produkte und Trends –
von Blutwertanalysen bis zu Nahrungsergänzungsmitteln, von Hightech-Therapien bis zu Biohacks.

All das hat seinen Platz. Und vieles davon ist richtig und wichtig.
Aber viele Menschen – vielleicht auch du – bleiben mit einer Frage zurück:
„Und was genau kann ich jetzt konkret machen?"

Dieses Buch ist für genau diese Lücke geschrieben, um sie zu schließen.
Zwischen Medizin und Fitness, zwischen Forschung und Lifestyle.
Es geht um Entscheidungen im Alltag. Um kleine Schritte, die du gehen kannst und willst.

Ohne Druck. Ohne Perfektion.
Mit Klarheit. Mit Gefühl. Mit Handlungsfreiheit.
Denn Gesundheit ist kein Ziel für später.
Sie ist eine tägliche Wahl und damit auch deine Entscheidung.

Was dich erwartet, ist keine statische Methode, kein Trainingsplan.
Es ist ein dynamisches Netz aus
Schlaf, der dich wirklich regeneriert,
Stresskompetenz, die dich nicht lähmt, sondern leitet,
Bewegung, die nicht pusht, sondern befreit,
Ernährung, die dich nicht kontrolliert, sondern nährt,
Wohlbefinden, das dich nicht laut antreibt, sondern leise trägt und
Beziehungen, die dich nicht auslaugen, sondern halten.

Alltagstauglich. wissenschaftlich fundiert.
Erprobt im echten Leben - nicht nur im Labor.
Es ist kein neues Konzept. Es ist das Fundament. Neu gedacht.
Evidenzbasiert. Erfahrungsnah. Menschlich.

Und du kannst Entscheidungen treffen, die zu deiner Gesundheit und Langlebigkeit beitragen, und zwar jeden Tag aufs Neue.
Neugierig, mutig.
Liebevoll.

Wir haben nur ein Leben. Und einen Körper.
Beides dürfen wir genießen.
Ich zeige dir, wie das aussehen kann.

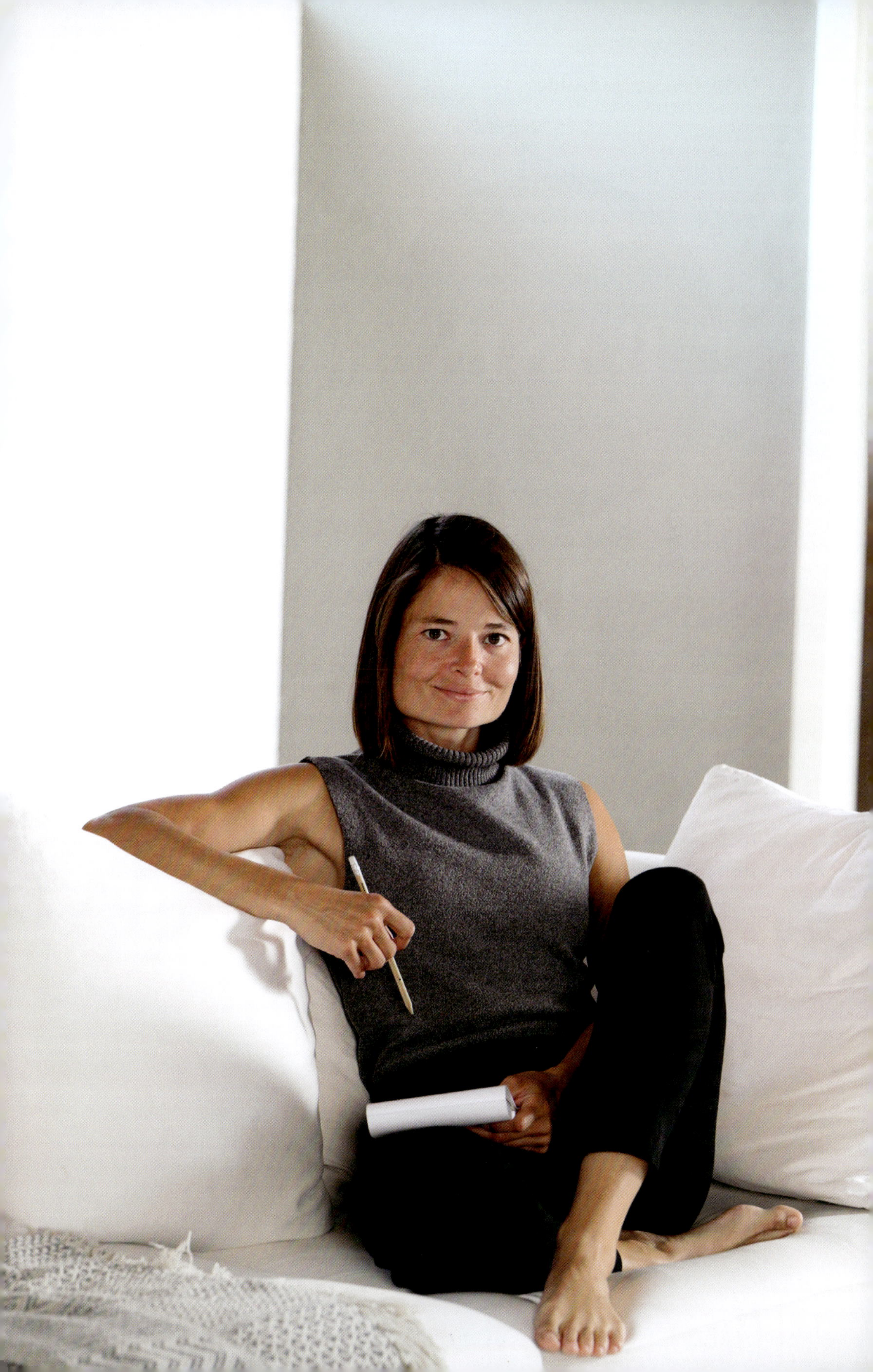

BASIS

Wissenschaft der aktuelle Stand

Stell dir vor, du wachst mit 85 Jahren morgens auf, voller Energie, klar im Kopf, mit einem festen Händedruck und dem Wunsch, den Tag zu nutzen. Du gehst eine Runde spazieren, erledigst deine Einkäufe zu Fuß, triffst dich am Nachmittag mit Freunden zum Kaffeetrinken und liest abends ein gutes Buch, weil dich Neues immer noch interessiert. Keine Schmerzen, keine Müdigkeit, kein täglicher Medikamentencocktail.

So sieht gesunde Langlebigkeit aus und genau das ist heute mehr denn je möglich.

Lange dachte man, wie alt wir werden, sei reine Glückssache und nur von den Genen bestimmt. Doch die Forschung hat diese Sicht gründlich verändert. Große Zwillingsstudien[1] zeigen: Nur rund 20 Prozent unserer Lebensdauer sind genetisch vorgegeben. Der Rest? Hängt von dir ab, von deinem Lebensstil, deinen Gewohnheiten und deiner Umgebung.

Auswirkungen auf deine Lebensspanne:

- Ob du dich regelmäßig bewegst,
- gut schläfst,
- deine Beziehungen pflegst oder
- wie du mit Stress umgehst.

Doch noch viel wichtiger, es wirkt sich auf deine gesunde Lebenszeit aus. Das bezeichnet man als sogenannte Healthspan. Wie alt du wirst, kannst du also selbst beeinflussen.

Chronologisches Alter vs. Biologisches Alter

Das chronologische Alter ist einfach:
Es zählt die Jahre seit deiner Geburt. Es steht in deinem Ausweis. Es ist eine Zahl.
Aber: Diese Zahl sagt wenig darüber aus, wie gesund, belastbar oder regenerationsfähig du wirklich bist.

Das biologische Alter hingegen beschreibt den Zustand deines Körpers.
Es gibt auf Zellebene an, wie alt dein Körper sich tatsächlich „verhält", zum Beispiel wie gut deine Mitochondrien funktionieren, wie jung dein Herz-Kreislauf-System ist, wie stabil dein Immunsystem arbeitet oder wie stark Entzündungsprozesse aktiv sind.
Zwei Menschen können auf dem Papier gleich alt sein, aber biologisch Jahre oder sogar Jahrzehnte auseinanderliegen.

Ein Beispiel:

- Person A: 52 Jahre alt (chronologisch), bewegt sich regelmäßig, schläft gut, ernährt sich ausgewogen, hat eine stabile Stressregulation.
  - Biologisches Alter: vielleicht 43.
- Person B: Ebenfalls 52 Jahre alt, lebt mit chronischem Stress, wenig Schlaf, kaum Bewegung, unausgewogener Ernährung.
  - Biologisches Alter: möglicherweise 60+.

Das ist wichtig, weil das biologische Alter ein viel stärkerer Prädiktor ist für:

- Krankheitsrisiken,
- Leistungsfähigkeit,
- Lebensqualität und
- Healthspan (wie lange du gesund leben wirst).

Und das Beste? Dein biologisches Alter ist veränderbar.
Durch Schlaf, Bewegung, Ernährung, Stressregulation, Beziehungen und mentales Wohlbefinden kannst du deine Zellfunktion positiv beeinflussen und damit tatsächlich jünger leben, als dein Ausweis behauptet.

Chronologisches Alter ist, was du zählst.
Biologisches Alter ist, wie du dich fühlst und wie dein Körper funktioniert.

Wissenschaftler haben im Rahmen der Longevity-Forschung die „Hallmarks of Aging" identifiziert, auf die im Folgenden noch genauer eingegangen wird. Das sind zentrale biologische Prozesse, die unseren Körper von innen heraus altern lassen, wie geschädigte Zellkraftwerke (Mitochondrien), verkürzte Telomere oder alternde Zellen. Und viele dieser Prozesse kannst du aktiv durch deinen Lebensstil verlangsamen oder sogar umkehren.

Wenn du heute die richtigen Weichen stellst - mit Bewegung, Ernährung, Schlaf, mentaler Stärke und guten sozialen Verbindungen - kannst du Krankheiten wie Diabetes, Herzprobleme oder Demenz hinauszögern oder sogar verhindern. Du kannst Jahre gewinnen, die lebenswert sind.

Und da 2030 jeder sechste Mensch weltweit über 60 sein wird,[2] ist das Thema aktueller denn je. Denn der Druck auf unsere Gesundheitssysteme steigt, aber es wächst auch die Chance, dass wir unser Alter aktiv und selbstbestimmt gestalten können. Die Wissenschaft gibt Dir das Wissen. Du gibst den Takt vor.

Denn hier ist die unbequeme Wahrheit: Die meisten Menschen sterben eben nicht am Alter. Sie sterben an Krankheiten, die mit Alter korrelieren, aber vermeidbar gewesen wären - Herz-Kreislauf-Versagen, metabolisches Syndrom, neurodegenerative Erkrankungen, bestimmte Krebsarten. Und oft: chronische Entzündungen, die über Jahre still wüten, bevor sie plötzlich laut werden. Dabei ist Altern keine Krankheit. Aber wie wir altern, entscheidet darüber, wie wir leben und wie wir sterben.

Was in deinem Körper wirklich *altert* – und wie du *eingreifen* kannst

Du spürst sie nicht. Aber sie sind da. Chronische Entzündungen sind wie ein schleichender Brand im Hintergrund deines Systems. Sie entstehen durch schlechten Schlaf, Bewegungsmangel, schlechte Ernährung, Stress und bleiben oft unentdeckt, bis sie irreversible Schäden angerichtet haben.

Entzündungen sind ein natürlicher Prozess. Kurzfristig sind sie überlebenswichtig. Aber chronisch werden sie zur Bedrohung: Sie greifen Gefäße an, stören den Insulinhaushalt, fördern Alzheimer, Krebs, Depressionen. Die Entzündungslast deines Körpers gehört laut Forschung zu den stärksten Prädiktoren für deine Lebensqualität und Lebensdauer.[3-6]

Gleichzeitig laufen in deinem Inneren weitere Alterungsprozesse auf Zellebene ab. Rund 30 Billionen Zellen arbeiten jeden Tag für dich. Doch jede von ihnen altert, verliert Energie, wird träge, geschädigt oder stirbt.

Und genau dieser zelluläre Verfall ist kein Schicksal, sondern oft das Ergebnis chronischer Entzündung, oxidativen Stresses und mangelnder Regeneration. Oxidativer Stress entsteht, wenn in deinem Körper zu viele sogenannte freie Radikale vorhanden sind. Das sind instabile Moleküle, die deinen Zellen schaden können. Normalerweise neutralisieren Antioxidantien diese Radikale, kommt das System aber aus dem Gleichgewicht, entsteht ein oxidativer Stresszustand. Stell dir deinen Körper wie einen Apfel vor, der an der Luft braun wird: Das ist Oxidation. Beim Menschen passiert das nicht sichtbar, aber auf Zellebene. Und mit der Zeit kann es deine Gesundheit belasten, in Form von frühzeitiger Hautalterung über Entzündungen bis hin zu chronischen Erkrankungen.

Drei zentrale Prozesse bestimmen, wie jung deine Zellen bleiben:

1. **Telomere – die kleinen Schutzkappen deiner DNA**
   Man kann sich Telomere vorstellen wie die Plastikkappen an den Enden deiner Schnürsenkel. Mit jedem Lebensjahr, mit jedem Stressmoment, mit jedem Zellteilungsprozess werden diese Kappen ein kleines Stück kürzer. Wenn sie zu kurz sind, kann die Zelle nicht mehr gesund arbeiten und sie altert oder stirbt.

   Was du tun kannst:

   - Stress reduzieren (zum Beispiel durch Atemübungen oder echte Pausen)
   - gut schlafen (mindestens sieben bis acht Stunden)
   - viel buntes Obst und Gemüse essen

   Beispiel:
   Dein täglicher Spaziergang in der Natur wirkt wie ein Schutzmantel für deine Telomere. Und kostet nichts außer ein bisschen Zeit.

2. **Mitochondrien – die Kraftwerke deiner Zellen**
   Mitochondrien sind winzige Kraftwerke in jeder Zelle, die deine Energie herstellen. Wenn sie altern oder beschädigt sind, bekommst du das sofort zu spüren: Erschöpfung, schlechtes Immunsystem, Muskelschwäche, Gedächtnisprobleme.

   Was du tun kannst:

   - Bewege dich regelmäßig besonders an der frischen Luft.
   - Schlafe ausreichend, denn nachts regenerieren sich die Mitochondrien.
   - Iss gesunde Fette, zum Beispiel Olivenöl, Nüsse, Avocado.

Beispiel:
Schon ein kleiner Morgenlauf oder zehn Minuten Tanzen zu deinem Lieblingssong laden deine inneren Batterien auf und halten deine Mitochondrien jung.

3. **Autophagie – die körpereigene Zellreinigung**
   Stell dir Autophagie vor wie ein Aufräum-Team in deinem Körper. Es beseitigt alte, kaputte Zellteile, repariert Schäden und schafft Platz für Neues. Ohne Autophagie sammelt sich Müll in deinen Zellen und das beschleunigt das Altern.

   Was du tun kannst:

   - Lege zum Beispiel über Nacht eine zwölf bis 14 Stunden lange Essenspause ein (Intervallfasten).
   - Schalte abends rechtzeitig ab, um gut zu schlafen.
   - Integriere Bewegung, besonders moderates Training, wie Spazierengehen oder Radfahren.

   Beispiel:
   Wenn du abends zwei Stunden vor dem Schlafengehen nichts mehr isst, gibst du deinem Körper die Chance, seine Aufräumarbeiten ungestört zu starten.

Du kannst deine Zellalterung nicht stoppen, jedoch kannst du sie deutlich verlangsamen. Und das beginnt nicht in einem Labor oder mit teuren Cremes, sondern in deinem ganz normalen Alltag:

- Bewegung,
- Schlaf,
- Stressmanagement,
- gesunde Ernährung,
- Pausen, die dir guttun, und
- Menschen, die dich unterstützen.

Jede Mahlzeit, jede Stunde draußen im Licht, jede tiefe Atmung ist wie ein kleiner Liebesbrief an deine Zellen: „Ich will, dass du stark bleibst. Und jung."

Zwischen Zelle und System – gesunde Alterung beginnt beim Stoffwechsel

Wenn du beginnst, deine Zellen zu unterstützen, durch Schlaf, Bewegung, bewusste Ernährung, Pausen und Menschen, die dir guttun, tust du weit mehr, als Alterung zu verlangsamen: Du nimmst Einfluss auf das große Ganze - auf deinen Stoffwechsel, dein Energielevel, deine hormonelle Balance, dein Immunsystem.

Denn Alterung passiert nicht isoliert. Sie ist eng verwoben mit dem Zustand deines metabolischen Systems, also der Art, wie dein Körper Zucker, Fett, Insulin und Entzündungen reguliert. Und genau hier liegt ein entscheidender Schlüssel:

Mehr als 80 Prozent der Erwachsenen in westlichen Ländern leben bereits mit metabolischer Dysfunktion, also einer Störung des Stoffwechsels, bei der zentrale Prozesse wie Blutzuckerregulation, Fettstoffwechsel oder Blutdruck aus dem Gleichgewicht geraten. Oft geschieht das unbemerkt, lange bevor eine Diagnose wie Diabetes oder Herz-Kreislauf-Erkrankung gestellt wird. Ein überlasteter Stoffwechsel ist wie ein Motor im Dauerlauf - bis er überhitzt. Die Folge: Müdigkeit, Gewichtszunahme, Entzündungen, chronische Krankheiten. Doch das Gute ist: Du kannst eingreifen. Nicht mit einem radikalen Schnitt, sondern mit kleinen, bewussten Entscheidungen - Tag für Tag.

Denn Langlebigkeit ist kein Versprechen der Zukunft. Sie ist eine bewusste Lebensführung in der Gegenwart.

Die *zwölf* „Hallmarks of Aging“:

Sie beschreiben die wichtigsten zellulären und molekularen Veränderungen, die in deinem Körper im Laufe des Alterns auftreten und mitverantwortlich sind für den Funktionsverlust, den wir als „alt werden" erleben. Man kann sich das vorstellen wie Schwachstellen im Betriebssystem des Körpers, die sich langsam summieren.

1. **Genomische Instabilität**

   Die DNA in unseren Zellen wird mit der Zeit geschädigt - durch Umweltgifte, Strahlung, Stoffwechselprozesse.

   Folge: Fehler in Zellfunktionen, höheres Risiko für Krebs und Zellalterung.

2. **Telomerverkürzung**

   Telomere sind die Schutzkappen an den Enden der Chromosomen. Mit jeder Zellteilung werden sie kürzer.

   Folge: Die Zelle erkennt irgendwann: „Ich bin alt" - und hört auf, sich zu teilen.

3. **Epigenetische Veränderungen**

   Die Aktivität von Genen wird durch äußere Einflüsse verändert, ohne die DNA selbst zu verändern.

   Folge: Gene, die „gesund" halten, werden abgeschaltet - krankmachende Gene aktiviert.

4. **Verlust der Proteinhomöostase**

   Der Körper produziert, faltet und entsorgt ständig Proteine. Im Alter wird dieser Prozess fehleranfälliger. Das bedeutet, dass die Fähigkeit der Zellen nachlässt, beschädigte oder falsch gefaltete Proteine zu reparieren oder abzubauen - ein zentraler Mechanismus, der im Alter zunehmend gestört ist und viele Erkrankungen begünstigt.

   Folge: „Müll" sammelt sich in der Zelle an - zum Beispiel bei Alzheimer oder Parkinson.

5. **Deregulierte Nährstoffwahrnehmung**
   Zellen verlieren die Fähigkeit, auf Nährstoffe (wie Zucker oder Insulin) richtig zu reagieren.

   Folge: Erhöhte Entzündungswerte, Insulinresistenz, Fettleber, Diabetesrisiko.

6. **Mitochondriale Dysfunktion**
   Mitochondrien – die Kraftwerke der Zelle – werden im Alter ineffizient und produzieren mehr Schadstoffe.

   Folge: Weniger Energie, mehr oxidativer Stress, Zellschäden.

7. **Zelluläre Seneszenz**
   Zellen, die zu alt oder beschädigt sind, bleiben im Gewebe – ohne sich zu teilen, aber mit Entzündungswirkung.

   Folge: „Zombie-Zellen" stören Heilung, fördern Alterung und chronische Krankheiten.

8. **Erschöpfung der Stammzellen**
   Stammzellen verlieren ihre Fähigkeit, sich zu erneuern oder neue Zellen zu bilden.

   Folge: Wundheilung, Immunsystem, Blutbildung – alles wird langsamer.

9. **Veränderung der interzellulären Kommunikation**
   Zellen „sprechen" weniger effektiv miteinander – zum Beispiel über Hormone oder Botenstoffe.

   Folge: Koordination der Körperprozesse nimmt ab, Entzündungsniveau steigt.

10. **Chronisch niedriggradige Entzündung („Inflammaging")**
    Der Körper ist dauerhaft leicht entzündet – oft unbemerkt.

    Folge: Grundlage für viele Alterskrankheiten wie Arteriosklerose, Alzheimer, Krebs.

11. **Dysbiose des Mikrobioms**
    Die Zusammensetzung der Darmflora verändert sich negativ mit dem Alter.

    Folge: Schwächeres Immunsystem, weniger Nährstoffaufnahme, mehr Entzündungen.

12. **Verlust der zellulären Resilienz**
    Zellen verlieren die Fähigkeit, sich gegen Stress, Hitze, Gifte oder Sauerstoffmangel zu schützen.

    Folge: Geringere Reparaturkraft, höhere Anfälligkeit für Schäden.

Warum ist das wichtig?

Wenn man versteht, wo Altern beginnt, kann man gezielter eingreifen durch Bewegung, Ernährung, Schlaf, Fasten, Medikamente oder Lifestyle. Viele Longevity-Strategien (wie ausgewogene Ernährung, Sport oder ehrliche Beziehungen) adressieren direkt mehrere dieser „Hallmarks".

Alles beginnt im Kopf – *dein Gehirn entscheidet* über Gesundheit und Langlebigkeit

Langlebigkeit ist kein Zufall. Sie ist ein neurobiologisches Ergebnis.

Bevor dein Körper etwas tut, ob du dich bewegst, isst, schläfst oder sozial interagierst, fragt dein Gehirn: Bin ich sicher?

Das zentrale Nervensystem, dein innerstes Kontrollzentrum, bewertet in jedem Moment, ob du in Gefahr bist oder in Sicherheit. Dafür nutzt es einen simplen, aber genialen Mechanismus: einen Loop aus Input - Integration - Output.

Dein Gehirn empfängt Signale, verarbeitet sie, und erzeugt daraus Reaktionen. Bewegung. Verhalten. Stoffwechsel. Emotion.

Der ideale Output? Healthspan und Lifespan, also die Spanne, in der du gesund lebst (Healthspan) und die Spanne, in der du überhaupt lebst (Lifespan). Der Unterschied ist entscheidend: Langlebigkeit ohne Lebensqualität ist kein Ziel. Gesundheit, Funktionalität und emotionale Stabilität bis ins hohe Alter - das ist der wahre Maßstab.

Lifespan - Wie lange du lebst

Healthspan - Wie lange du gesund und leistungsfähig bleibst

Healthspan *vs.* Lifespan

Deine gesündesten Jahre sind keine Frage des Glücks, sondern deiner Entscheidungen. Dein Gehirn ist nicht nur ein Denkorgan. Es ist dein biologischer CEO. Es empfängt Signale aus deiner Umwelt, interpretiert sie und übersetzt sie zum Beispiel in Bewegungen, Verhalten, Stoffwechsel, Immunreaktionen oder Emotionen.

Es entscheidet im Sekundentakt, ob du kämpfst oder regenerierst. Ob du präsent bist oder nur funktionierst.

Und genau dort, in dieser ständigen Übersetzung von Reiz zu Reaktion, entsteht die eigentliche Qualität deines Lebens.

Wenn wir heute über Gesundheit sprechen, dürfen wir nicht mehr nur von Lebenserwartung sprechen, also davon, wie alt wir werden (Lifespan).

Wir müssen fragen: Wie viele dieser Jahre sind es wert, wirklich gelebt zu werden?

Lifespan: Die Quantität deines *Lebens*

Das Ziel der klassischen Medizin war lange Zeit klar: Leben verlängern. Symptome behandeln. Risiken vermeiden. Ein Ziel, das wir in vielen Bereichen erreicht haben – Menschen werden heute älter als je zuvor. Aber was nützt dir ein 90. Geburtstag, wenn du ihn im Rollstuhl, mit zwölf Medikamenten und ohne geistige Klarheit verbringst?

Healthspan: Die Qualität deiner *Jahre*

Healthspan beschreibt die Zahl der Jahre, in denen du gesund, mobil, wach, emotional stabil und handlungsfähig bist. In denen du morgens aufwachst und dein Tag nicht vom nächsten Arzttermin, sondern von echter Lebenslust geprägt ist. In denen du rennst, lachst, fühlst, denkst, dich bewegst – als wäre dein Körper dein Partner, nicht dein Gegner.

Die drei Ebenen der *Wahrnehmung* als Grundlage

Es geht nicht nur darum, wie lange du lebst. Es geht darum, wie intensiv, erfüllt und schmerzfrei du diese Zeit erlebst.

Und wie entscheidet das Gehirn darüber? Durch die Art und Qualität der Informationen, die es erhält. Diese Informationen kommen über drei Ebenen:

1. **Exterozeption – die Welt von außen**
   Sie gibt deinem Gehirn Informationen über die Umgebung.

   Deine fünf Sinne - Sehen, Hören, Riechen, Schmecken, Tasten - sind permanente Datensammler. Was du beim Essen siehst, riechst, schmeckst, hörst oder fühlst, beeinflusst, wie dein Gehirn das Mahl verarbeitet. Farbenfrohes Gemüse, angenehme Geräusche, gute Gerüche, all das signalisiert Sicherheit und Regulation.

   Auch dein mentales Wohlbefinden profitiert von einem regulierten Umfeld: Klares Licht, ruhige akustische Umgebung und bildschirmfreie Zeiten helfen deinem Nervensystem, in Balance zu bleiben. So förderst du innere Ruhe, Konzentration und emotionale Stabilität und beugst Erschöpfung und Überreizung vor.

2. **Interozeption – dein inneres Erleben**
   Sie gibt deinem Gehirn Informationen über deinen inneren Zustand.

   Signale aus Organen, Hormonen, Atmung, Herzschlag werden kontinuierlich gesammelt und bewertet. Ob dein Herz rast, dein Blutzucker schwankt oder dein Darm rebelliert - dein Gehirn merkt es.

   Schlechter Schlaf? Kann durch Entzündungen im Darm ausgelöst werden. Dauerstress? Wird mitunter durch Leberrezeptoren wahrgenommen.

   Interozeptive Informationen regulieren nicht nur dein körperliches Befinden, sondern auch deine emotionale Welt und damit deine Fähigkeit zur Selbstregulation.

3. **Propriozeption – deine Position im Raum**
   Sie gibt deinem Gehirn Informationen über Bewegungssicherheit.

   Bewegung ist mehr als Muskelarbeit. Sie ist eine Sprache, mit der dein Körper dem Gehirn Rückmeldung gibt: *Ich bin aktiv, ich bin da, ich funktioniere.*

   Gelenke, Sehnen, Muskeln, Faszien und Co. liefern bei jeder Bewegung Millionen von Signalen und machen das Gehirn wach, fokussiert, lernfähig.

   Gleichzeitig beeinflussen propriozeptive Reize auch Schlaf, Hormonhaushalt und Stressverarbeitung. Ein stabiler Körper erzeugt ein sicheres Gehirn.

Alles ist Neuro – und dein *Nervensystem die Chefin* deines Körpers

Egal ob du besser schlafen, gesünder essen, entspannter leben oder dich schmerzfreier bewegen willst, es führt kein Weg am Nervensystem vorbei.

Denn:

Schlaf ist nicht einfach Erholung, sondern ein neurologisches Muster.
Stress ist kein Gefühl, sondern ein neurophysiologisches Ungleichgewicht.
Bewegung ist nicht nur Sport, sondern Gehirntraining über Rezeptoren.
Ernährung ist nicht nur Nährstoffzufuhr, sondern ein multisensorisches Erlebnis.
Beziehungen sind nicht nur soziales Verhalten, sondern Co-Regulation im Nervensystem.

Mentales Wohlbefinden ist nicht einfach gute Laune, sondern die Fähigkeit, innere Zustände zu erkennen, zu regulieren und sicher in sich selbst zu ruhen.

Gesundheit beginnt dort, wo Körper, Geist und Nervensystem in Beziehung treten – nicht gegeneinander, sondern miteinander. Der Schlüssel zu einem langen, gesunden Leben liegt nicht im nächsten Superfood, Supplement oder Shortcut.

Er liegt in deiner Fähigkeit, dein Nervensystem zu verstehen und zu unterstützen.

Langlebigkeit ist kein Zufall, sondern deine Entscheidung

Was hält uns nun wirklich jung – körperlich, geistig, seelisch? Ist es der Schlaf, die Ernährung oder der Umgang mit Stress? Oder ist es unsere innere Haltung, die über unsere Gesundheit im Alter entscheidet?

Die Forschung kennt viele Antworten. Doch entscheidend ist: Welche davon passen in deinen Alltag?

Die sechs Dimensionen *gesunder* Langlebigkeit

Wissenschaftliche Studien zeigen klar: Sechs Lebensbereiche haben einen besonders starken Einfluss auf unsere Lebensqualität – heute und im Alter. Genau an diesen Dimensionen orientiert sich die Gliederung der folgenden Kapitel. So erhältst du zu jedem Bereich – Schlaf, Stress, Bewegung, Ernährung, Wohlbefinden und Beziehungen – nicht nur die wissenschaftliche Grundlage, sondern auch praktische Werkzeuge. Vertiefende Angaben zu den zugrunde liegenden Studien findest du in den jeweiligen Abschnitten.

1. **Schlaf – deine unterschätzte Superkraft**
   Schlaf ist kein Luxus, sondern lebenswichtig. Wer zu wenig oder schlecht schläft, riskiert mehr als Müdigkeit: Die Zellen regenerieren schlechter, das Gehirn verarbeitet Informationen nicht vollständig und das Immunsystem läuft auf Sparflamme. Große Studien belegen, dass guter Schlaf die Lebenserwartung erhöht. Wer gut schläft, lebt länger und klüger.

2. **Stressmanagement – dein Schutzschild für Herz und Hirn**
   Dauerstress ist ein echter Gesundheitskiller: Er erhöht das Risiko für Herzinfarkt, Diabetes und Depressionen. Aber du bist dem Stress nicht hilflos ausgeliefert. Techniken wie Atemtraining, Meditation oder Bewegung helfen nachweislich, dein Stressniveau zu senken. Und das zahlt sich aus - körperlich, emotional und langfristig.

3. **Bewegung – dein Motor für jung gebliebene Zellen**
   Du musst kein Marathonläufer sein, aber regelmäßige Bewegung ist essenziell. Sie hält dein Herz stark, schützt deine Knochen, stärkt dein Gehirn und verlangsamt biologische Alterungsprozesse auf Zellebene, wie etwa die Telomerverkürzung oder den Muskelabbau. Schon 20 Minuten pro Tag können einen spürbaren Unterschied machen.

4. **Ernährung – deine Energie für Körper und Geist**
   Was du täglich isst, entscheidet über dein Energielevel, deine Entzündungswerte und dein biologisches Alter. Eine mediterran geprägte, pflanzenbasierte Ernährung liefert deinem Körper genau das, was er zur Reparatur und Regeneration braucht. Intervallfasten, hochwertige Fette, wenig Zucker: All das ist mehr als Trend. Es ist Medizin zum Essen.

5. **Wohlbefinden – dein inneres Gleichgewicht**
   Depressionen, Einsamkeit oder chronische Überforderung beschleunigen den Alterungsprozess und zwar messbar. Positives Denken, Resilienz und ein Gefühl von Sinn schützen hingegen deine Gesundheit. Mentale Stärke ist trainierbar - durch Reflexion, Routinen, Coaching oder einfach gute Gespräche. Sie wirkt wie ein innerer Schutzschild gegen Alterung.

6. **Beziehungen – deine Quelle für Kraft und Gesundheit**
   Der Mensch ist ein soziales Wesen. Studien zeigen: Gute Beziehungen verlängern das Leben. Einsamkeit hingegen erhöht das Sterberisiko ähnlich stark

wie Rauchen. Wer regelmäßig Zeit mit anderen verbringt, fühlt sich nicht nur wohler, sondern bleibt auch im Alter länger fit - mental wie körperlich.

Jeder dieser Bereiche wirkt für sich - doch ihre wahre Kraft entfalten sie im Zusammenspiel. Denn Schlaf verbessert die Selbstregulation, Bewegung wirkt gegen Stress, gute Ernährung stärkt die Psyche. Alles ist miteinander verbunden - wie ein fein verknüpftes Netz. Wer das versteht, kann gezielt dort ansetzen, wo es am meisten bewirkt, und das eigene Leben Stück für Stück neu ausrichten

Warum ausgerechnet diese sechs Dimensionen *wichtig* sind

Natürlich gibt es weitere Faktoren wie Umwelt, Bildung oder Spiritualität - und sie sind wichtig. Doch gerade diese sechs Bereiche zeigen sich in vielen Studien als besonders wirksam und vor allem als beeinflussbar. Sie lassen sich konkret im Alltag verändern - durch machbare Schritte, nicht durch Idealbilder.

Beispiel:
Wer besser schläft, trifft bessere Essensentscheidungen.
Wer sich regelmäßig bewegt, schläft tiefer.
Wer weniger gestresst ist, ernährt sich bewusster.
Wer gute Beziehungen pflegt, lebt nachweislich länger.

Altern neu denken: als dynamisches System, nicht als Schicksal

Langlebigkeit ist längst kein rein medizinisches Thema mehr.
Altern beginnt in unseren Zellen. Jedoch wird es geprägt von unseren Gewohnheiten, unserem Umfeld, unserem Denken. Deshalb braucht gesunde Langlebigkeit einen vernetzten Blick.

Interdisziplinär statt isoliert

- Die Neurowissenschaften zeigen, wie Schlaf das Gehirn jung hält.
- Die Ernährungsmedizin erklärt, was der Körper wirklich braucht.
- Die Bewegungswissenschaft belegt, wie körperliche Aktivität dem Altern entgegenwirkt.
- Die Psychologie hilft zu verstehen, warum Veränderung schwer ist und wie sie trotzdem gelingt.

Denn Altern ist kein Automatismus. Es ist gestaltbar.

Fallbeispiele als *Motivation und Inspiration*

In diesem Buch arbeite ich mit Fallbeispielen aus meiner täglichen Praxis. Sie zeigen echte Menschen mit echten Herausforderungen, so wie viele von uns sie kennen. Vielleicht erkennst du dich in manchen Situationen wieder, vielleicht entdeckst du neue Perspektiven. Diese Geschichten sollen dir das Gefühl geben: Du bist nicht allein. Und sie können dir Inspiration oder eine Idee geben, welche Wege möglich sind, um wieder mehr Energie, Ruhe und Lebensqualität zu finden.

Technik als Wegweiser – nicht als Ersatz

Am Ende des Buchs werfen wir einen Blick auf neue Technologien: smarte Uhren, Gesundheits-Apps, Genanalysen oder KI-gestützte Diagnostik. Sie können dabei helfen, Muster zu erkennen, Fortschritte zu messen und Entscheidungen besser abzustimmen – vom passenden Trainingsplan bis zur personalisierten Ernährung. Technik soll dabei kein Selbstzweck sein, sondern ein Werkzeug für mehr Selbstwirksamkeit.

Was du von den *Blue Zones* über Langlebigkeit lernen kannst

Gesund alt zu werden ist kein Geheimnis, aber auch kein Zufall. Die sogenannten *Blue Zones* liefern eindrucksvolle Beispiele dafür, wie ein langes Leben im Alltag entstehen kann. In fünf Regionen dieser Welt – Okinawa (Japan), Sardinien (Italien), Ikaria (Griechenland), der Nicoya-Halbinsel (Costa Rica) und der Adventistengemeinde in Loma Linda (Kalifornien, USA) – leben besonders viele Menschen über 90 oder sogar über 100 Jahre. Und das nicht nur irgendwie, sondern körperlich aktiv, geistig klar und sozial eingebunden.

Das *Besondere* dieser Orte

Trotz kultureller Unterschiede folgen die Menschen an diesen Orten erstaunlich ähnlichen Lebensmustern:

- Stressabbau gelingt durch Rituale wie Gebete, Mittagsschlaf oder bewusste Pausen.
- Es geht nicht um ein Sportprogramm, sondern um natürliche Bewegung im Alltag und tägliche Aktivität.
- Eine pflanzenbasierte Ernährung mit möglichst wenig verarbeiteten Produkten bildet die Grundlage.

- Gegessen wird maßvoll, zum Beispiel nach dem Prinzip „80 Prozent satt".
- Ein klarer Lebenssinn, oft spirituell oder familiär verankert, gibt Orientierung.
- Enge soziale Bindungen und ein starkes Gefühl der Zugehörigkeit prägen das Leben.

Was wir daraus *mitnehmen* können:

Es sind nicht teure Superfoods, Supplements oder Extremdiäten, die Langlebigkeit fördern, sondern einfache, regelmäßige Entscheidungen im Alltag: gemeinsam essen, mit Freude kochen, den Körper bewegen, den Geist fordern und sich eingebunden fühlen.

Die Blue Zones lehren uns: Wer in Verbindung lebt - mit sich, anderen und dem Leben selbst - lebt nicht nur länger, sondern auch besser.

Wer sein Leben beeinflussen will, braucht *kein Wunder*

Altern ist kein starrer Prozess. Es ist ein System in Bewegung. Und du kannst es mitgestalten. Nicht durch Perfektion, sondern durch neugierige, informierte Entscheidungen.

Dieses Buch lädt dich ein, Langlebigkeit neu zu denken und zu erleben.
Nicht als Ideal in der Ferne, sondern als Weg, der heute beginnt.
Ein Weg, der zu deinem Alltag passt. Der dich stärkt und trägt. Jetzt und in Zukunft.

EINS

SCHLAF
DEINE NÄCHTLICHE BASIS

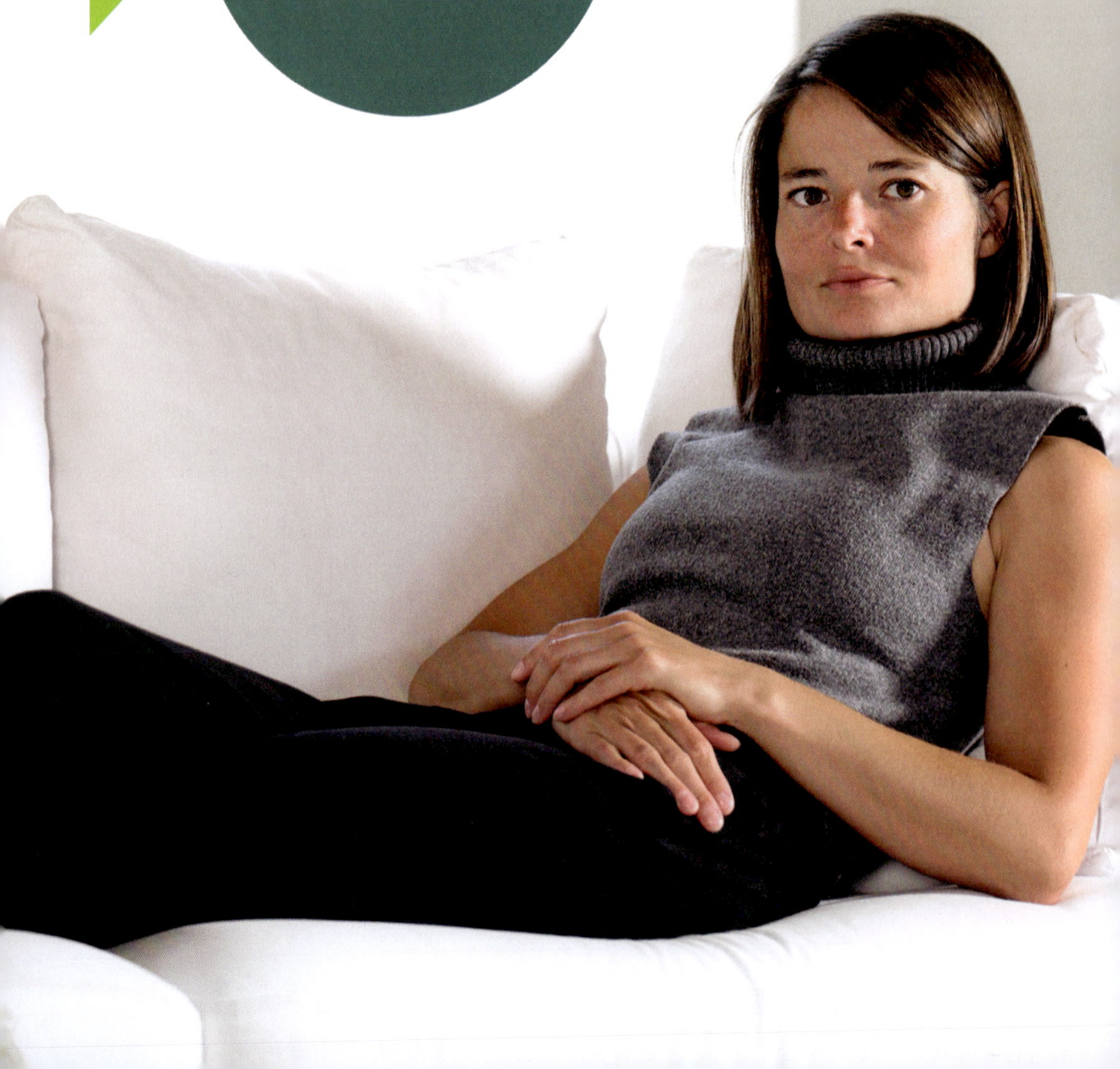

Jeden Abend dasselbe *Ritual*:

Haare bürsten.
Wärmflasche an die Füße.
Lied singen.
Gebet sprechen.
Fenster öffnen.
Licht aus.
Oma war keine Schlafforscherin. Aber sie wusste:
Der Körper heilt nachts.
Und Kinder brauchen Rhythmus.
Was sie nicht wusste:
Dass sie mit diesem Abendritual mein
parasympathisches Nervensystem regulierte –
Jahrzehnte bevor ich das Wort
überhaupt kannte.

Wenn du meinst, Schlaf sei Zeitverschwendung, obwohl genau darin deine Zellen neue Kraft schöpfen

Fallbeispiel: Michaela, 38 – alleinerziehend, zwei Kinder, Rückenschmerzen, Erschöpfung

„Ich dachte, ich bin einfach nicht belastbar. Dass ich zu sensibel bin. Aber ich war einfach müde. Auf Zellebene. Ich funktionierte, aber ich lebte nicht mehr. Ich lag abends im Bett und dachte: Ich bin so leer, aber ich kann nicht schlafen. Mein Gehirn fuhr nie runter."

Wir fanden heraus: Es war nicht Faulheit. Es war Cortisol. Stress. Ein Nervensystem im Dauer-Alarmzustand. Und vor allem: ein zerrütteter Schlaf-Wach-Rhythmus.

Schlaf ist kein Luxus. Schlaf ist Regeneration.

Während du schläfst, sortiert dein Gehirn Erinnerungen, repariert dein Immunsystem, reguliert dein Hormonsystem, leert den zellulären „Müll". Keine anderes „Tool" hat so viele gleichzeitige Wirkungen und ist dabei so kostenlos wie unterschätzt.

Und doch behandeln wir Schlaf wie eine Nebensache.

Die Forschung ist klar:

- Weniger als sechs Stunden Schlaf verdoppeln das Risiko für Herz-Kreislauf-Erkrankungen.
- Chronischer Schlafmangel beeinflusst Gewicht, Stimmung, Gedächtnis, Schmerzempfinden, Blutzucker und Entzündungslevel.
- Menschen mit Rückenschmerzen, Depressionen, Essanfällen oder Leistungseinbrüchen haben fast immer auch eine Schlafstörung.

Guter Schlaf wirkt lebensverlängernd. Dein Körper hat jede Nacht ein eingebautes Reparaturprogramm. Ein Reset für dein Gehirn, deine Organe, dein Immunsystem. Genau das ist Schlaf: ein hochkomplexer biologischer Prozess, der lebensnotwendig ist. Wer ihn vernachlässigt, verkürzt nachweislich seine Lebenszeit.

In einer großen Auswertung[7] von über 1,3 Millionen Menschen kam heraus: Wer weniger als sechs Stunden pro Nacht schläft, hat ein erhöhtes Risiko, früher zu sterben, im Schnitt um zwölf Prozent.

Was bedeutet das für deinen Alltag?

- Sieben bis acht Stunden Schlaf pro Nacht sind ideal. Das ist die „Wohlfühlzone" für Körper und Gehirn. Das ist ein Ziel, das für die meisten Menschen erreichbar ist.
- Es geht nicht darum, möglichst viel zu schlafen, sondern regelmäßig und erholsam.
- Dauerhafte Schlafmuster am unteren oder oberen Rand sind Warnsignale und sollten hinterfragt werden.

Kurz gesagt: Wer jede Nacht konsequent zu wenig Schlaf bekommt, stresst auf Dauer den ganzen Körper, vom Immunsystem bis zum Herzen. Und wer ständig übermäßig lange schläft, fühlt sich oft trotzdem nicht fitter, weil auch die Schlafqualität und der Lebensrhythmus nicht stimmen.

Doch es kommt nicht nur auf die Anzahl der Stunden an. Viel wichtiger ist, wie du schläfst. Eine großangelegte Analyse der US-amerikanischen „National Health Interview Survey"[8] belegt: Wer neben sieben bis acht Stunden auch eine hohe Schlafqualität hatte, also selten Einschlafprobleme, kaum nächtliches Aufwachen, keine Schlafmittel, erholtes Aufwachen, lebte im Schnitt 4,7 Jahre (Männer) beziehungsweise 2,4 Jahre (Frauen) länger als Gleichaltrige mit schlechtem Schlaf.

Tiefschlaf schützen, um das Gehirn arbeiten zu lassen

Schlaf ist nicht gleich Schlaf.

Vielleicht kennst du das: Du schläfst acht Stunden und bist trotzdem wie gerädert. Der Grund? Nicht nur die Länge allein macht guten Schlaf aus, sondern sein Aufbau.

Unser Schlaf verläuft etwa in 90-Minuten-Zyklen, bestehend aus verschiedenen Phasen. Jede dieser Phasen hat ihren eigenen Zweck und sie sind nicht beliebig austauschbar. Diese Phasen sind:

- leichter Non-REM-Schlaf, der uns in den Schlaf hineinführt
- Tiefschlaf (SWS – Slow-Wave-Sleep), in dem der Körper regeneriert
- REM-Schlaf, auch Traumschlaf, in dem unser Gehirn Gelerntes verarbeitet

Die *Bedeutung* von Tiefschlaf

Im Tiefschlaf beginnt der Körper mit dem, was man fast als „Nachtbaustelle der Gesundheit" bezeichnen könnte: Gewebe wird repariert, das Immunsystem aktiviert, Wachstumshormone ausgeschüttet. Kurz: Der Körper nutzt die Gelegenheit, um sich selbst zu heilen.

Je älter wir werden, desto weniger Tiefschlaf haben wir. Und das kann Folgen haben: Denn genau in diesen Phasen läuft ein bislang wenig bekannter Reinigungsmechanismus besonders aktiv: das glymphatische System. Dieses System ist dafür zuständig, das Gehirn zu „spülen" – mit Hilfe von Gehirnflüssigkeit werden schädliche Abfallstoffe, zum Beispiel Amyloid, aus dem Gewebe gespült. Genau jene Substanz, die auch mit Alzheimer in Verbindung gebracht wird.

Neue Erkenntnisse[9] zeigen: Wenn wir zu wenig Tiefschlaf bekommen, etwa im Alter oder bei chronisch schlechtem Schlaf, funktioniert dieses Reinigungssystem schlechter. Und genau das könnte erklären, warum Schlafmangel mit einem erhöhten Risiko für Demenz und Parkinson verknüpft ist.

REM-Schlaf – *Training fürs Gehirn* und die Seele

Im REM-Schlaf träumen wir – und das ist weit mehr als ein nächtliches Kopfkino. Unser Gehirn nutzt diese Phase, um Informationen vom Tag zu speichern, Emotionen zu verarbeiten und neue Eindrücke zu integrieren. Wer genug REM-Schlaf bekommt, hat tagsüber häufig mehr emotionale Stabilität, bessere Stimmung und stärkere Konzentrationsfähigkeit.

Die Formel für erholsamen Schlaf sieht also wie folgt aus:
Tiefschlaf + REM = kognitive Power + emotionale Resilienz

Wenn du tief schläfst und genügend REM-Phasen hast, gewinnst du kognitive Power und stärkst deine emotionale Resilienz.

Schlaf ist eine Überlebensstrategie. Wer seine Schlafarchitektur stärkt, schützt nicht nur die Konzentration am nächsten Morgen, sondern möglicherweise auch sein Gehirn für viele Jahre. Und der vielleicht wichtigste Gedanke: Guter Schlaf lässt sich trainieren.

Im *Takt* mit deiner inneren Uhr – *zirkadiane Rhythmen* steuern deine Gesundheit

Unser Körper liebt Rhythmus. Nicht nur beim Tanzen oder Musikhören, sondern auch im Schlaf. Denn tief in dir arbeitet eine hochsensible „Uhr", die deinen Tag-Nacht-Rhythmus steuert: der zirkadiane Rhythmus. Diese innere Uhr taktet nicht nur deinen Schlaf, also wann du wach wirst, wann du müde wirst, sondern auch deinen Hormonhaushalt, deine Körpertemperatur, den Stoffwechsel und sogar die Genaktivität. Wenn sie im Einklang läuft, funktioniert dein Körper wie ein gutes Orchester. Wenn sie aus dem Takt gerät, entsteht Disharmonie - mit teils gravierenden Folgen für deine Gesundheit.

Der zirkadiane Rhythmus orientiert sich am Licht. Morgens braucht dein Körper Tageslicht, abends Dunkelheit - so reguliert er die Produktion von Cortisol und Melatonin. Cortisol ist ein Stresshormon, das dich morgens wach und leistungsfähig macht - es hilft deinem Körper, Energie bereitzustellen und auf den Tag vorbereitet zu sein. Melatonin ist das Schlafhormon - es wird bei Dunkelheit produziert, signalisiert deinem Körper, dass es Zeit ist, zur Ruhe zu kommen, und unterstützt einen erholsamen Schlaf. Doch unser moderner Alltag macht es dieser Uhr schwer: Schichtarbeit, lange Bildschirmzeiten am Abend oder unregelmäßige Schlafenszeiten bringen den Rhythmus durcheinander.

Denn diese Uhr stellt sich nicht von selbst. Sie braucht einen äußeren Taktgeber und der stärkste davon ist Licht. Genauer gesagt: natürliches Sonnenlicht, das über deine Augen ins Gehirn gelangt.

Zirkadianer Rhythmus – so funktioniert deine innere Uhr

Direkt hinter deiner Netzhaut, dem „Bildschirm" in deinem Auge, sitzen spezielle Nervenzellen, die nicht zum Sehen da sind, sondern zum Messen von Licht. Sobald du morgens in natürliches Licht schaust, senden sie ein starkes Signal an dein Gehirn: „Es ist Tag - Zeit, wach zu werden."

Dieses Signal geht direkt an einen winzigen Bereich im Hypothalamus, den sogenannten suprachiasmatischen Nukleus - das ist deine „Master-Uhr". Von dort aus wird ein ganzer biochemischer Tagesplan gestartet:

- Dein Gehirn schüttet Cortisol aus, ein Aktivierungshormon, das dir Energie, Konzentration und Antrieb gibt (nicht zu verwechseln mit negativem Stress!).
- Gleichzeitig wird die Produktion von Melatonin (dem Schlafhormon) gestoppt – damit du dich wacher fühlst.

Das funktioniert am besten mit echtem Sonnenlicht – auch bei Bewölkung. Selbst an einem trüben Tag hat Tageslicht draußen eine bis zu 100-mal höhere Lichtintensität als die hellste Innenbeleuchtung. Bildschirme oder künstliches Licht reichen dafür schlicht nicht aus.

Guter Schlaf beginnt daher nicht mit einer Abendroutine, sondern mit den ersten 90 Minuten nach dem Aufwachen.

In diesem Zeitfenster wird deine innere Uhr „programmiert"– für den ganzen Tag. In dieser Zeit solltest du Tageslicht über deine Augen aufnehmen, idealerweise mindestens zehn Minuten, um deinen biologischen Rhythmus richtig einzustellen. Das bringt eine ganze Kaskade ins Laufen:

- Dein Gehirn weiß, wann du müde werden sollst, nämlich etwa 14 bis 16 Stunden später.
- Deine Hormone schwingen sich ein – zum Beispiel Testosteron, Östrogen, Serotonin.
- Dein Körper steuert besser, wann du Hunger bekommst, wann du konzentriert bist, wann du schlafen willst.
- Du fühlst dich tagsüber wacher und abends wirklich müde – ohne Einschlafprobleme.

Verpasst du dieses 90 Minuten-Zeitfenster nach dem Aufstehen regelmäßig – zum Beispiel, weil du direkt aufs Handy schaust, in einem dunklen Zimmer bleibst oder zu lange in Innenräumen sitzt –, gerät deine innere Uhr aus dem Takt. Die Folge: Du wirst morgens nicht richtig wach, bekommst tagsüber Energieeinbrüche, abends keinen echten Schlafdruck und dein gesamter Rhythmus verschiebt sich.

Im Winter, wenn es erst spät hell wird, stellt sich der Körper nicht automatisch darauf ein. Auch dann braucht deine innere Uhr den Impuls von hellem Licht, um den Tag zu starten. Falls du vor Sonnenaufgang wach wirst oder früher aufstehen musst, können spezielle Tageslichtlampen eine gute Alternative sein. Sie liefern ein Spektrum und eine Intensität, die dem natürlichen Morgenlicht nahekommen, und helfen dabei, den zirkadianen Rhythmus zu stabilisieren. Trotzdem gilt: Sobald es draußen hell ist, solltest du nach Möglichkeit zusätzlich echtes Tageslicht nutzen, selbst bei wolkigem Himmel reicht die Helligkeit aus, um deine innere Uhr zu synchronisieren.

Wenn die Uhr *aus dem Takt* kommt

Kommt deine innere Uhr aus dem Takt, sind die Folgen messbar und ernst. Chronische Störungen des zirkadianen Systems, etwa durch Nachtarbeit oder Jetlag, erhöhen nachweislich das Risiko für Herz-Kreislauf-Erkrankungen, Übergewicht, Diabetes und sogar bestimmte Krebsarten.[10] Die Internationale Agentur für Krebsforschung[11] stuft Schichtarbeit mit gestörter innerer Uhr sogar als „wahrscheinlich krebserregend" ein, insbesondere mit Blick auf das erhöhte Brustkrebsrisiko bei langjähriger Nachtschicht.

Warum das so ist? Zahlreiche Gene in unserem Körper „ticken" nach deiner inneren Uhr. Wird dieser Rhythmus dauerhaft gestört - etwa durch Licht in der Nacht oder unregelmäßige Essenszeiten - geraten Stresshormone wie Cortisol aus dem Gleichgewicht. Es entstehen Entzündungen, oxidativer Stress und damit ein biologisches Umfeld, das Alterungsprozesse beschleunigt und chronische Krankheiten begünstigt. Auch der sogenannte „soziale Jetlag" - also ein ganz anderer Schlafrhythmus am Wochenende - kann deiner Gesundheit schaden.

Doch es gibt gute Nachrichten: Du kannst viel dafür tun, deine innere Uhr zu stabilisieren und damit aktiv etwas für deine Langlebigkeit tun. Studien zeigen: Menschen mit regelmäßigen Schlafenszeiten haben niedrigere Blutdruck- und Blutzuckerwerte, selbst bei gleicher Gesamtschlafdauer.[12]

Es kommt nicht nur darauf an, wie lange du schläfst, sondern auch darauf, wann. Wer im Einklang mit dem natürlichen Tag-Nacht-Wechsel lebt, gibt seinem Körper die besten Voraussetzungen für Regeneration, Energie und ein langes, gesundes Leben.

Alltagstipps für bewussten *Schlaf*

Morgenlicht – dein natürlicher Startknopf
In den ersten 60 bis 90 Minuten nach dem Aufwachen solltest du nach draußen gehen – fünf bis zehn Minuten reichen. Ohne Sonnenbrille, mit Blick in Richtung Himmel (aber nicht direkt in die Sonne).

Dieses Lichtsignal stellt deine innere Uhr ein, hebt Cortisol auf ein gesundes Maß und macht dich wacher.

Fensterlicht – die zweitbeste Option
Wenn rausgehen nicht möglich ist, setz dich an ein helles Fenster. Es ist nicht perfekt, aber deutlich besser als künstliches Zimmerlicht. Auch so gibst du deinem Gehirn das Signal: Der Tag hat begonnen.

Nachmittagslicht – Stabilität für deine innere Uhr
Ein zweites „Lichtbad" am Nachmittag hilft, den zirkadianen Rhythmus zusätzlich zu stabilisieren. Dein Körper weiß dadurch: Der Tag geht zu Ende, bald folgt die Ruhephase.

Abendlicht – die Weiche Richtung Schlaf
Vermeide helles Bildschirmlicht besonders nach 21 Uhr. Stattdessen: warmes Licht, Kerzen, Leselampen. Dein Gehirn soll wahrnehmen: Die Nacht beginnt.

Atemzug für Atemzug zur Gesundheit – die nächtliche Atmung entscheidet über deine Lebenszeit

Selbst wenn Licht und Rhythmus stimmen – dein Körper braucht in der Nacht vor allem eines: freie, ruhige, ungestörte Atmung. Denn, während du schläfst, solltest du tief durchatmen können – ohne Unterbrechung, ohne Alarm, ohne Kampf.

Gerade bei älteren Menschen oder Menschen mit Übergewicht ist eine häufige und oft unerkannte Störung die obstruktive Schlafapnoe (OSA). Dabei setzt die Atmung im Schlaf wiederholt aus. Für Sekunden. Immer wieder. Was folgt, ist ein unbewusster Alarmmodus: Der Körper wacht kurz auf – meist ohne, dass du es merkst – das Herz rast, der Sauerstoffgehalt im Blut sinkt, Stresshormone steigen.

Die Wisconsin-Schlafstudie[13] zeigt eindrucksvoll, wie dramatisch die Auswirkungen sein können: Menschen mit unbehandelter schwerer OSA hatten ein bis zu 4,3-fach erhöhtes Sterberisiko, verglichen mit jenen, die behandelt wurden. Der Grund? Nächtliche Atemaussetzer begünstigen Bluthochdruck, Herzrhythmusstörungen, Schlaganfälle und Herzinfarkte.[14]

Aber es gibt Hoffnung und viele Ansätze, aktiv gegenzusteuern.

Medizin trifft *Lebensstil*

Klassische Therapien wie die CPAP-Maske (Atemunterstützung) helfen vielen Menschen effektiv. Doch neben der Technik gewinnt auch ein anderer Ansatz immer mehr an Bedeutung: Atemtechniken zur Schlafvorbereitung.

Eine bewährte Methode ist die 4-7-8-Technik: vier Sekunden einatmen, sieben Sekunden Luft anhalten, acht Sekunden langsam ausatmen. Klingt simpel, wirkt aber tiefgreifend – weil sie deinen Parasympathikus aktiviert, das Zwerchfell entspannt, den Puls und Blutdruck senkt und den Körper auf Schlaf „umstellt".

Eine Studie[15] während der COVID-19-Pandemie zeigte, dass Pflegekräfte mit regelmäßigem Zwerchfell-Training nicht nur besser schliefen, sondern auch weniger Stress und depressive Symptome aufwiesen.

Auch wer an leichter Schlafapnoe leidet, kann mit einfachen Mitteln starten: Spezielle Kräftigungsübungen für Rachen und Zunge haben in Studien[16] den Apnoe-Index verbessert. Selbst gezielte Logopädie kann helfen, nächtliche Atemaussetzer zu reduzieren.

Schlaf und Atmung sind ein unschlagbares Team, wenn es um gesunde Langlebigkeit geht. Wer erholsam schläft, wacht nicht nur fitter auf, sondern reduziert sein Risiko für tödliche Herz-Kreislauf-Erkrankungen um 21 Prozent und die Krebssterblichkeit sogar um 40 Prozent.[17]

Vom Wissen ins Spüren – wie du deinen *Schlaf gezielt* unterstützen kannst

Jetzt weißt du, warum Licht, Rhythmus und Atmung so entscheidend für guten Schlaf sind. Aber Wissen allein reicht nicht – Veränderung beginnt dort, wo du ins Tun kommst.

Denn dein Nervensystem lernt nicht durch Theorie, sondern durch Erfahrung. Durch kleine Signale an dein Gehirn: „Es ist sicher. Ich darf loslassen."

Genau dafür gibt es einfache, wirksame Übungen, die du jederzeit in deinen Alltag einbauen kannst - ob am Morgen zur Aktivierung oder am Abend zur Beruhigung. Sie brauchen keine Geräte, kein Vorwissen, kein Studio. Nur dich, ein paar Minuten Zeit und die Bereitschaft, es auszuprobieren.

Michaela heute?
Schlaf ist kein Reset-Knopf. Er ist ein täglicher Neuanfang.

Michaela schläft heute 7,5 Stunden pro Nacht. Ihre Rückenschmerzen sind nicht weg - aber ihr Nervensystem ist stabiler. Ihre Stimmung klarer. Ihre Energie: wieder da.

Selbstcheck: Wie gut schläfst du?

Finde heraus, wie es um deinen Tief- und REM-Schlaf steht und wo du ansetzen kannst, um dein Schlafprofil zu verbessern.

1. Einschlafqualität

○ Ich schlafe meist innerhalb von 15 bis 20 Minuten ein.

○ Ich liege oft lange wach oder grüble im Bett.

○ Ich greife regelmäßig zu Schlafhilfen (Medikamente, Alkohol etc.).

2. Durchschlafen und nächtliche Unterbrechungen

○ Ich schlafe durch oder wache nur einmal pro Nacht kurz auf.

○ Ich werde häufig wach und brauche länger, um wieder einzuschlafen.

○ Ich fühle mich morgens „wie gerädert", obwohl ich lange geschlafen habe.

3. Erholungsgefühl am Morgen

- ○ Ich wache erfrischt und energiegeladen auf.
- ○ Ich bin müde, aber funktioniere mit Kaffee.
- ○ Ich brauche ewig, um in die Gänge zu kommen, und fühle mich wie „zerschlagen".

4. Schlafrhythmus und Regelmäßigkeit

- ○ Ich gehe fast immer zur gleichen Zeit ins Bett und stehe zur gleichen Zeit auf.
- ○ Mein Schlafrhythmus schwankt stark (Wochenende vs. Wochentage).
- ○ Ich arbeite im Schichtsystem oder habe oft Jetlag-ähnliche Symptome.

5. Einschlafumgebung und Schlafhygiene

- ○ Mein Schlafzimmer ist dunkel, ruhig und kühl.
- ○ Ich schaue bis kurz vorm Einschlafen aufs Handy oder arbeite im Bett.
- ○ Ich esse oder trinke (zum Beispiel Alkohol) spät abends und merke, dass es meinen Schlaf stört.

Auswertung:

Viele Häkchen oben?

Herzlichen Glückwunsch! Deine Schlafarchitektur scheint stabil zu sein. Weiter so!

Häkchen in der Mitte oder ganz unten?

Dein Schlaf braucht Aufmerksamkeit. Schon kleine Veränderungen (zum Beispiel regelmäßige Bettzeiten, digitale Auszeiten vor dem Einschlafen) können einen spürbaren Unterschied machen – für dein Wohlbefinden heute und deine Gesundheit von morgen.

Die *Neutrale* Position – deine *Basis* für alle Übungen

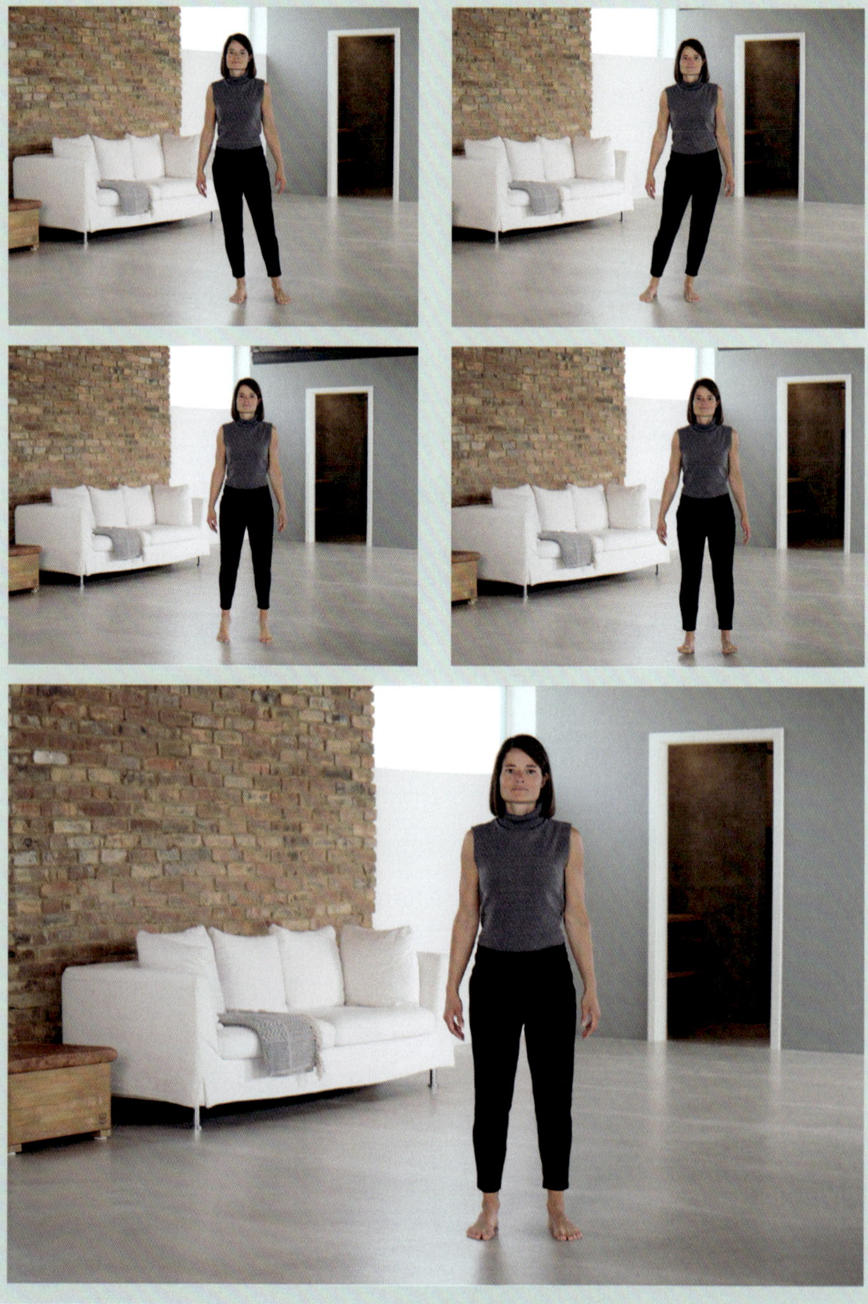

Die Neutrale Position ist die Ausgangsstellung für alle folgenden Übungen - egal ob im Stehen oder alternativ im Sitzen, beispielsweise, wenn du das Gleichgewicht im Stehen nicht so gut halten kannst oder die Übung direkt am Schreibtisch durchführen möchtest oder sogar im Liegen, weil du vielleicht bei den Atem- oder Augenübungen mehr Ruhe und Konzentration benötigst. Viele der Übungen gehen in allen drei Ausganspositionen. Ich empfehle, immer im neutralen Stand zu beginnen und dann bei Bedarf eine leichtere Variante im Sitzen oder im Liegen auszuwählen, wenn es individuell angenehmer ist.

Die neutrale Position verbindet Haltung, Stabilität und Bewusstsein für deinen Körperschwerpunkt. So schulst du deine Körperwahrnehmung, stärkst deine Aufrichtung und bringst dein Nervensystem in einen ruhig aktiven Zustand. Starte also jede Übung, indem du die neutrale Position einnimmst und dann die Übung beginnst.

Was bewirkt die neutrale Position?

- richtet deine Wirbelsäule bewusst auf, für dynamische Haltung
- zentriert deinen Körperschwerpunkt, für Gleichgewicht und innere Ruhe
- stimuliert dein Gleichgewichtssystem, in Verbindung mit dem Vagusnerv
- verbessert deine Körperwahrnehmung und neuronale Ausrichtung

Wie funktioniert die Übung?
Im Stehen

- Stelle dich hüftbreit mit leicht gebeugten Knien auf.
- Richte dein Brustbein sanft an, ohne ins Hohlkreuz zu fallen.
- Spüre die Verbindung zum Boden und halte deine Wirbelsäule lang.
- Lass die Schultern locker.
- Spiele sanft mit dem Körperschwerpunkt, indem du dich von der Ferse auf die Ballen und anschließend von links nach rechts bewegst.
- Finde anschließend deine Mitte und halte diese neutrale Position.

Alternativ im Sitzen

- Setze dich aufrecht auf den vorderen Teil des Stuhls.
- Beide Füße stabil und vollflächig am Boden.
- Richte dein Brustbein sanft nach oben, ohne ins Hohlkreuz zu fallen.

- Halte die Wirbelsäule lang und die Schultern locker.
- Verlagere dein Gewicht leicht nach vorn und zurück, nach rechts und nach links.
- Finde anschließend deine Mitte und halte diese neutrale Position.

Alternativ im Liegen

- Lege dich flach auf den Rücken, Beine angewinkelt, Füße hüftbreit und vollflächig am Boden oder ausgestreckt.
- Spüre das Gewicht deines Körpers gleichmäßig verteilt auf Hinterkopf, Schulterblättern und Becken.
- Richte dein Brustbein sanft nach oben und halte deine Wirbelsäule lang, ohne ins Hohlkreuz zu gehen.
- Lass Schultern und Kiefer locker.
- Spüre deine Mitte, indem du das Gewicht gleichmäßig auf linke und rechte Körperseite verteilst.
- Halte diese neutrale Position und nimm Ruhe und Stabilität wahr.

Beachte:

- Atme gleichmäßig durch die Nase ein und aus.
- Die Bewegung soll sanft und schmerzfrei sein.
- Vermeide ruckartige Bewegungen oder übermäßige Anspannung.
- Gehe bei den Übungen nicht in den Schmerz oder Unwohlsein.
- Führe die Übung immer langsam und bewusst aus und steigere stetig die Geschwindigkeit.
- Fang mit kleinen Bewegungen an und steigere dich langsam.
- Beginne immer mit drei Wiederholungen und steigere dich auf zehn Wiederholungen.
- Je nach Trainingsziel kannst du die Übungen individuell anpassen (siehe Kapitel „Bewegung“)

Meine *Wegempfehlung* für deinen Schlaf

Mach Licht zu deinem Verbündeten

Weg 1

- **Warum:** Dein zirkadianer Rhythmus (die innere Uhr) steuert Schlaf, Hormone, Zellreparatur. Tageslicht am Morgen (besonders Sonnenlicht) synchronisiert deine innere Uhr im Gehirn.
- **Was:** Geh in den ersten 90 Minuten nach dem Aufstehen für zehn bis 15 Minuten ins Tageslicht.
- **Wie:** Mach Fenster und Tür auf, geh raus, atme tief. Kein Handy – nur Licht, Luft und Bewegung.

Wirkung: Wenn Cortisol morgens für dein Wachwerden sorgt und abends Melatonin richtig ausgeschüttet wird, erkennt dein Nervensystem klar den Unterschied zwischen Tag und Nacht.

Gehe immer zur gleichen Zeit schlafen

Weg 2

- **Warum:** Dein Nervensystem liebt Vorhersagbarkeit. Unregelmäßige Schlafzeiten sind wie ständige Jetlags.
- **Was:** Geh jeden Abend innerhalb von 30 Minuten zur gleichen Zeit ins Bett – auch am Wochenende.
- **Wie:** Stell dir nicht nur einen Wecker fürs Aufstehen, sondern auch fürs Zu-Bett-Gehen.

Wirkung: Dein Schlaf wird stabiler, die Tiefschlafphasen intensiver und die Zellreparatur schneller.

Reduziere ab 20 Uhr künstliches Licht

Weg 3

- **Warum:** Abendliches Licht von Handys, Laptops oder LEDs blockiert die Melatoninausschüttung, sodass dein Körper glaubt, es wäre noch Tag.
- **Was:** Aktiviere Bildschirmfilter und dimme deine Lampen.
- **Wie:** Starte deine Abend-Routine: Licht runter, Stimme ruhiger, Tempo drosseln.

Wirkung: Dein Nervensystem schaltet in den Parasympathikus-Modus. Du bereitest Körper und Geist natürlich auf Schlaf vor.

Weg 4

Abkürzung zum sofort Ausprobieren: Beruhige dein Nervensystem mit Bauchatmung

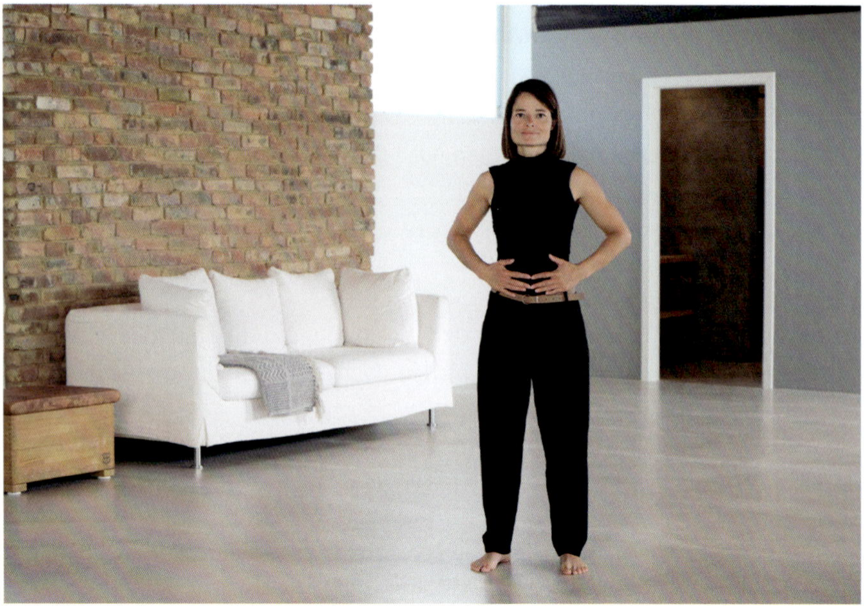

Warum solltest du diese Übung machen?

Du atmest oft flach in die Brust – vor allem in stressigen Phasen. Dadurch bleibt der Parasympathikus, dein Ruhe- und Regenerationsmodus, unteraktiviert. Die Bauchatmung nutzt gezielt das Zwerchfell und sendet deinem Nervensystem ein klares Signal: Du bist sicher. Du darfst loslassen. Sie ist damit eine der wirksamsten, einfachsten Methoden zur Selbstregulation, inneren Ruhe und Schlafvorbereitung.

Was bewirkt die Übung?

- aktiviert den Parasympathikus und den Vagusnerv
- senkt Herzfrequenz und Cortisolspiegel
- verbessert Schlafqualität und emotionale Ausgeglichenheit
- stärkt Atembewusstsein und Körperwahrnehmung

Wie funktioniert die Übung?

- Beginne in neutraler Position.
- Lege beide Hände auf den Bauch.
- Atme langsam durch die Nase ein – spüre, wie sich dein Bauch hebt.
- Atme ruhig durch die Nase aus – der Bauch senkt sich.
- Die Brust bleibt dabei möglichst ruhig.
- Spüre den Rhythmus – ohne Anstrengung, nur mit Achtsamkeit.
- Wiederhole die Übung täglich für drei bis fünf Minuten vor dem Schlafengehen oder in Stressmomenten.

Tipps:

- Schließe die Augen und verlängere bewusst die Ausatmung, zum Beispiel vier Sekunden einatmen, sieben Sekunden anhalten, acht Sekunden ausatmen. Das verstärkt die beruhigende Wirkung auf dein Nervensystem.
- Vermeide ein Forcieren der Atmung oder Hochziehen der Schultern. Die Bewegung kommt aus dem Bauch – nicht aus dem Brustkorb.

DEIN PERSÖNLICHER *ACTION-PLAN*

1. Meine aktuelle größte Schlafhürde: ______________________________

   ____

2. Mein erstes kleines Ritual am Abend, das ich morgen beginne: __________

   ____

3. Meine Licht-Dosis am Morgen (Uhrzeit und Dauer): ______________

   ____

4. Meine „digitale Auszeit" vor dem Schlafengehen (Uhrzeit und Dauer): ______

   ____

5. Mein persönliches Einschlafsignal: ______________________________

   ____

ZWEI

STRESS
DEINE INDIVIDUELLE SELBST-REGULATION

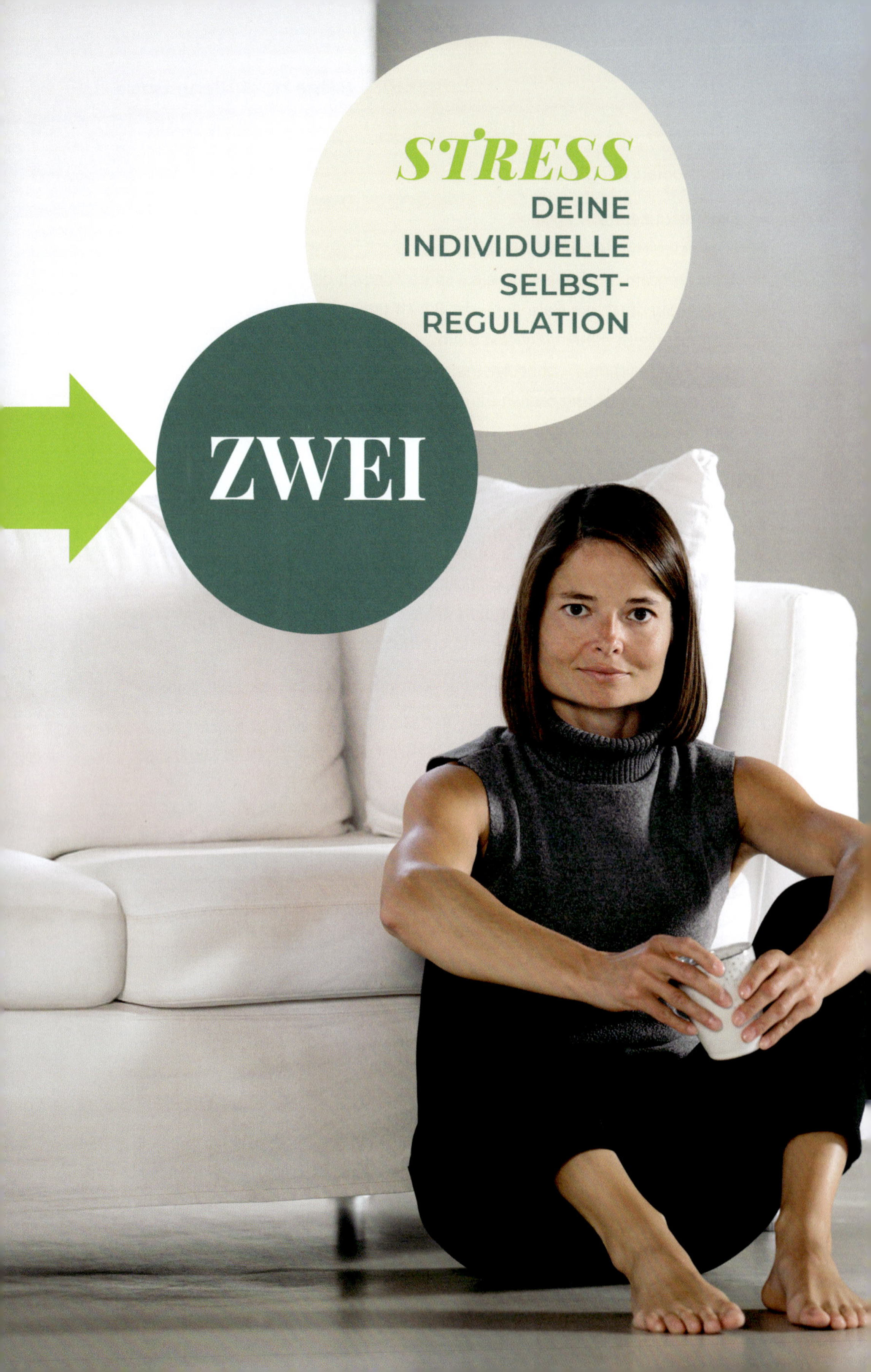

Innere Ruhe als Souveränität:

Opa war nie hektisch.

Nicht, weil er nichts zu tun hatte.

Sondern, weil er wusste, wann genug ist.

Wenn die Zeitung gelesen war,
kam die Kreuzworträtsel-Seite.

Wenn der Garten gemacht war,
wurde geschaut, was gewachsen ist.

Er war produktiv – aber nicht getrieben.

Er hatte diese leise Autorität über sein Nervensystem.

Heute würde man sagen:
hohes parasympathisches Potenzial.

Damals war's einfach: innere Ruhe.

Wenn dein Körper denkt, du kämpfst gegen einen Tiger, während du nur Mails beantwortest

Fallbeispiel: Jonas, 51 – Teamleiter, zwei Kinder, Rückenschmerzen, Schlafprobleme, Reizdarm

„Ich saß da in einem Meeting, hab mich lächelnd durch die Agenda gehangelt - aber innerlich war ich kurz davor zu explodieren. Herzrasen. Kloß im Hals. Ich wusste: Das ist nicht nur Stress. Das ist mein Körper, der mir was sagen will."

Jonas war keiner, der sich hängen ließ. Immer am Start. Immer für alle da. Aber sein Körper hatte irgendwann aufgehört, mitzuspielen. Ständige Infekte, Verdauungsprobleme, Gereiztheit. Und dann dieser Moment, in dem er sein eigenes Kind angebrüllt hatte - wegen einer Kleinigkeit.

Er sagte: „Ich erkenne mich nicht mehr. Ich funktioniere - aber ich bin nicht mehr ich."

Stress ist nicht dein Feind. Er ist auch kein Zeichen von Schwäche. Und schon gar kein persönliches Versagen. Stress ist ein biologisch hochintelligentes System, das uns über Millionen von Jahren das Überleben gesichert hat. Entscheidend ist also nicht, ob wir Stress empfinden, sondern wie wir ihn regulieren.

Die *Bedeutung* von Stress

Stress ist die Reaktion deines Körpers auf eine Herausforderung. Eine Aktivierung. Ein Alarm.

Dein Nervensystem schaltet in Sekundenbruchteilen auf Hochbetrieb, wenn es Gefahr oder Druck wahrnimmt - egal, ob dieser real oder eingebildet ist.

Es gibt zwei Arten von Stress:

- **Eustress** ist der gute Stress: kurzzeitig, aktivierend, motivierend. Er hilft dir, zu fokussieren, zu performen, dich weiterzuentwickeln.
- **Distress** ist der belastende Stress: chronisch, überfordernd, erschöpfend. Wenn Regulation nicht gelingt, wird aus Aktivierung Daueranspannung - mit realen Folgen für Körper und Psyche.

Die *Stressreaktion* in Kürze

In einer Stresssituation schüttet dein Körper Hormone wie Adrenalin und Cortisol aus. Dein Herzschlag steigt, die Atmung wird schneller, Blut wird in Muskeln und Gehirn gepumpt.

Dein Körper bereitet sich vor: auf Kampf oder Flucht.

Doch genau hier liegt das Problem unserer heutigen Welt:

Stress ist ein *evolutionäres Meisterwerk* – nur im falschen Jahrhundert

Dein Nervensystem kennt zwei Hauptzustände:

- **Sympathikus – Kampf oder Flucht:** Dein Körper ist bereit, Höchstleistung zu bringen - früher, um einem Tiger zu entkommen.
- **Parasympathikus – Ruhe und Regeneration:** Dein System schaltet auf Erholung, Verdauung und Heilung.

In der Steinzeit war das überlebenswichtig: Der Tiger kam - und dein Körper war bereit zu kämpfen oder zu fliehen. Alles nicht Lebensnotwendige wurde pausiert, alles Wichtige scharfgestellt.

Heute ist der „Tiger" kein Raubtier - sondern:

- eine E-Mail-Flut.
- eine Pushnachricht im falschen Moment.
- eine ständige To-do-Liste, die nicht endet.
- Multitasking zwischen Arbeit, Familie, Nachrichten und Selbstoptimierung.

Dein Körper reagiert trotzdem mit derselben Alarmbereitschaft. Er geht in Alarm - aber es gibt keine körperliche Entladung.

Kein Wegrennen. Kein Rufen. Keinen Schrei. Kein Zittern. Kein Reset.

Nur: Reiz auf Reiz auf Reiz.

Und weil der Stressor nie wirklich endet, bleibt dein Körper im Daueralarm - angespannt, überreizt, oft ohne dass du es bewusst merkst.

Die *Folgen* von dauerhaftem *Stress*

- Die Verdauung wird herunterreguliert - Nährstoffe können schlechter aufgenommen werden.
- Die Muskulatur bleibt in dauerhafter Anspannung - Verspannungen, Schmerzen, Zähneknirschen können entstehen.
- Das Gehirn bleibt im ständigen Alarm-Modus - Fokus fällt schwer, Schlaf wird flach und unterbrochen.
- Hormone wie Cortisol bleiben dauerhaft erhöht - das beeinflusst Blutzucker, Fetteinlagerung, Stimmung.
- Zellerneuerung, Immunfunktion und Heilung werden blockiert.

Klingt das bekannt? Das ist kein Burn-out - das ist ein System, das nie runterfährt.

Stell dir dein Nervensystem wie eine hochsensible Schaltzentrale vor, die ununterbrochen scannt, bewertet und steuert - vom Herzschlag über deine Atmung bis hin zu Gedanken und Gefühlen. Dabei läuft dein Nervensystem in genau diesen zwei grundlegend verschiedenen Betriebsmodi, zwischen denen es je nach Situation wechselt. Schauen wir uns diese etwas genauer an:

Der Sympathikus – dein *innerer Beschützer*

Er ist auch bekannt als der „Kampf-oder-Flucht-Modus" und wenn du in Gefahr bist, übernimmt dieser Teil die Kontrolle. Dein Körper mobilisiert alle Ressourcen, um dich zu retten:

- Dein Herz schlägt schneller.
- Dein Blutdruck steigt.
- Deine Atmung wird flacher und schneller.
- Die Verdauung wird heruntergefahren - wer flieht, verdaut nicht.
- Deine Muskeln spannen sich an, deine Pupillen weiten sich.

Der *Parasympathikus* – dein innerer *Heiler*

Er ist auch bekannt als der „Ruhe-und-Verdauungsmodus" oder „Regenerationsmodus". Er verantwortet die folgenden Funktionen:

- Deine Verdauung arbeitet.
- Deine Muskeln entspannen sich.

- Dein Herzschlag wird ruhiger und gleichmäßiger.
- Deine Atmung wird tiefer.
- Deine Zellen reparieren sich.
- Dein Immunsystem ist aktiv.
- Dein Gehirn kann Erlebtes verarbeiten und du spürst wieder dich selbst.

Dieser Zustand ist der, in dem Heilung passiert. Körperlich und seelisch.

Und er ist auch die Voraussetzung für guten Schlaf, echte Verbindung zu anderen Menschen und ein stabiles inneres Gleichgewicht.

Das Problem: Wir verbringen zu viel Zeit im Alarmmodus und zu wenig im Heilmodus.

Viele von uns hängen heute fast dauerhaft im sympathischen Modus fest - nicht, weil wir schwach sind, sondern weil unsere Umwelt so gebaut ist: laut, schnell, vernetzt, fordernd.

Dauerstress erhöht die sogenannte allostatische Last - ein Maß für die kumulative Belastung des Organismus. Eine hohe allostatische Last äußert sich typischerweise in dauerhaft erhöhten Cortisolspiegeln, chronisch hohem Blutdruck, gesteigerten Entzündungswerten, vermehrter Fettansammlung im Bauchbereich und einer Störung des Stoffwechsels. Sogar deine Telomere - also die Schutzkappen deiner DNA - verkürzen sich messbar. Und das bedeutet: Zellen altern schneller.

Studien zeigen: Menschen, die über Jahre hohen Stress erleben, etwa pflegende Angehörige oder Schichtarbeitende, altern auf Zellebene bis zu zehn Jahre schneller als entspannte Gleichaltrige.[18] Auch die sogenannte „epigenetische Uhr", ein moderner Marker für das biologische Alter, tickt bei dauerhaft Gestressten schneller.[19] Die epigenetische Uhr misst, wie schnell dein Körper biologisch altert und bei chronischem Stress läuft sie messbar schneller, unabhängig vom tatsächlichen Lebensalter. Epigenetik ist wie der „Regieplan" für deine Gene: Sie bestimmt, welche Gene ein- oder ausgeschaltet werden, abhängig davon, wie du lebst, isst, schläfst, denkst oder dich bewegst. Dein genetischer Bauplan bleibt gleich, aber Epigenetik entscheidet, was daraus gemacht wird - also ob du Gesundheit oder Krankheit begünstigst.

Die *Auswirkungen* auf deine *Gesundheit*

Chronischer Stress erhöht dein Risiko für Herzinfarkt, Schlaganfall und sogar für eine frühere Sterblichkeit, unabhängig davon, wie gesund du dich sonst verhältst.

Eine große Meta-Analyse ergab: Menschen mit hohen Stresswerten hatten ein 40 bis 50 Prozent höheres Sterberisiko als ruhigere Zeitgenossen.[20] Selbst Ärger, Überforderung oder ständige Grübeleien reichen aus, um diesen Effekt auszulösen.[21, 22] Die „American Heart Association" hat psychosozialen Stress mittlerweile offiziell als Risikofaktor für koronare Herzkrankheiten anerkannt.[23]

Denn ein Nervensystem, das immer nur „an" ist, wird irgendwann taub - für Erschöpfung, für Freude, für echte Ruhe. Doch du kannst gegensteuern.

Dabei geht es nicht darum, stressfrei zu leben, sondern zwischen den Zuständen wechseln zu können: Von Hochspannung zu Ruhe. Von Alarm zu Vertrauen. Von Reaktion zu bewusster Handlung. Von Getriebenheit zu innerer Klarheit. Die Lösung: Schalten lernen.

Das nennt man: Regulationsfähigkeit. Sie ist der Unterschied zwischen Überleben und Gestalten. Und sie ist erlernbar. Dein Nervensystem ist plastisch. Es kann sich erinnern, wie sich Sicherheit anfühlt.

Erholung ist *keine Option*, sondern Voraussetzung für Leistungsfähigkeit

Unser Nervensystem ist das zentrale Steuerorgan für Reizverarbeitung, Leistungsfähigkeit und Lebensbalance. Genau hier beginnt das Verständnis von Erholung: Stress ist keine Krankheit, sondern ein biologisch sinnvolles Signal. Er mobilisiert Kraftreserven, schützt in Gefahrensituationen und spornt zu Leistung an. Doch: Ohne gezielte Erholungsphasen bleibt der Körper dauerhaft in diesem „Alarmmodus". Das führt mit der Zeit zu Erschöpfung, Schlafstörungen, einem schwachen Immunsystem und letztlich zu körperlicher und seelischer Dysbalance.

Deshalb gilt: Stress und Erholung gehören untrennbar zusammen. Erst im Wechselspiel beider Zustände kann der Körper seine Funktionen optimieren, Zellreparatur leisten, Energiehaushalte regulieren und langfristig gesund bleiben. Erholung ist also kein Stillstand, sondern ein aktiver biologischer Prozess, in dem der Körper auflädt, verarbeitet und stärkt. Wer Stress managen will, muss deshalb auch Erholung verstehen und bewusst einplanen.

Erholung ist kein passives Ausruhen, sondern ein aktiver, individuell geprägter Prozess. Sie hängt von der Art und Dauer des Stresses ab und gelingt dann, wenn Stress reduziert, gewechselt oder unterbrochen wird. Sie ist immer situationsabhängig und daher so persönlich wie unser Alltag selbst.

Der Schlüssel liegt nicht allein in der Reduktion von Belastung, sondern in der systematischen Förderung von Erholungsprozessen.

Stress an sich ist nicht das Problem, sondern *unzureichende Erholung*

In modernen Lebensrealitäten wie der Doppelbelastung durch Beruf und Familie, die Pflege der Angehörigen oder der permanent verfügbaren digitalen Kommunikation ist es nicht immer möglich, Belastungen aktiv zu reduzieren. Deshalb lautet die entscheidende Frage:

Wie gelingt es uns, Erholung gezielt zu fördern - auch dann, wenn Stress nicht vermeidbar ist?

Viele Menschen leiden nicht an einem Zuviel an Stress, sondern an einem Zuwenig an Regeneration. Dieses Missverhältnis kann über Wochen und Monate kompensiert werden - langfristig jedoch entsteht ein erhöhtes Risiko für psychosomatische Beschwerden, Leistungsabfall und Burn-out.

Die *Bedeutung* von *Erholung*

Erholung ist ein psychobiologischer Prozess, der zur Wiederherstellung physischer, emotionaler und kognitiver Ressourcen nach Belastung beiträgt. Sie:

- ist zeitlich abhängig (Regeneration braucht Zeit),
- variiert je nach Art, Dauer und Intensität der Belastung,
- hängt stark von individuellen Bewertungen ab (subjektive Belastung zählt mehr als objektive Intensität),
- erfolgt nicht automatisch, sondern muss aktiv gefördert werden.

Erholung kann auf verschiedenen Ebenen erfolgen:

- passiv (zum Beispiel Schlaf, Ruhe),
- aktiv (zum Beispiel Spaziergänge, leichte Bewegung),
- proaktiv (zum Beispiel soziale Interaktionen, bewusste Entspannungsverfahren).

Atmung – der Regler zwischen *Anspannung und Entspannung*

Es gibt ein Tool, das du immer bei dir hast. Kostenlos. Nebenwirkungsfrei. Und enorm wirksam. Deine Atmung.

Sie ist die Brücke zwischen zwei Welten:
Zwischen Sympathikus und Parasympathikus.
Zwischen Aktivierung und Regeneration.
Zwischen „Ich muss funktionieren" und „Ich darf loslassen".

Das *autonome Nervensystem* – dein innerer Schalter

Unser autonomes Nervensystem arbeitet - wie der Name schon sagt - automatisch. Es regelt unbewusst, ob wir auf der Überholspur (Sympathikus) oder im Ruhemodus (Parasympathikus) unterwegs sind.

Der entscheidende Hebel zwischen diesen Polen: Deine Atmung ist die einzige Körperfunktion, die du sowohl automatisch als auch bewusst steuern kannst.

Das macht sie zu deinem direkten Zugang zum Nervensystem - wie eine Fernbedienung für innere Zustände.

- Langsam, tief und durch die Nase atmen?
  Dann schaltet dein Körper auf Entspannung, Verdauung und Regeneration.
- Flach, schnell und durch den Mund?
  Dann funkt dein Körper: Achtung, Stress! Alarmbereitschaft!

Kurz gesagt: Wie du atmest, entscheidet, wie du dich fühlst - körperlich wie mental.

Deine Atmung ist kein esoterisches Extra. Sie ist Biochemie. Neuroregulation. Selbstwirksamkeit pur. Sie ist das vielleicht einfachste, direkteste und mächtigste Werkzeug, das du hast, um zwischen den Polen deines Nervensystems zu navigieren.

Nicht immer brauchst du ein Coaching. Oder eine App. Manchmal reicht: ein Atemzug - ganz bewusst.

Alltagstipps für *bewusste* Atmung

1. **Kaltduschen – der Schockmoment als Trainingsfeld**
   Wenn kaltes Wasser auf deine Haut trifft, zieht sich dein Körper reflexhaft zusammen. Die Atmung wird hektisch. Das ist dein Sympathikus.
   Doch bleibst du bewusst ruhig, atmest tief und kontrolliert durch die Nase, signalisierst du deinem Nervensystem: Alles in Ordnung.
   Du trainierst, bei Stress ruhig zu bleiben - physiologisch und mental.
   So wird die kalte Dusche zur bewussten Stressregulation, nicht zur Überforderung.

2. **Nasenatmung – der unterschätzte Klassiker**
   Die Nase ist nicht nur ein Luftfilter - sie ist ein Schaltzentrum.
   Nasenatmung verlangsamt deinen Atemrhythmus, fördert die Bildung von Stickstoffmonoxid (NO), das gefäßerweiternd und entzündungshemmend wirkt, und unterstützt so den Parasympathikus.
   Mundatmung hingegen aktiviert den Stressmodus - unnötig und schädlich, besonders im Alltag.
   Heißt: Wer durch die Nase atmet, lebt ruhiger - sogar im Schlaf.

3. **Alltagsstress – die Ampelphase neu nutzen**
   Im Stau? An der Supermarktkasse? Vor dem nächsten Meeting?
   Nutze genau diese Momente für bewusste Atemzüge.
   Vier Sekunden ein. Vier Sekunden aus. Alles durch die Nase.
   Diese Mini-Intervention reicht oft, um dein Nervensystem umzustellen - von „Ich muss" zu „Ich kann".

Dein innerer Takt – der *Cortisol-Rhythmus*

Auch Cortisol, das zentrale Stresshormon, folgt einem natürlichen Tagesverlauf: Es sollte morgens hoch sein (Aktivierung) und abends niedrig (Erholung). Bei vielen Menschen ist dieser Rhythmus gestört. Sie sind morgens erschöpft, abends überdreht. Ein Zeichen für ein aus dem Takt geratenes System.

So kannst du deinen *Rhythmus* wiederfinden

Du kannst deine innere Uhr wieder auf „Gesundheit" stellen. Und zwar durch gezieltes Stressmanagement, das deinen Körper und Geist wieder in Balance bringt. Die Schlüssel dafür:

- **Resilienz aufbauen:** Menschen mit hoher Resilienz – also der Fähigkeit, Krisen gelassen zu meistern – haben nachweislich stabilere Cortisolprofile. In der „Health and Retirement Study"[24] wurde gezeigt, dass Personen mit hoher Resilienz über zwölf Jahre hinweg deutlich länger lebten – ihr Sterberisiko war um 50 Prozent reduziert.
- **Cortisol natürlich senken:** Entspannungstechniken wie Meditation, Achtsamkeit oder bewusste Atemübungen können deinen Cortisolspiegel am Abend senken und deine Herzfrequenzvariabilität verbessern – ein Marker für die Aktivität des beruhigenden Parasympathikus.
- **Gedanken lenken:** Studien[25] belegen, dass Menschen, die stressige Situationen aktiv umdeuten können (zum Beispiel als Herausforderung statt Bedrohung), deutlich besser mit Belastungen umgehen können und eine geringere Cortisol-Ausschüttung zeigen. Wer eine stressige Situation also nicht sofort als Bedrohung empfindet, sondern sie bewusst als Herausforderung betrachtet, bleibt ruhiger – körperlich und mental. Das bedeutet: Weniger Cortisol, weniger Anspannung, mehr Handlungsspielraum. Wer lernt, seine Perspektive zu verändern, stärkt aktiv seine Stresskompetenz.

Ein gesunder Cortisol-Rhythmus ist keine Nebensache, sondern deine tägliche Basis für Erholung, Regeneration und langfristige Gesundheit. Hör auf deinen Körper. Komm zurück in deinen natürlichen Takt. Und mach dein Stressmanagement zu einem festen Bestandteil deiner Longevity-Strategie.

So reguliert Meditation und *Entspannung deinen Stress*

Du hetzt von Termin zu Termin. Deine To-do-Liste ist ein endloser Strom.

Abends liegst du im Bett - müde, aber innerlich wach. Die Gedanken kreisen, der Körper bleibt auf Spannung.

Klingt vertraut? Dann ist es Zeit, dem Stress nicht nur auszuweichen, sondern ihm aktiv die Stirn zu bieten. Und zwar mit einer der kraftvollsten und am besten untersuchten - Methoden der modernen Stressmedizin: gezielte Entspannung durch Atmung, Meditation und Nervensystemtraining.

Was *wirklich* hilft – und warum

Ob Achtsamkeitsmeditation, transzendentale Meditation, progressive Muskelentspannung oder achtsames Atmen - alle diese Techniken haben eines gemeinsam:

Sie helfen deinem Nervensystem, vom Sympathikus (Kampf-oder-Flucht) in den Parasympathikus (Ruhe-und-Regeneration) zu wechseln. Und genau dort geschieht Heilung - körperlich, emotional, mental.

- In Metaanalysen wurde gezeigt, dass regelmäßige Meditation den Cortisolspiegel um rund 20 Prozent senken kann.[26]
- Menschen, die regelmäßig meditieren, zeigen zudem längere Telomere als Kontrollpersonen - ein möglicher Hinweis auf verlangsamte Zellalterung.[27]
- Intensive Meditationsprogramme erhöhen sogar die Telomerase-Aktivität - ein Enzym, das die Zellalterung verlangsamt.[28]

Doch du musst nicht täglich auf einem Meditationskissen sitzen, um davon zu profitieren. Eine der schnellsten und einfachsten Möglichkeiten, dein Nervensystem zu beruhigen, ist die physiologische Seufzeratmung (siehe Weg 8). Die Methode stammt aus der klinischen Forschung und wurde besonders durch Andrew Huberman von der „Stanford School of Medicine" bekannt gemacht. Sie imitiert den Seufzer, den dein Körper von selbst ausstößt, wenn er sich entspannen will - zum Beispiel nach Weinen oder einem Schreckmoment. Die Übung besteht aus zwei intensiven Einatemzügen durch die Nase und einem langen und vollständig seufzenden Ausatmen durch den Mund. Nur fünf Minuten am Tag reichen aus für sofortige Aktivierung des Parasympathikus, Reduzierung der Herzfrequenz und des

Cortisollevels. In Studien[29] zeigte sich: Diese Technik ist mindestens genauso wirksam wie kurze Meditationsphasen - aber sofort verfügbar und überall durchführbar.

So wird es *Teil* deines *Alltags*

Du brauchst kein Kloster, keine Yogamatte und keine 60 Minuten freie Zeit. Du brauchst nur:

Ein paar Minuten Präsenz. Deinen Atem. Nutze die Seufzeratmung oder eine der anderen Atemübungen, die im Laufe des Buchs noch vorgestellt werden, und nimm dir jeden Morgen und Abend zwei Minuten Zeit. Du wirst den Effekt schnell spüren und kannst dann die Dauer erweitern.

Vielleicht hilft dir auch eine App oder ein Biofeedback-Tool, wenn du visuelles Feedback magst. Moderne Tools wie HRV-Tracking (Herzratenvariabilität) oder Atem-Apps helfen dir zu erkennen, wann du aus der Balance kommst und wie du sie wiederherstellen kannst. Sie zeigen dir schwarz auf weiß: Wie gut kannst du entspannen? Wie schnell regulierst du dich wieder? Das ist jedoch nicht notwendig, sondern kann bei Bedarf oder je nach Vorliebe ergänzt werden.

Darm gut – alles gut

Stress beginnt nicht nur im Kopf. Sondern auch im Bauch.

Du kennst es vermutlich selbst: Wenn der Alltag dich stresst, schlägt dir das gern mal auf den Magen. Was früher als reine Redensart galt, ist heute wissenschaftlich belegt über die sogenannte Darm-Hirn-Achse.[30]

Dein Darm kommuniziert permanent mit deinem Gehirn - über Nervenbahnen, Botenstoffe und dein Immunsystem. In diesem „Gespräch" spielen Billionen Mikroorganismen im Verdauungstrakt eine entscheidende Rolle. Stress verändert diese Mikrobenwelt und damit auch dein Wohlbefinden.

Was die Forschung zeigt:

- Chronischer Stress kann die Vielfalt und Zusammensetzung deiner Darmflora aus dem Gleichgewicht bringen. In Tiermodellen reduzierte Dauerstress unter anderem schützende Lactobacillen und förderte entzündungsfördernde Bakterienarten.[31]

- Gleichzeitig beeinflusst das Mikrobiom deine Stressresilienz: Einige Bakterienstämme - sogenannte Psychobiotika - haben in Studien angstlösende und stimmungsaufhellende Wirkungen gezeigt.
- In einer randomisierten, placebokontrollierten Studie senkte ein Multispezies-Probiotikum nach vier Wochen signifikant den Cortisolspiegel und das subjektive Stresserleben.[32]

So funktioniert die *Kommunikation*

Deine Darmbakterien produzieren wichtige Bausteine für Neurotransmitter wie Serotonin und kommunizieren über den Vagusnerv direkt mit deinem Gehirn. Gleichzeitig spielt dein Mikrobiom eine Schlüsselrolle beim Schutz deiner Darmbarriere. Wird diese durch Dauerstress durchlässig (man spricht von „Leaky Gut"), gelangen unerwünschte Stoffe ins Blut und fördern systemische Entzündungen - ein Risikofaktor fürs Altern.

Ein gesundes Mikrobiom ist nicht nur für die Verdauung wichtig, sondern auch für deine mentale Stärke. Es wirkt wie ein biologischer Puffer gegen Stress und könnte langfristig sogar Alterungsprozesse bremsen.

Fun Fact aus der Forschung: Bei Mäusen führte die Transplantation eines stressresistenten Mikrobioms zu weniger ängstlichem Verhalten.[33] Auch wenn das beim Menschen noch nicht endgültig bewiesen ist, unterstreicht es die Erkenntnis: Körper und Psyche sind eng vernetzt.

Einfach in *deinen Alltag* einbauen

- Setze auf eine darmfreundliche Ernährung mit viel Ballaststoffen und fermentierten Lebensmitteln (zum Beispiel Joghurt, Sauerkraut, Kimchi).
- Reduziere Zucker, Alkohol und Fertigprodukte.
- Vermeide unnötige Antibiotika, da sie die Darmflora stark schädigen können.
- Probiotika oder Präbiotika können bei starker Belastung sinnvoll sein - sprich aber vorher mit deinem Arzt oder einer Fachperson.

Vom *Bauch zur Zelle* – Energie als gemeinsame *Sprache*

Körper und Kopf sind keine getrennten Systeme - sie sprechen miteinander. Was im Bauch passiert, bleibt nicht im Bauch. Es beeinflusst, wie wir denken, fühlen, reagieren. Wer seinen Darm unterstützt, stärkt nicht nur das Immunsystem oder die Verdauung, sondern legt auch die Grundlage für mentale Stabilität und emotionale Balance. Und genau hier öffnet sich die nächste Tür: zur tiefsten Ebene unserer Gesundheit - den Zellen.

Was viele nicht wissen: Darm und Zellen sprechen dieselbe Sprache - die Sprache der Energie. Unsere Ernährung beeinflusst nicht nur das Mikrobiom im Bauch, sondern auch die Mitochondrien in jeder einzelnen Zelle. Denn was wir essen, wie wir verdauen und wie wir leben, entscheidet darüber, wie gut unsere Zellen mit Energie versorgt werden. Und diese Energie ist die Grundlage für alles - von klaren Gedanken bis zu innerer Ruhe.

Stressbewältigung und Zellgesundheit sind keine getrennten Welten, sondern zwei Seiten derselben biologischen Medaille. Wer gut mit seinem Bauch umgeht, stärkt seine Resilienz und schafft die Grundlage für gesunde, energieversorgte Zellen.

Wenn in Biologiebüchern von Mitochondrien die Rede ist, steht dort oft: „Sie sind die Kraftwerke der Zelle." Das stimmt - aber es ist nur ein kleiner Teil der Wahrheit. Mitochondrien sind viel mehr als Energielieferanten. Sie sind Zellmanager, Kommunikatoren und vielleicht sogar so etwas wie das „Gehirn in der Zelle". Denn Mitochondrien entscheiden mit darüber, ob wir gesund bleiben oder krank werden, ob wir uns gut fühlen oder ausgelaugt und sogar, wie wir altern.

Der *Ursprung* der Mitochondrien

Vor rund 1,5 Milliarden Jahren, also lange bevor es Menschen gab, verschluckte eine Zelle ein kleines Bakterium und verdaute es nicht. Stattdessen arbeiteten beide zusammen. Das Bakterium versorgte die Zelle mit Energie, die Zelle bot Schutz und Nahrung. Diese ungewöhnliche Zusammenarbeit gilt heute als Beginn der modernen Zelle.

Aus dem Bakterium wurden die Mitochondrien, die noch immer ihre eigene DNA besitzen, die wir nur über unsere Mutter erben.

Die *Funktion* der Mitochondrien

Stell dir ein Mitochondrium vor wie eine kleine Fabrik mit vielen Falten in der Innenwand - diese „Falten" nennt man Cristae. In ihnen passiert die Energieproduktion. Dabei entstehen winzige elektrische Spannungen - wie in einer Batterie - die jede Körperfunktion antreiben: Denken, Bewegung, Herzschlag, Heilung.

Aber: Mitochondrien sind keine starren Maschinen. Unter dem Mikroskop sieht man, wie sie sich bewegen, verbinden, voneinander lernen und sogar untereinander Informationen austauschen. Forscher sprechen deshalb heute von „sozialen Organellen"[34].

Neu entdeckte Strukturen, sogenannte Nanotunnel, sehen aus wie winzige „Arme", die die Mitochondrien zueinander ausstrecken. Darüber tauschen sie Erbinformationen oder Energiereserven aus - besonders dann, wenn ein Mitochondrium in Not ist.

Außerdem kommunizieren sie über Hormone. Mitochondrien in den Nebennieren produzieren beispielsweise Cortisol, das uns hilft, mit Stress umzugehen. Diese Botschaft erreicht auch Mitochondrien im Gehirn - die wiederum darauf reagieren können. Das ist eine Form von körperweitem Dialog auf zellulärer Ebene.

Die *Bedeutung* für deine *Gesundheit*

Wenn Mitochondrien gestört sind, hat das Auswirkungen auf den ganzen Körper. Forscher haben Verbindungen gefunden zu Diabetes, Alzheimer und Parkinson, Krebs, Depression, Angststörungen und ADHS, Chronische Müdigkeit und Entzündungserkrankungen.

Denn: Wenn Mitochondrien nicht richtig arbeiten, wird nicht nur zu wenig Energie produziert. Es kommt auch zu Fehlsteuerungen bei Genen, Stressreaktionen und Entzündungsprozessen. Manche Forscher sehen Mitochondrien heute als Schaltzentrale für unsere Gesundheit.

So hältst du deine *Mitochondrien gesund*

Bewegung

- Jede körperliche Aktivität regt die Mitochondrien an - besonders, wenn wir außer Atem kommen.
- Der Körper merkt: „Ich brauche mehr Energie beim nächsten Mal" - und produziert neue, leistungsfähigere Mitochondrien.

Soziale Kontakte und positive Gedanken

- Studien[35] zeigen: Wer sich verbunden, optimistisch und gebraucht fühlt, hat leistungsfähigere Mitochondrien im Gehirn.
- Umgekehrt können Einsamkeit, Dauerstress oder Depression die Energieproduktion der Zellen stören.

Ketogene Ernährung (unter ärztlicher Begleitung)

- Dabei wird auf Zucker und schnelle Kohlenhydrate verzichtet, stattdessen kommen Fette und Proteine auf den Teller.
- Der Körper bildet dann sogenannte Ketone, die Mitochondrien besonders effizient nutzen können - vor allem im Gehirn.
- Erste Studien[36] zeigen: Menschen mit Alzheimer, Epilepsie oder sogar bipolarer Störung profitieren von dieser Ernährungsform.

Zwischen *Anspannung und Aufladung* – so bringst du *Stress und Erholung* in Balance

Stress gehört zum Leben - genauso wie Erholung. Entscheidend für unser Wohlbefinden ist nicht die reine Menge an Stress, sondern wie gut wir regenerieren. Es ist nicht nur der Stress selbst, der uns krank macht, sondern vor allem fehlende oder unpassende Erholung. Wird über längere Zeit weder Stress aktiv bewältigt noch Regeneration ermöglicht, droht ein Zustand tiefer Erschöpfung: das Burn-out-Syndrom. Laut der Weltgesundheitsorganisation[37] ist es durch emotionale Erschöpfung, sinkende Leistungsfähigkeit und eine zunehmende innere Distanz zur Arbeit gekennzeichnet.

Bewegung – der unterschätzte *Regenerationsbooster*

Ein besonders wirksamer Hebel für mehr Erholung ist körperliche Aktivität. In einer groß angelegten Schweizer Längsschnittstudie[38] zeigte sich: Menschen mit guter Fitness litten selbst bei hoher beruflicher Belastung seltener an psychischer Erschöpfung. Bewegung wirkt somit wie ein biologischer Schutzschirm - günstig, nachhaltig und hochwirksam.

Alltagstipps für *bewusste Entspannung*

Selbstbeobachtung und Reflexion: Wann fühle ich mich wirklich erholt? Welche Aktivitäten laden mich auf - welche nicht? Ein einfaches Regenerationstagebuch hilft, Muster zu erkennen und neue Routinen zu etablieren.

Der persönliche Erholungs-Werkzeugkasten: Jeder Mensch hat andere Bedürfnisse, aber bewährte Elemente sind zum Beispiel:

- Bewegung (regelmäßig, auch moderat, wirkt nachweislich stresspuffernd)
- soziale Kontakte
- Naturerleben
- kreative Tätigkeiten
- gezielte Entspannung (zum Beispiel Atmung, progressive Muskelentspannung)
- digitales Abschalten (Medienfasten)

Monitoring mit wissenschaftlichen Instrumenten: Für die professionelle (oder auch persönliche) Einschätzung von Belastung und Erholung gibt es bewährte Tools:

- Borg-RPE-Skala: misst deine subjektive Belastung während körperlicher Aktivität
- Profile of Mood States[39]: erfassen deine aktuelle Stimmungslag
- Erholungs-Belastungs-Fragebögen von Kellmann und Kallus dienen dazu, dein Gleichgewicht zwischen Beanspruchung und Regeneration einzuschätzen

Erholung ist *lernbar* und *messbar*

Erholung ist kein Zufall, sondern ein aktiver Prozess. Wer sich bewusst mit dem eigenen Erholungsverhalten auseinandersetzt, kann seine Resilienz gezielt stärken.

Wer gesund und leistungsfähig bleiben will, braucht mehr als Pausen - er braucht gezielte Erholung. Das bedeutet:

- Nimm dein Individuelles Erholungsbedürfnis ernst.
- Etabliere Erholung als festen Bestandteil deines Alltags.
- Nutze Bewegung als natürlichen Stresspuffer.

Denn letztlich gilt: Nur wer ausreichend regeneriert, kann dauerhaft gesund, wach und wirksam leben.

Jonas heute?

Jonas geht jeden Morgen 15 Minuten ohne Handy raus. Kein Biohacking. Keine App. Nur er, sein Atem, sein Schritt. Er sagt:

„Ich bin wieder Chef - aber diesmal auch von mir selbst."

Selbstcheck: Wie gestresst bist du?

Finde heraus, wie es um dein aktuelles Stresslevel steht und wo du ansetzen kannst, um deine mentale und körperliche Belastung zu regulieren.

1. Körpersignale und innere Anspannung

○ Ich fühle mich körperlich ruhig und entspannt.

○ Ich bemerke oft Anspannungen in Schultern, Kiefer oder Bauch.

○ Ich habe häufig körperliche Stresssymptome (Herzklopfen, Verspannungen, Verdauungsprobleme).

2. Gedanken und Grübelschleifen

○ Mein Kopf ist klar, ich kann gut abschalten.

○ Ich denke ständig an To-dos oder mögliche Probleme.

○ Ich liege oft wach, weil meine Gedanken kreisen.

3. Emotionale Reaktion und Reizbarkeit

○ Ich fühle mich stabil, gelassen und innerlich ruhig.

○ Ich bin schnell gereizt oder genervt – auch bei Kleinigkeiten.

○ Ich erlebe regelmäßig Stimmungstiefs, bin überfordert oder ziehe mich zurück.

4. Stressregulation im Alltag

○ Ich habe feste Routinen zur Entspannung (zum Beispiel Sport, Natur, Atmung, Musik).

○ Ich versuche zu entspannen, aber finde keinen Zugang dazu.

○ Ich „funktioniere" nur noch, Pausen mache ich selten oder gar nicht.

5. Energielevel und Erschöpfung

- ○ Ich fühle mich wach, leistungsfähig und innerlich ruhig.
- ○ Ich bin oft müde, komme aber irgendwie durch den Tag.
- ○ Ich bin dauerhaft erschöpft, selbst nach dem Wochenende.

Auswertung:

Viele Häkchen oben?

Sehr gut! Du scheinst dein Stresslevel gut zu regulieren. Achte trotzdem weiter bewusst auf Balance und Erholung.

Mehrere Häkchen in der Mitte oder unten?

Dein Körper und Geist senden dir wichtige Signale. Kleine, regelmäßige Maßnahmen wie bewusste Atempausen, digitale Auszeiten oder tägliche Spaziergänge können dein Stresssystem wieder in Balance bringen.

Wichtig: Stress ist nicht nur ein Gefühl - er wirkt auf deinen gesamten Körper. Je früher du beginnst, ihn ernst zu nehmen, desto besser kannst du langfristig deine Gesundheit schützen.

Wichtig zu wissen:

Stress ist nicht per se schlecht. Entscheidend ist, wie schnell du wieder zur Ruhe kommst. Jeder Moment der Entspannung ist wie ein Kredit für dein zukünftiges Ich.

Meine *Wegempfehlung* für deine Stressbewältigung

Weg 5

Nutze Mikropausen als Reset-Knopf

- **Warum:** Das Gehirn arbeitet in 90-Minuten-Zyklen (Ultradian-Rhythmus). Danach droht kognitive Ermüdung und Stressakkumulation.
- **Was:** Stehe alle 90 Minuten für fünf Minuten auf, atme bewusst und bewege dich.
- **Wie:** Nutze Timer oder kleine Erinnerungen (Apps wie „Pomodoro" oder eine Uhr).

Wirkung: Ein Reset für Nervensystem und Hormonhaushalt sorgt dafür, dass Stress episodisch bleibt und sich nicht chronisch verfestigt.

Weg 6

Schließe Stress bewusst ab

- **Warum:** Stress ist kein kognitives, sondern ein physiologisches Ereignis. Er endet nicht im Kopf, sondern im Körper.
- **Was:** Bewege dich nach stressigen Situationen, zum Beispiel 30 Kniebeugen, geh schnell spazieren, schüttle dich aus oder tanze und atme kräftig aus.
- **Wie:** Mache das zum Ritual – so oft wie nötig.

Wirkung: Du schließt Stress ab, statt ihn zu speichern. Dein System bleibt frei und flexibel.

Weg 7

Schaff dir eine „Mini-Oase"

- **Warum:** Stress entsteht oft durch dauerhafte Reizüberflutung. Schon fünf Minuten bewusste Reizreduktion entspannen dein System.
- **Was:** Schaffe dir täglich eine kurze Auszeit für mindestens fünf Minuten.
- **Wie:** Setz dich an einen festen Ort – Sessel, Fenster oder Balkon – ohne Handy, ohne To-dos, einfach atmen und schauen..

Wirkung: So bekommt dein Vagusnerv Raum zur Aktivierung, und kleine Pausen entfalten große Effekte.

Abkürzung zum sofort Ausprobieren: Beruhige dein Nervensystem durch Physiologische Seufzeratmung

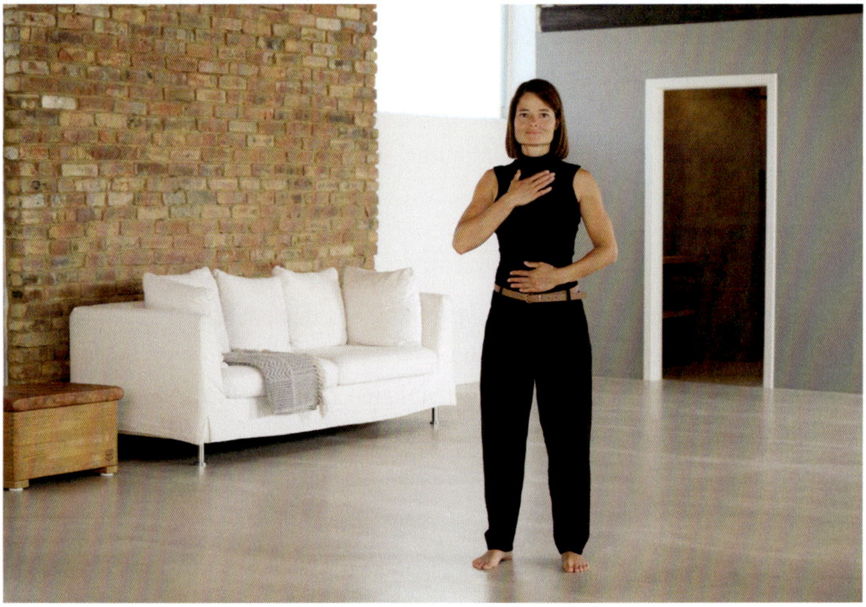

Warum solltest du diese Übung machen?

Sie ist besonders hilfreich, wenn du dich angespannt, gestresst oder innerlich unruhig fühlst und schnell wieder Ruhe und Klarheit gewinnen möchtest. Der Vagusnerv ist wie ein innerer Schalter: Er aktiviert Ruhe, Regeneration und emotionale Stabilität. Gerade bei akutem Stress, Nervosität oder innerer Anspannung hilft die physiologische Seufzeratmung, diesen Schalter bewusst umzulegen.

Sie wirkt in Sekunden - einfach, effektiv, überall anwendbar.

Was bewirkt die Übung?

- schaltet dein Nervensystem von „Kampf oder Flucht" auf „Ruhe und Erholung"
- senkt Puls und Muskelspannung
- klärt den Kopf und fördert emotionale Regulation
- beruhigt vor Meetings, beim Einschlafen oder nach Aufregung

Wie funktioniert die Übung?

- Beginne in neutraler Position.
- Deine Augen können geöffnet oder geschlossen sein.
- Atme tief durch die Nase ein und zieh noch ein zweites Mal Luft durch die Nase ein.
- Atme langsam und vollständig durch den Mund wieder aus. Dabei entsteht ein Seufzer.
- Spüre bewusst die Entspannung.
- Wiederhole den Ablauf für fünf Minuten, um einen nachhaltigen Effekt für den ganzen Tag zu erzielen.

Tipps:

- Stell dir beim Ausatmen vor, wie Spannung aus deinem Körper „ausfließt". Die Visualisierung verstärkt die Wirkung.
- Diese Technik ist nicht zum Hyperventilieren gedacht. Bleibe weich, achtsam und beobachte, wie dein Körper reagiert.

DEIN PERSÖNLICHER *ACTION-PLAN*

1. Meine größte Stressquelle im Alltag: ____________________

   ____
2. Was ich morgen ändern kann: ____________________

   ____
3. Die Übung, mit der ich heute starte: ____________________

   ____
4. Meine Entspannungszeit im Kalender (Uhrzeit und Dauer): ____________________

   ____
5. Mein Energie-Wort, das mich erinnert, runterzufahren: ____________________

   ____

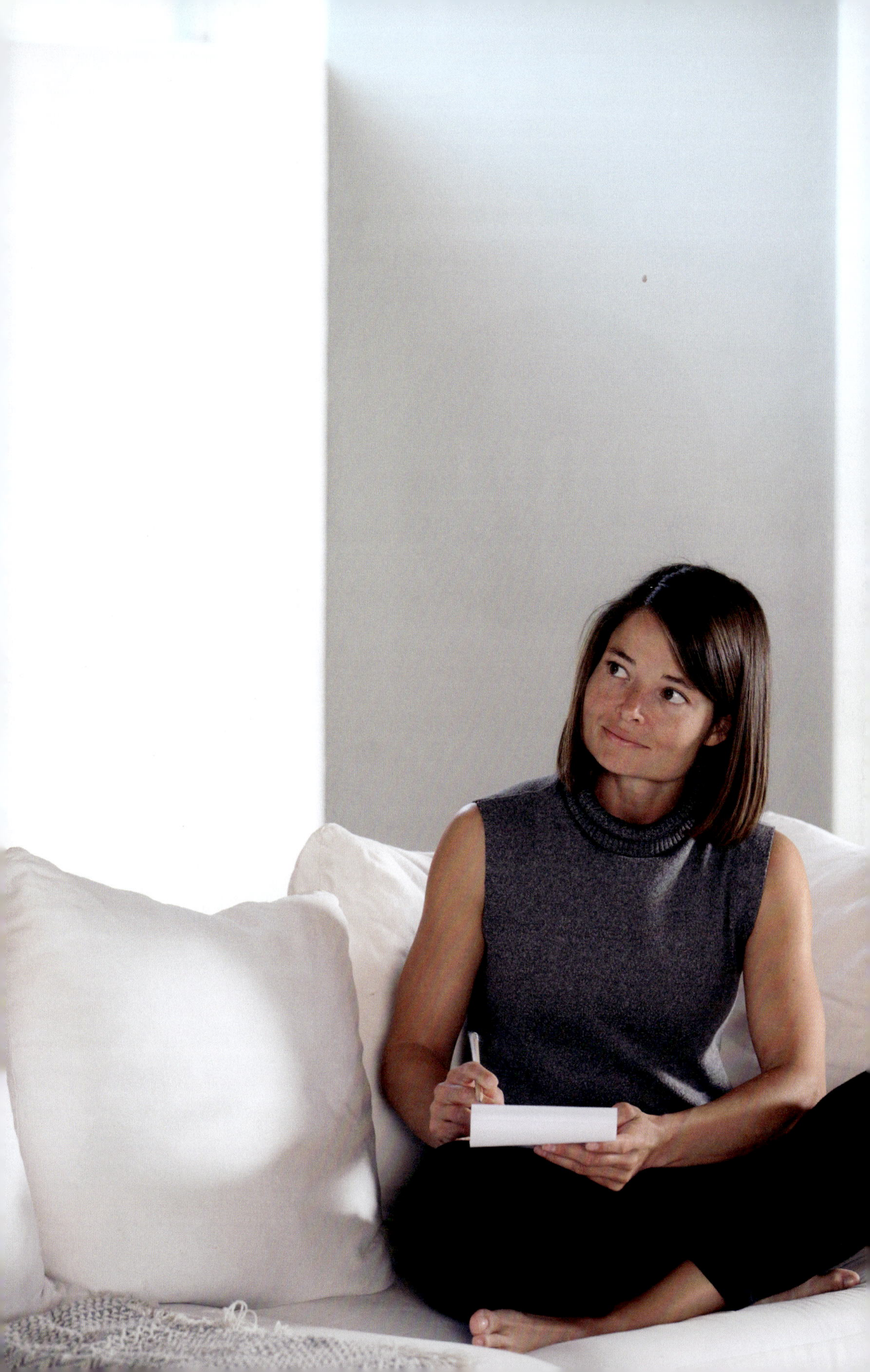

DREI

BEWEGUNG
DEINE TÄGLICHE INVESTITION

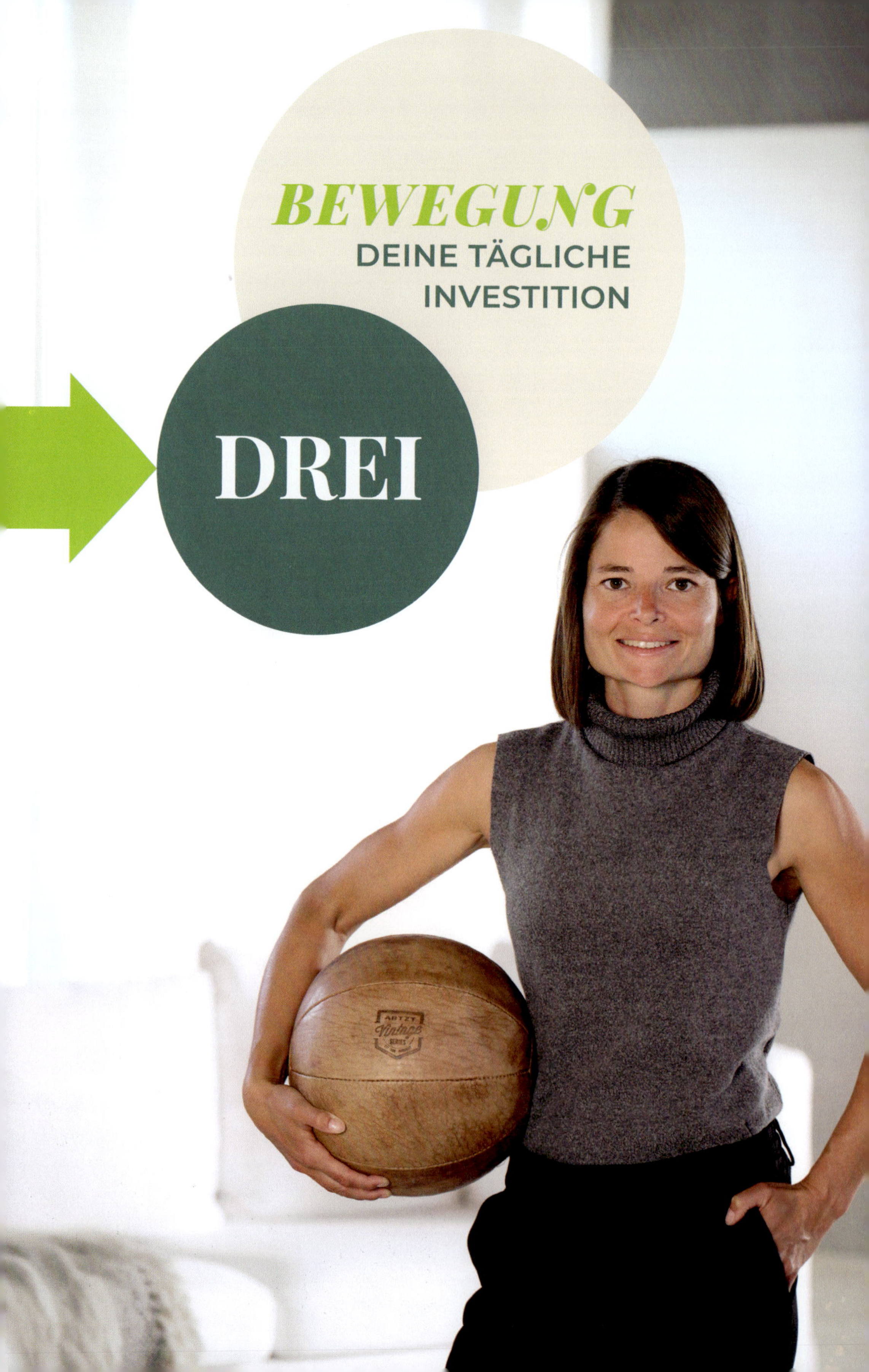

Bewegung – nicht als Pflicht, sondern *als Lebensform*:

Es gab kein Fitnessstudio.

Aber es gab Spaziergänge – jeden Tag.

Mit uns Enkelinnen, bei Wind und Wetter.
Eingepackt wie kleine Polarforscherinnen.

„Beweg dich, Kind – sonst wird dir kalt."

Er meinte die Muskeln. Ich glaube,
er meinte auch das Herz.

Er bewegte sich nicht, um jung zu bleiben.

Sondern, weil er lebendig war.

Und heute wissen wir: Bewegung ist Medizin.
Und sie beginnt mit Gehen.

Wie du dich bewegst, um dich zu *regenerieren statt* zu *zerstören*

Fallbeispiel: Daniel, 47 – ehemalige Sportskanone, Bandscheibenvorfall, keine Lust mehr auf Training

„Ich hab früher 5-mal die Woche trainiert. Funktional. Kettlebells. Deadlifts. Vollgas. Und dann kam der Einbruch – Bandscheibe, OP, Reha. Und danach: nichts. Keine Motivation. Kein Zugang mehr zu meinem Körper. Ich dachte: Wenn ich nicht alles geben kann, bringt's nichts."

Daniels Schmerz war nicht nur körperlich. Es war der Verlust einer Identität. Ein Körper, der früher Ausdruck von Kraft war, fühlte sich jetzt fragil an. Bewegungsangst. Frustration. Und gleichzeitig: der Wunsch, wieder reinzukommen – aber diesmal anders.

Bewegung – die wirksamste Medizin *gegen das Altern*

Wenn es eine Maßnahme gibt, die nachweislich auf fast alle Systeme des Körpers positiv wirkt, dann ist es regelmäßige, gezielte Bewegung. Sie ist mehr als Fitnesstraining – sie ist ein umfassender Gesundheitsbooster. Denn Bewegung stärkt Muskeln und Knochen, verbessert den Stoffwechsel, schützt das Herz und hält das Gehirn jung. Richtig eingesetzt, ist sie das wirkungsvollste Mittel für ein langes, gesundes und selbstbestimmtes Leben.

Bewegung als *biologisches Kapital*

Wenn wir über Langlebigkeit sprechen, denken viele an Ernährung, Schlaf oder Stress. Doch eine der kraftvollsten Variablen wird oft übersehen: deine Muskulatur.

Muskeln sind weit mehr als Ästhetik oder Kraft – sie sind Stoffwechsel-Manager, Stabilitätsgeber, Entzündungshemmer, Hormon-Booster und sogar Zellregulatoren. Und vor allem: Sie sind aktive Drüsen. Denn beim Training schütten deine Muskeln sogenannte Myokine aus – Botenstoffe, die in deinem gesamten Körper wirken.

Myokine können Entzündungen senken, das Immunsystem regulieren, das Herz schützen, die Insulinsensitivität verbessern und sogar das Wachstum neuer Nervenzellen im Gehirn anregen. Damit sind sie echte „Anti-Aging-Moleküle", die tief in die Mechanismen der Langlebigkeit eingreifen und ein Schlüssel, um deine biologische Uhr zu beeinflussen.

Sie schützen dich im Alltag, halten dich unabhängig im Alter und wirken bis tief hinein in deine Biologie - bis auf epigenetischer Ebene.

Krafttraining ist deshalb kein Luxus für Fitnessbegeisterte.
Es ist ein medizinisches Werkzeug, ein Langlebigkeitsfaktor und eine der effektivsten Investitionen in deine Gesundheit. Wer regelmäßig seine Muskeln nutzt, aktiviert ein ganzes Netzwerk an Schutz- und Reparaturprozessen - weit über die Trainingszeit hinaus.

Was du von den *Blue Zones* lernen kannst

In den Blue Zones - jenen Regionen mit besonders vielen über 100-Jährigen - geht niemand ins Fitnessstudio. Trotzdem bewegen sich die Menschen dort viel: beim Gärtnern, Spazieren, Treppensteigen oder Radfahren. Ihr Geheimnis? Bewegung ist Teil des Alltags - ganz natürlich und regelmäßig.[40]

Du musst nicht ins Fitnessstudio rennen, um gesund zu bleiben. Aber du darfst deinen Körper daran erinnern, wofür er gemacht ist: für Bewegung.

Was viele unterschätzen: Nicht-Bewegung ist nicht neutral.
Wer den Großteil des Tages sitzt - im Büro, im Auto, auf dem Sofa - gibt dem Körper das Signal: „Ich brauche dich nicht." Doch das stimmt nicht. Denn dein Körper ist ein hochintelligentes System - es lebt von Reizen, Impulsen, Bewegung.

Du musst dafür keinen Marathon laufen. Es reicht, wenn du dich regelmäßig im Alltag bewegst, und zwar mehr, als du denkst.

Die drei *bewegungssteuernden* Systeme

Wenn wir an Bewegung denken, denken wir oft an Muskeln, Sport und Fitness. Doch bevor sich ein Muskel bewegt, passiert etwas anderes - etwas viel Grundlegenderes: Dein Gehirn muss erst einmal wissen, wo dein Körper ist, wie du dich gerade hältst und wohin du dich bewegen willst.

Und genau dafür gibt es drei eingespielte Systeme, die im Hintergrund ständig zusammenarbeiten - ob du gehst, sitzt oder dich im Dunkeln orientierst:

1. **Das visuelle System – dein Blick als Orientierungshilfe**
   Deine Augen liefern deinem Gehirn ununterbrochen Informationen über die Umgebung: Wo sind Wände, Kanten, Menschen. Wo finden Bewegungen statt? Wenn du zum Beispiel balancierst oder eine Treppe hinuntergehst, ist dein Blick entscheidend dafür, ob dein Körper weiß, wie er reagieren muss. Wer unsicher auf den Beinen ist, schaut oft instinktiv zum Boden - weil die Augen helfen, das Gleichgewicht zu halten. Das visuelle System scannt die Umgebung, erkennt Muster, Gefahren und Orientierungspunkte. Es liefert dem Gehirn rund 70 Prozent aller Informationen über deine Außenwelt und ist maßgeblich dafür verantwortlich, ob du dich sicher oder bedroht fühlst.

2. **Das vestibuläre System – dein Gleichgewichtssinn im Innenohr**
   Tief im Ohr sitzt dein Gleichgewichtsorgan. Es registriert jede Kopfbewegung und sagt deinem Gehirn, ob du dich neigst, drehst oder beschleunigst. Es ist dafür verantwortlich, dass du auf einem Bein stehen kannst - oder dass dir beim Drehen nicht schwindelig wird. Wenn dieses System aus dem Gleichgewicht gerät, fühlen wir uns instabil oder bekommen Schwindelgefühle. Das vestibuläre System registriert jede Beschleunigung, jede Lageveränderung, jede Neigung deines Kopfes und hilft dir, aufrecht, stabil und reaktionsfähig zu bleiben.

3. **Das propriozeptive System – deine Körperwahrnehmung von innen**
   Propriozeption bedeutet: dein Körper spürt sich selbst. Spezielle Sensoren in Gelenken, Muskeln und Sehnen melden deinem Gehirn ständig, wo sich dein Arm, dein Bein oder dein Rücken gerade befinden - auch ohne dass du hinsiehst. Es ist das System, das dir erlaubt, dich im Dunkeln zu orientieren, eine Kaffeetasse sicher zum Mund zu führen oder dich im Yoga sicher auszurichten. Das propriozeptive System ist deine körpereigene Landkarte. Es meldet deinem Gehirn in Echtzeit, wo sich deine Gelenke, Muskeln und Gliedmaßen befinden - selbst mit geschlossenen Augen. Ohne es könntest du keinen Knopf zumachen oder sicher eine Treppe gehen.

Bewegung als *Teamwork*

Diese drei Systeme arbeiten immer im Team. Wenn du eine Stufe heruntergehst, gleicht dein Körper ganz automatisch Blick, Gleichgewicht und Körperspannung aus - ohne dass du darüber nachdenkst.

Und genau deshalb lohnt es sich, sie gezielt zu trainieren: Weil kluge Bewegung im Kopf beginnt und erst dann im Muskel ankommt.

Diese drei Systeme arbeiten nicht nur miteinander - sie kompensieren sich auch gegenseitig. Ist eines geschwächt, springen die anderen ein. Doch genau darin liegt die Gefahr: Wenn wir das Zusammenspiel vernachlässigen oder nur auf „Fitness" im klassischen Sinne setzen, schleichen sich Unsicherheiten, Instabilität und Bewegungsdefizite ein - oft lange, bevor wir es bemerken. Diese Systeme sind trainierbar - in jedem Alter. Und wer sie gezielt anspricht, trainiert nicht nur Beweglichkeit, sondern auch Balance, Fokus, Gehirnleistung und Stressregulation. Es ist die vielleicht unterschätzteste, aber wirkungsvollste Form von Prävention.

Dein *Blick* steuert dein *Nervensystem*

Unsere Augen sind mehr als Sehorgane. Sie sind ein hochspezialisiertes neurologisches Steuerzentrum - direkt verbunden mit Gehirn, Gleichgewicht, Emotion und Energie.

Und doch unterschätzen wir sie täglich.

Der Mensch hat sich als visuell gesteuertes Wesen entwickelt. Rund 70 bis 80 Prozent aller Sinnesinformationen gelangen über die Augen ins Gehirn. Visuelle Reize sind damit nicht nur Informationsquelle, sondern Gefahrendetektor, Navigationshilfe und Stresssensor in einem.

Wenn sich in der Savanne etwas am Horizont bewegte, entschied die schnelle visuelle Verarbeitung über Überleben oder Tod. Diese evolutionäre Prägung wirkt bis heute - nur dass der „Tiger" heute in Form von überfüllten E-Mail-Postfächern, Pushnachrichten und sozialen Vergleichen auf Bildschirmen daherkommt.

Die *Pupille* als *Spiegel* deines Nervensystems

Die Pupille ist einer der direktesten Indikatoren für deinen inneren Zustand. Sie weitet sich bei Stress, Anspannung oder Reizüberflutung und verengt sich bei Entspannung und Sicherheit. Dahinter liegt ein präzise abgestimmtes neurobiologisches Zusammenspiel von Sympathikus, Parasympathikus und den Neurotransmittern Noradrenalin, Acetylcholin, Dopamin und Serotonin.

Dein Blick beeinflusst diese Systeme aktiv - nicht nur passiv.
Ein fokussierter, stabiler Blick kann die Ausschüttung von Noradrenalin im Hirnstammzentrum regulieren, das direkt mit Wachheit, Aufmerksamkeit und dem Stresspegel verknüpft ist. Und auch der zentrale Schaltpunkt für den Vagusnerv reagiert auf visuelle Informationen - vor allem in Verbindung mit Atmung, Bewegung und Kopfhaltung.

Dein Gehirn überprüft permanent:

- Wo bin ich im Raum?
- Ist mein Blickfeld stabil?
- Kann ich vertrauen - oder muss ich reagieren?

Wenn die visuelle Information klar, ruhig und geordnet ist, folgt das Nervensystem dieser Botschaft: Sicherheit. Regulation. Zugang zu kognitiven Ressourcen.

Wenn sie dagegen wackelig, chaotisch oder untrainiert ist, reagiert das System mit Alarm:

Stressmodus. Hohe Muskelspannung. Einschränkung der emotionalen Flexibilität.
Stress beginnt also oft in den Augen und kann dort auch gelöst werden.
Gezieltes visuelles Training verbessert:

- deine Blickstabilität,
- deine Tiefenwahrnehmung,
- deine körperliche Sicherheit,
- deine neuronale Reizverarbeitung und
- deine Fähigkeit, unter Druck klar zu bleiben.

Das visuelle System ist ein unterschätzter Faktor zur Selbstregulation - präzise, schnell, überall einsetzbar. Es trägt auch dazu bei, eine zentrale Sehfunktion möglichst lange zu erhalten: die Akkommodationsfähigkeit. Damit ist die Fähigkeit des Auges gemeint, die Form der Linse so zu verändern, dass Objekte in unterschiedlicher Entfernung scharf abgebildet werden. Diese Anpassungsleistung nimmt mit dem Alter allmählich ab - ein natürlicher Prozess, der jedoch durch Faktoren wie oxidativen Stress, unzureichenden UV-Schutz oder eine unausgewogene Ernährung beschleunigt werden kann. Für gesundes Altern ist sie von hoher Bedeutung, denn gutes Sehen unterstützt Mobilität, Selbstständigkeit und soziale Teilhabe, während Einschränkungen das Risiko für Stürze und kognitive Einbußen erhöhen. Regelmäßige Augenübungen, eine nährstoffreiche Ernährung und ein bewusster Umgang mit

Bildschirmarbeit können helfen, die Akkommodationsfähigkeit länger zu bewahren und so die Lebensqualität im Alter zu sichern.

Die folgenden Übungen helfen dir, deinen Blick zu schärfen, dein Gleichgewicht zu verfeinern, Stress abzubauen und dein Nervensystem auf Wahrnehmung, statt Reaktion umzupolen. Und sie beweisen: Manchmal reicht ein klarer Blick, um wieder in Kontakt mit dir selbst zu kommen.

Trainiere deine Blickstabilisierung

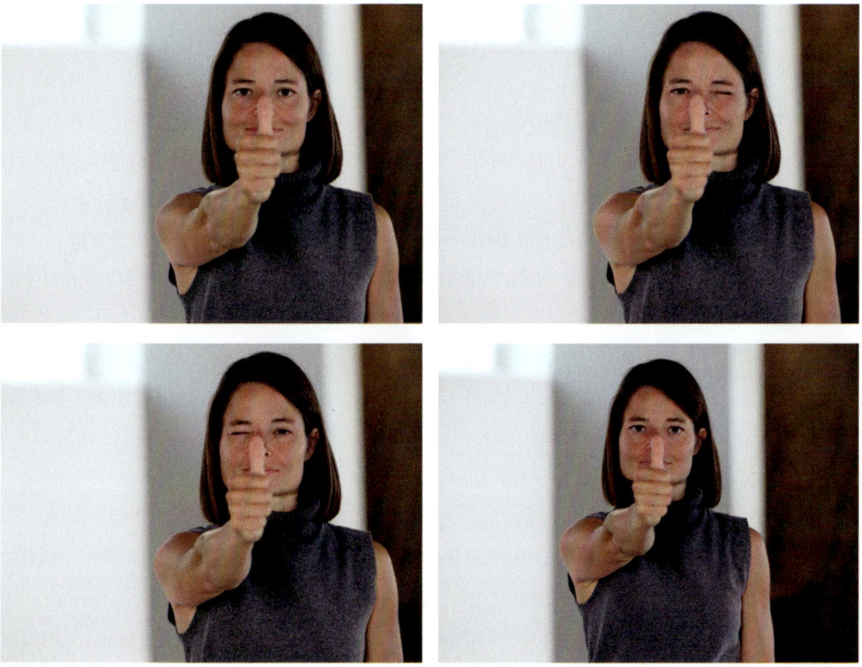

Einfacher:

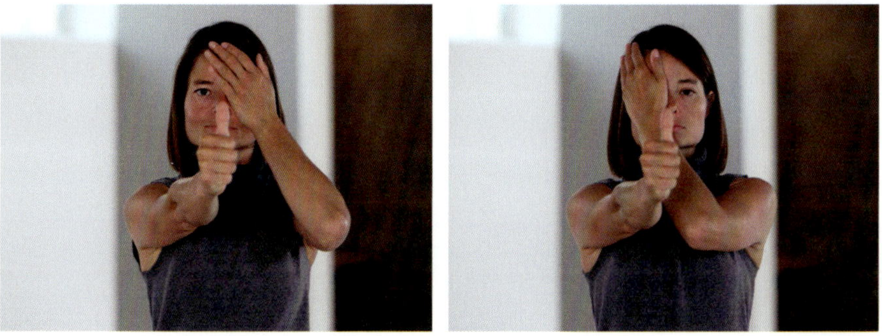

Warum solltest du diese Übung machen?

Eine stabile Blickkontrolle ist essenziell für Gleichgewicht und räumliche Orientierung. Durch gezieltes Training kannst du die Wahrnehmung deiner visuellen Stabilität verbessern und Schwindel oder Unsicherheiten beim Gehen reduzieren.

Was bewirkt die Übung?

- fördert die visuelle Kontrolle
- stabilisiert den Blick während Kopfbewegungen
- unterstützt das vestibuläre System und verbessert die räumliche Orientierung

Wie funktioniert die Übung?

- Beginne in neutraler Position.
- Strecke deinen Arm aus und fixiere mit beiden Augen einen Punkt auf deinem ausgestreckten Daumen.
- Schließe das rechte Auge und fixiere den Punkt nur mit dem linken Auge.
- Wechsle und schließe das linke Auge und fixiere den Punkt nur mit dem rechten Auge.
- Blinzle mit beiden Augen und fixiere nun den Punkt wieder mit beiden Augen.
- Beginne mit drei Wiederholungen und steigere dich kontinuierlich auf bis zu zwei Minuten.

Tipps:

- Du kannst mit Entfernungen spielen und beispielsweise auch einen Stift nutzen oder einen weiter entfernteren Punkt fixieren.
- Achte darauf, dass du den Punkt immer klar erkennen kannst. Falls das nicht der Fall ist, musst du gegebenenfalls „scharf stellen".

Übe Nah-Fern-Blickwechsel

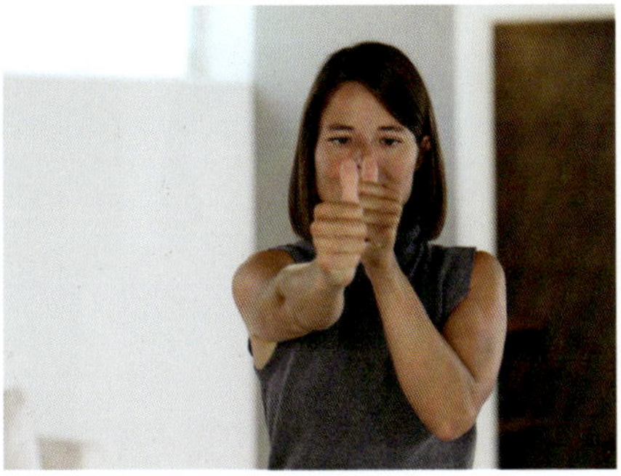

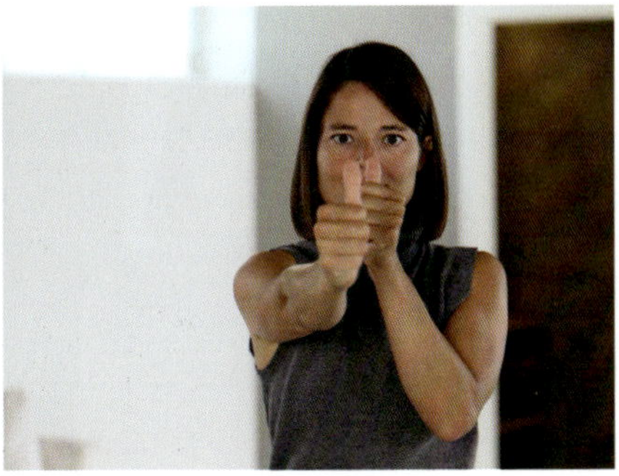

Warum solltest du diese Übung machen?

Ein schneller Wechsel zwischen Nah- und Fernsicht ist wichtig beim Lesen, Autofahren und sportlichen Aktivitäten. Diese Übung verbessert deine Fähigkeit, Distanzen schnell und präzise zu erfassen.

Was bewirkt die Übung?

- stärkt die Akkommodationsfähigkeit der Augen
- unterstützt eine flüssige Anpassung an verschiedene Seh-Distanzen
- fördert die An- und Entspannung der Augenmuskulatur

Wie funktioniert die Übung?

- Beginne in neutraler Position.
- Beuge den Arm, sodass sich der Daumen etwa 20 Zentimeter vor deinem Gesicht befindet. Fixiere den Daumen mit deinen Augen.
- Strecke den anderen Arm ganz aus. (Alternativ: Suche einen fixen Punkt in der Ferne, zum Beispiel eine Uhr an der Wand).
- Schaue für drei Sekunden auf deinen Finger, dann für drei Sekunden auf den entfernten Punkt.
- Wechsle den Blick zwischen nahem und entferntem Punkt.
- Beginne mit drei Wiederholungen und steigere dich kontinuierlich auf bis zu zwei Minuten.

Tipp:

- Blinzele bewusst, um trockene Augen zu vermeiden. Falls deine Augen müde werden, lege eine kurze Pausen ein.

Weg 11 Fordere deine Augen mit Augenspiralen

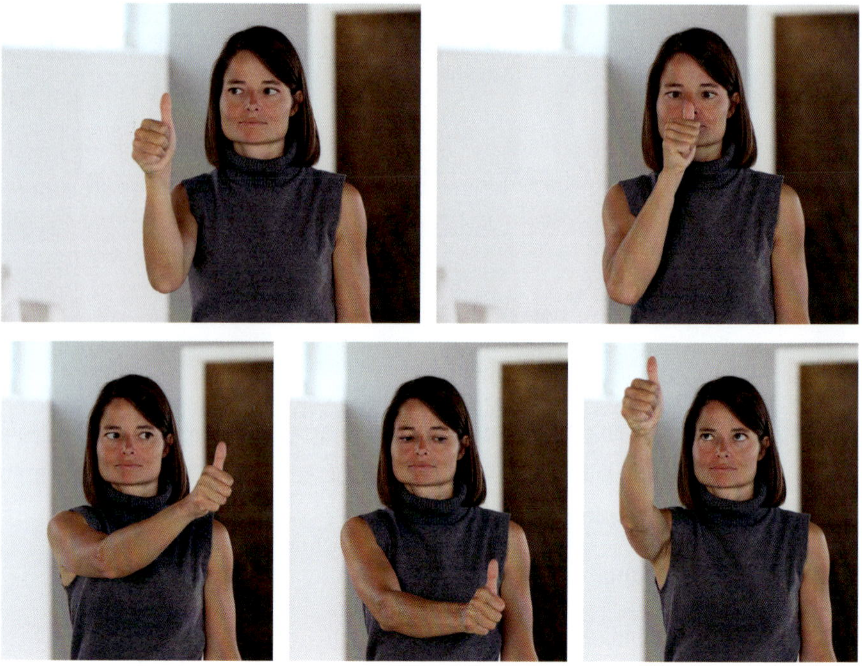

Warum solltest du diese Übung machen?

Bei visueller Ermüdung, Konzentrationsschwierigkeiten oder Gleichgewichtsproblemen sowie viel Bildschirmzeit, dienen die Augenspiralen als effektives Training zur Aktivierung und Mobilisation der Augenmuskulatur, zur Stärkung der visuellen Steuerung und zur Förderung der neuronalen Verbindung zwischen Auge, Gleichgewicht und Orientierung.

Durch die Kombination aus gezielter Augenbewegung und visueller Fixation wird dein visuelles System geschärft, dein vestibuläres System reguliert und dein Nervensystem in Balance gebracht.

Diese Übung ist wie ein sanftes Reset für dein Gehirn – durch klare visuelle Führung.

Was bewirkt die Übung?

- trainiert die Beweglichkeit und Koordination der Augenmuskulatur
- verbessert die Zusammenarbeit zwischen Auge und Gleichgewichtssystem
- fördert die visuelle Konzentration und räumliche Orientierung
- unterstützt die Regulation von Anspannung, Stress und visueller Überforderung

Wie funktioniert die Übung?

- Beginne in neutraler Position.
- Halte den Kopf ruhig und mittig – er bewegt sich während der Übung nicht mit.
- Strecke einen Arm aus und hebe den Daumen oder Zeigefinger auf Augenhöhe.
- Zeichne mit dem ausgestreckten Arm langsam eine große Spirale in die Luft – beginne klein, dann größer werden.
- Dein Blick bleibt durchgehend auf dem Finger fixiert, die Augen folgen der Bewegung exakt.
- Halte den Kopf dabei stabil – nur die Augen bewegen sich.
- Beginne mit drei Wiederholungen pro Richtung und steigere dich kontinuierlich auf bis zu zwei Minuten.
- Füge eine Pause zwischen den Richtungswechseln ein, um deine visuelle Klarheit zu erhalten.

Tipps:

- Je langsamer du die Spirale führst, desto intensiver trainierst du deine Augenkontrolle und visuelle Aufmerksamkeit.
- Wenn du Schwindel oder visuelle Ermüdung spürst: Pausiere kurz, dann mit kleineren Bewegungen fortfahren. Achte darauf, dass der Kopf nicht mitwandert.

Reflexe statt *Kontrolle* – Gleichgewicht beginnt im Kopf

Bevor wir uns mit Gleichgewichtsübungen beschäftigen, ist es wichtig zu verstehen, was Gleichgewicht im Kern bedeutet und warum es weit mehr ist als nur „nicht umzufallen".

Gleichgewicht ist eine reflexive Fähigkeit. Es ist keine bewusste Anstrengung, sondern eine hochkomplexe, blitzschnelle Abstimmung zwischen deinen Sinnesorganen und deinem Gehirn. Jede noch so kleine Veränderung in deiner Körperposition, jede Neigung, jeder Schritt wird in Echtzeit registriert und ausgeglichen – ohne dass du darüber nachdenken musst.

Im Zentrum dieser Fähigkeit steht dein vestibuläres System, dein Gleichgewichtsorgan im Innenohr. Es registriert jede Beschleunigung, Drehung und Lageveränderung deines Kopfes. Doch das Gleichgewichtssystem arbeitet nie allein: Es ist direkt verschaltet mit deinen Augen und der Muskulatur im Nacken – denn dein Gehirn braucht präzise Informationen über die Position von Kopf und Blick, um Stabilität zu erzeugen.

Stell dir das wie ein inneres Navigationssystem vor: Deine Augen sagen, wohin du schaust. Dein Kopf sagt, wohin du dich bewegst. Und dein vestibuläres System gleicht alles miteinander ab, um dir Sicherheit im Raum zu geben.

Wenn du also das Gleichgewicht trainierst, trainierst du nicht nur Standfestigkeit und dynamische Körperhaltung, du trainierst auch deine reflexive Stabilität. Das ist die Fähigkeit, schnell und sicher auf Veränderungen zu reagieren, dich auszubalancieren und dich kraftvoll zu orientieren. Eine Fähigkeit, die dich nicht nur im Sport, sondern vor allem im Alltag schützt und mit jeder Trainingseinheit dein Nervensystem stärkt.

Weg 12 Entspanne Nacken und Schulter mit Gleichgewichtstraining

Warum solltest du diese Übung machen?

Du willst dein Gleichgewicht verbessern, Unsicherheiten beim Gehen abbauen oder Schwindel vorbeugen, dann trainiere dein Gleichgewicht. Es hängt stark vom Zusammenspiel von Augen, Innenohr (vestibuläres System) und Bewegung ab. Der sogenannte vestibulookuläre Reflex (VOR) sorgt normalerweise dafür, dass dein Blick stabil bleibt, während sich dein Kopf bewegt - zum Beispiel beim Gehen oder Sport. Beim Vor-C-Training (VOR Cancellation) trainierst du gezielt, diesen Reflex bewusst zu unterdrücken, um deine Körperkontrolle, deine Hirn-Auge-Koordination und dein Gleichgewichtssystem auf ein neues Level zu bringen. Das ist besonders relevant für Menschen mit Unsicherheit beim Gehen, nach Kopfverletzungen, bei Schwindel - aber auch als Prävention gegen Stürze.

Was bewirkt die Übung?

- trainiert den Vestibulookulären Reflex und die bewusste Unterdrückung davon
- stärkt das Gleichgewichtssystem in alle Raumrichtungen
- fördert die räumliche Orientierung und Körperstabilität
- verbessert die Zusammenarbeit von Auge, Innenohr und Gehirn
- unterstützt die neuronale Anpassungsfähigkeit (Plastizität) - ideal bei Gleichgewichtsstörungen oder neurologischer Rehabilitation

Wie funktioniert die Übung?

- Beginne in neutraler Position.
- Strecke deinen Arm aus und schau mit beiden Augen auf deinen Daumen.
- Folge mit den Augen und dem Kopf dem Daumen, während der Arm sich in folgende Richtungen bewegt:
  - rechts und links
  - hoch und runter
  - diagonal
- Währenddessen bleibt dein Blick fest auf den Daumen gerichtet und die Augen, der Kopf und der Arm bewegen sich synchron.
- Beginne mit drei Wiederholungen pro Richtung und steigere dich kontinuierlich auf bis zu zwei Minuten.

Tipp:

- Die Augen bleiben fixiert - das ist der Schlüssel für den Übungseffekt.

Weg 13 Stabilisiere dich durch Zehen- und Fersenstand und Gang

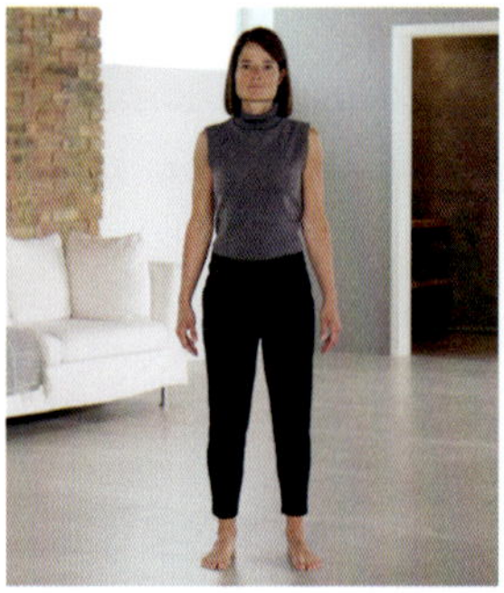
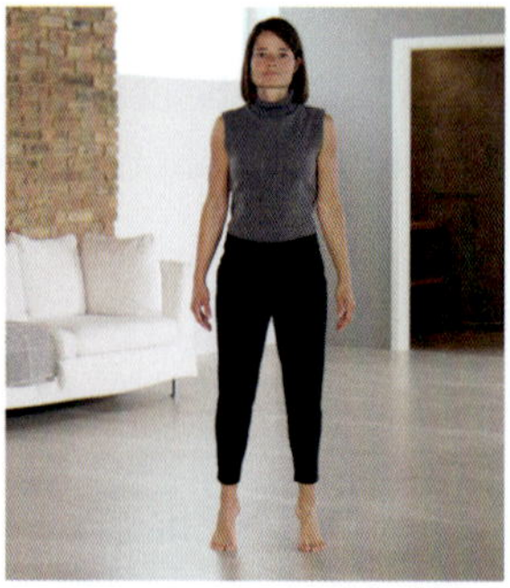
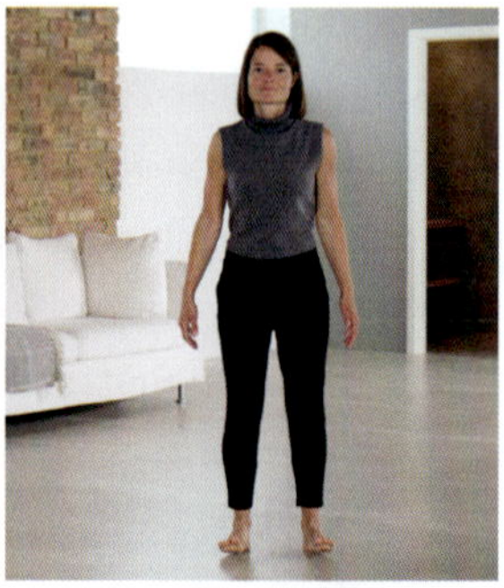
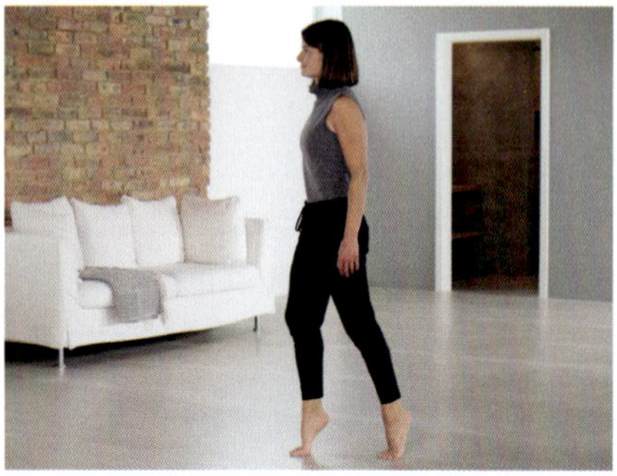
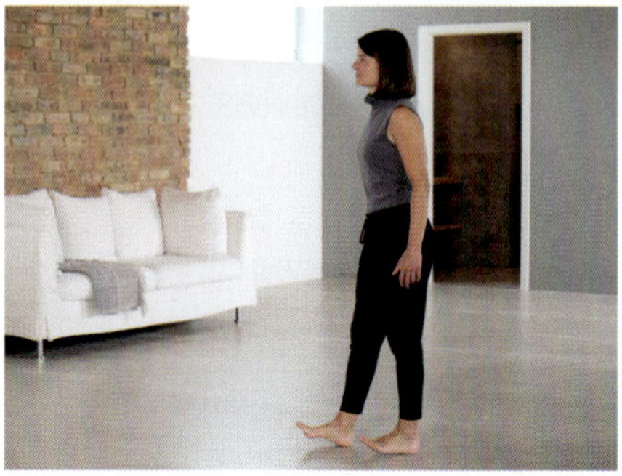

Warum solltest du diese Übung machen?

Ein stabiles Gleichgewicht ist die Basis für sicheres Gehen, aufrechte Haltung und ein gutes Körpergefühl. Durch den bewussten Wechsel zwischen Zehen- und Fersenbelastung trainierst du nicht nur deine Fußmuskulatur, sondern auch das neuromuskuläre Zusammenspiel von Füßen, Beinen, Hüften und Gehirn. Jeder Schritt wird damit zu Gehirntraining und zu einer Investition in deine Standfestigkeit im Alltag.

Was bewirkt die Übung?

- stärkt Fuß-, Waden- und Schienbeinmuskulatur
- verbessert Gleichgewicht, Stabilität und Koordination
- fördert die neuronale Ansteuerung und Wahrnehmung der Fußsohlen
- reduziert das Risiko von Stürzen und Fehlhaltungen
- optimiert Gangmuster und Körperhaltung

Wie funktioniert die Übung?

- Beginne in neutraler Position, gern barfuß oder in rutschfesten Socken.
- Verlagere dein Gewicht langsam nach vorn auf die Zehenspitzen - Fersen lösen sich vom Boden.
- Laufe zehn bis 15 Schritte auf den Zehen.
- Direkt im Anschluss: zehn bis 15 Schritte auf den Fersen - Zehen zeigen nach oben, Vorderfuß bleibt in der Luft.
- Achte dabei auf eine aufrechte Haltung und gleichmäßige, kontrollierte Schritte.
- Steigere dich mit der Zeit auf bis zu zwei Minuten.

Tipp:

- Starte mit leichtem Halt an einer Wand oder einem Stuhl. Sobald du sicher bist, erhöhe den Schwierigkeitsgrad - zum Beispiel mit geschlossenen Augen oder auf unebenem Untergrund. Lieber kleine, saubere Schritte als Tempo.

Innenführung statt Außenkorrektur: Die *Macht der Propriozeption*

Während das visuelle System die Welt um dich herum scannt und das vestibuläre System deine Position im Raum erspürt, ist es die Propriozeption, die dir sagt, wo du selbst bist und wie du dich bewegst. Sie ist dein innerer Bewegungssinn. Dein leises, aber präzises Navigationssystem, das dir Körperkontrolle, Stabilität und Eleganz verleiht - ganz ohne Spiegel, App oder Feedback von außen. Propriozeption bedeutet: Dein Körper spürt sich selbst.
Mehr Bewegungsintelligenz beginnt beim Zeh.

Der *Großzeh*

Er ist klein, aber entscheidend. Beim Gehen, Abstoßen oder Stehen sendet er laufend Informationen ans Gehirn: Wie viel Druck ist auf dem Zeh? Wie ist das Gewicht verteilt? Ist der Kontakt stabil?

Ein unbeweglicher oder desensibilisierter Großzeh kann die gesamte Kettenreaktion des Gehens stören – von den Füßen bis zur Halswirbelsäule.

Weg 14 Mobilisiere deinen Großzeh

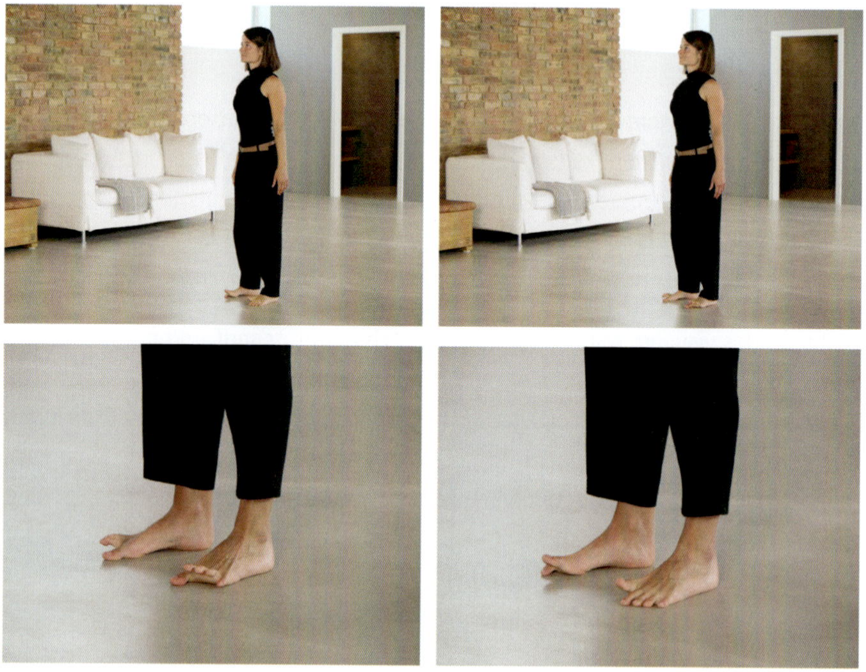

Warum solltest du diese Übung machen?

Der Großzeh ist als Kontaktstelle beim Gehen, Laufen oder Springen entscheidend für dein Gleichgewicht, deinen Abdruck, deine Stabilität und sogar deine Haltung.

Ein unbeweglicher Großzeh kann die Abrollbewegung des Fußes stören, zu Kompensationen im Knie, Becken oder Rücken führen und sogar das Gleichgewicht im Alter beeinträchtigen. Die Mobilisation des Großzehs ist eine einfache, aber wirksame Möglichkeit, dieses zentrale Gelenk geschmeidig, neurologisch aktiv und funktionell zu halten. Denn wenn der Großzeh blockiert ist, kann der ganze Körper nicht flüssig gehen.

Was bewirkt die Übung?

- verbessert das Gangbild und die Abrollbewegung
- fördert die Stabilität im Fußgewölbe und die Körperhaltung
- aktiviert sensorische Rezeptoren, die wichtige Informationen ans Gehirn senden
- verringert die Gefahr von Fehlbelastungen, Überlastungsschmerzen oder Stürzen

Wie funktioniert die Übung?

- Beginne in neutraler Position.
- Hebe den Großzeh vom Boden und die anderen Zehen drücken auf den Boden.
- Drücke nun den Großzeh auf den Boden und die anderen Zehen heben ab.
- Versuche die Zehen dabei zu spreizen.
- Beginne mit drei Wiederholungen pro Seite und steigere dich kontinuierlich auf bis zu zwei Minuten.

Tipps:

- Schließe kurz die Augen und spüre bewusst in die Bewegung hinein.
- Deine Fußwahrnehmung (Propriozeption) verbessert sich schon durch diese kurze Aufmerksamkeit. Fällt dir die Bewegung schwer, kannst du den Großzeh ein paar Mal reiben und damit sensorisch aktivieren.

Das *Becken*

Es ist das Zentrum deiner Statik und Dynamik und der Ort, an dem viele Menschen das Gespür verlieren. Sitzen wir viel, „verkümmert" das propriozeptive Feedback aus dieser Region. Doch das Becken ist ein hochsensibler Taktgeber für Gleichgewicht, Aufrichtung und Energiefluss.

Wer sein Becken nicht spürt, bewegt sich von außen – nicht von innen.

Weg 15 Mobilisiere dein Becken

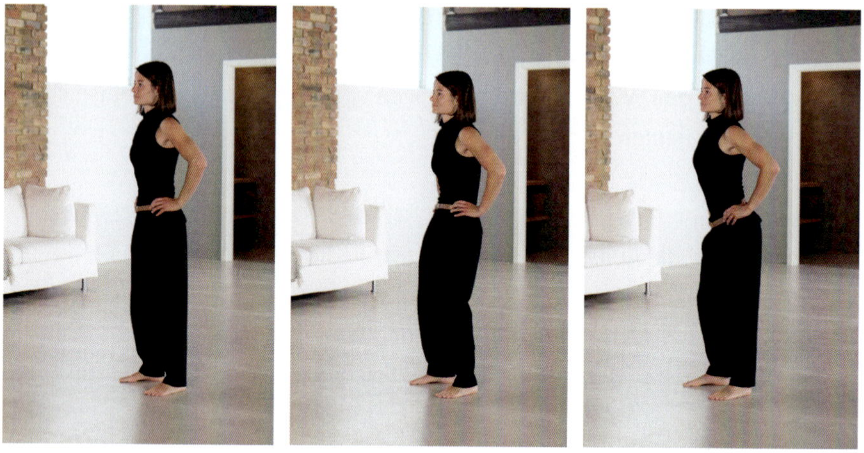

Warum solltest du diese Übung machen?

Ein bewegliches Becken ist essenziell für eine gesunde Haltung und einen schmerzfreien Rücken. Verspannungen im unteren Rücken oder eine eingeschränkte Beckenbeweglichkeit können zu Fehlhaltungen und Schmerzen führen. Diese Übung hilft, das Becken gezielt zu mobilisieren.

Was bewirkt die Übung?

- fördert die Beweglichkeit und Stabilität des Beckens
- löst Verspannungen im unteren Rücken
- unterstützt eine gesunde Haltung und eine bessere Körperkontrolle

Wie funktioniert die Übung?

- Beginne in neutraler Position.
- Kippe das Becken langsam nach vorne (Hohlkreuz) und nach hinten (Rundrücken).

- Führe die Bewegung kontrolliert und bewusst aus.
- Du kannst deine Hände auf die Beckenknochen legen und die Bewegung mit den Händen führen.
- Beginne mit drei Wiederholungen und steigere dich kontinuierlich auf bis zu zwei Minuten.

Tipps:

- Achte darauf, dass dein Oberkörper stabil bleibt und sich die Bewegung nur aus dem Becken heraus ergibt.
- Vermeide ruckartige Bewegungen oder übermäßige Anspannung.

Die *Wirbelsäule*

Sie ist dein sensorischer Informationshighway. In jeder Etage sitzen Rezeptoren, die deine Haltung, Position und Bewegungsrichtung registrieren. Doch durch Monotonie, starre Haltung oder Schmerz „verlernt" das Gehirn oft, feine Bewegungen der Wirbelsäule wahrzunehmen und zuzulassen.

Gezieltes propriozeptives Training, zum Beispiel mit sanften, spiraligen Bewegungen, macht die Wirbelsäule wieder zum aktiven Regisseur deiner Bewegung.

Weg 16: Mobilisiere deine Wirbelsäule

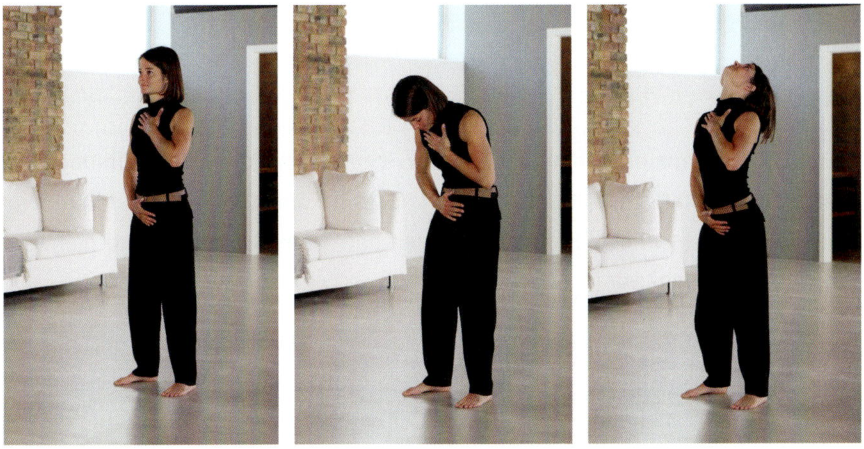

Warum solltest du diese Übung machen?

Eine bewegliche Wirbelsäule ist entscheidend für deine dynamische Körperhaltung. Durch Bewegungsmangel oder Fehlhaltungen kann die Wirbelsäule ungenügend Bewegungsimpulse erhalten, was zu Verspannungen und Beschwerden bis hin zu Schmerzen führen kann. Diese Übung hilft, die Wirbelsäule gezielt zu mobilisieren und ihre Flexibilität zu erhalten.

Was bewirkt die Übung?

- fördert eine gesunde Wirbelsäulenbeweglichkeit
- reduziert Steifheit und Verspannungen
- unterstützt eine aufrechte Haltung und verbessert die Rumpfstabilität

Wie funktioniert die Übung?

- Beginne in neutraler Position.
- Beuge die Wirbelsäule langsam, indem du Wirbel für Wirbel einrollst und strecke sie dann kontrolliert nach hinten.
- Beginne mit drei Wiederholungen und steigere dich kontinuierlich auf bis zu zwei Minuten.

Tipp:

- Achte darauf, dass die Bewegung aus der Wirbelsäule und nicht aus der Hüfte heraus erfolgt.

Sensorik vor Motorik – das unterschätzte Prinzip smarter Bewegung

Bewegung beginnt nicht mit dem Muskel, sondern mit der Wahrnehmung. Nur wenn dein Gehirn präzise Informationen darüber bekommt, wo sich dein Körper im Raum befindet, kann es Bewegungen gezielt und sicher steuern. Genau hier setzt das Prinzip „Sensorik vor Motorik" an:

Wer seine Sinne schärft, bewegt sich nicht nur geschmeidiger, sondern auch klüger. Sensorische Reize wie Vibration, Kälte oder unterschiedliche Texturen aktivieren spezialisierte Nervenbahnen, die deinem Gehirn eine klarere Rückmeldung geben. So kann es Bewegungen effizienter planen und koordinieren. Schon kleine Impulse machen einen spürbaren Unterschied: Eine elektrische Zahnbürste auf dem Schulterblatt, ein kühler Metallstift in der Hand oder ein paar Schritte barfuß auf einer Noppenmatte - all das steigert die Beweglichkeit sofort spürbar.

Diese Reize „wecken" dein Nervensystem auf. Und besonders kreisförmige Bewegungen - etwa mit Schulter, Hüfte oder Nacken - aktivieren komplexe sensorisch-motorische Bahnen. Sie integrieren mehr Bewegungsrichtungen und stimulieren mehr Gehirnbereiche als lineare Bewegungen. Das Ergebnis: mehr Kontrolle, mehr Mobilität, mehr Sicherheit im Alltag.

Narben – kleine Veränderungen *mit großer Wirkung*

Ein oft vernachlässigter sensorischer Störfaktor sind Narben. Auch wenn sie äußerlich gut verheilt sind, können sie tief im Gewebe das sensorische Feedback stören und damit die Bewegungskontrolle, Muskelspannung oder sogar Verdauung und Atemmuster beeinflussen.

Eine Narbe ist wie ein Funkloch im Nervensystem. Was das Gehirn nicht spürt, kann es nicht optimal steuern. Mit gezielter Narbenbehandlung - zum Beispiel sanftem Reiben, Klopfen, Zug oder Vibration - kannst du das Gewebe reaktivieren und die sensorische Verbindung wiederherstellen. Besonders in Kombination mit bewusster Atmung oder gezielter Bewegung kann das deine Gesamtbeweglichkeit deutlich verbessern.

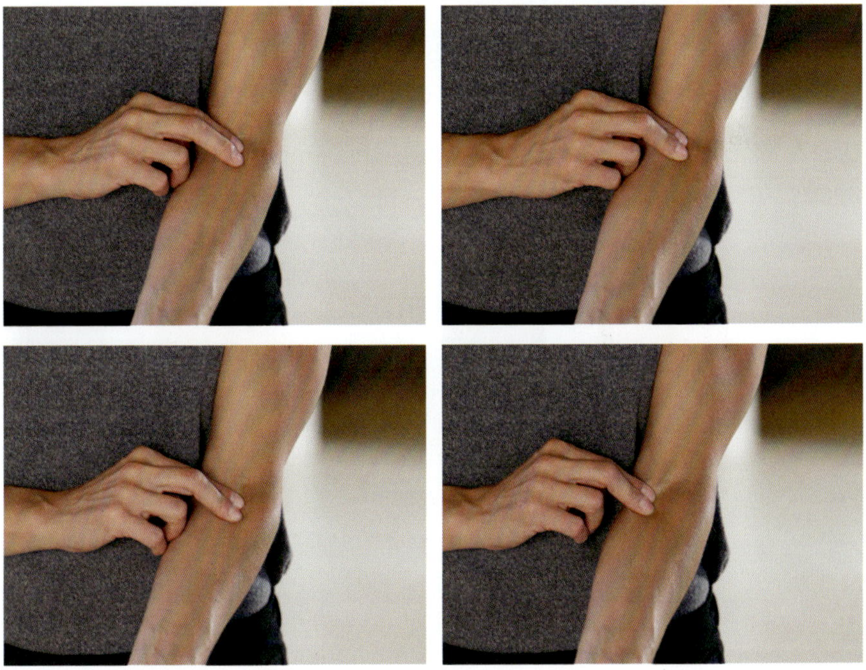

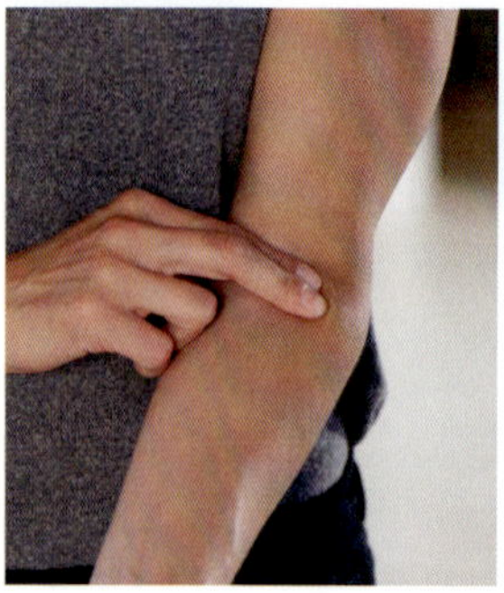
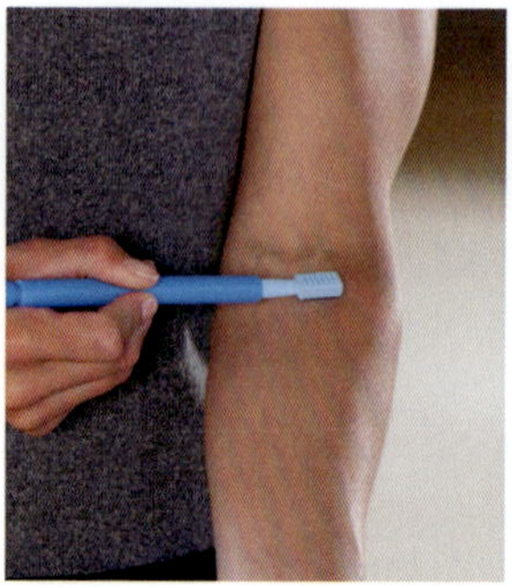
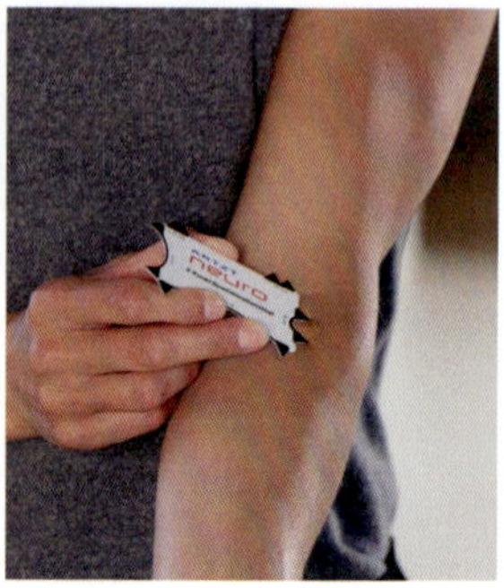

Sensorisches Warm-up – dein *cleverer* Start

Bevor du dich bewegst – egal ob im Training, Alltag oder in der Therapie – lohnt sich ein sensorisches Aufwecken der entscheidenden Gelenke, zum Beispiel:

- Nutze Druck, Zug, Reibung oder Klopfen auf Hand-, Ellenbogen- oder Schultergelenk.
- Probiere leichtes Ausstreichen oder sanftes Rollen über Knie, Fußgelenk oder Hüfte.
- Teste kurze Vibrationen mit Faszienrollen oder Massagebällen.

Diese Reize steigern nicht nur die Durchblutung, sondern auch die afferente Rückmeldung – also die Informationsqualität, die ans Gehirn geht.

Und: Je klarer diese Daten sind, desto präziser und ökonomischer bewegt sich dein Körper.

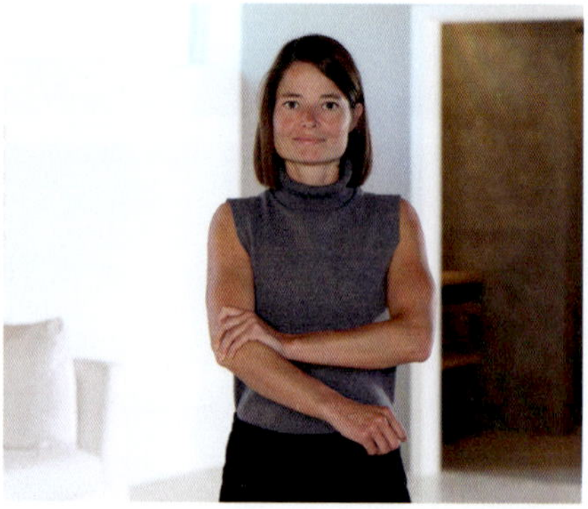
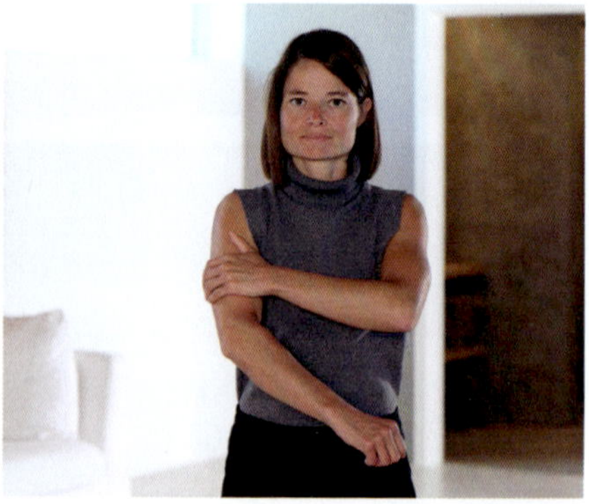

- Kreise jeden Finger einzeln in beide Richtungen. Nutze dabei den maximalen Bewegungsumfang.
- Alternativ kannst du alle Finger gleichzeitig kreisen.
- Beginne mit drei Wiederholungen pro Richtung und steigere dich kontinuierlich auf insgesamt bis zu zwei Minuten.

Tipp:

- Achte darauf, dass dein Arm locker bleibt.

Kreise dein Becken

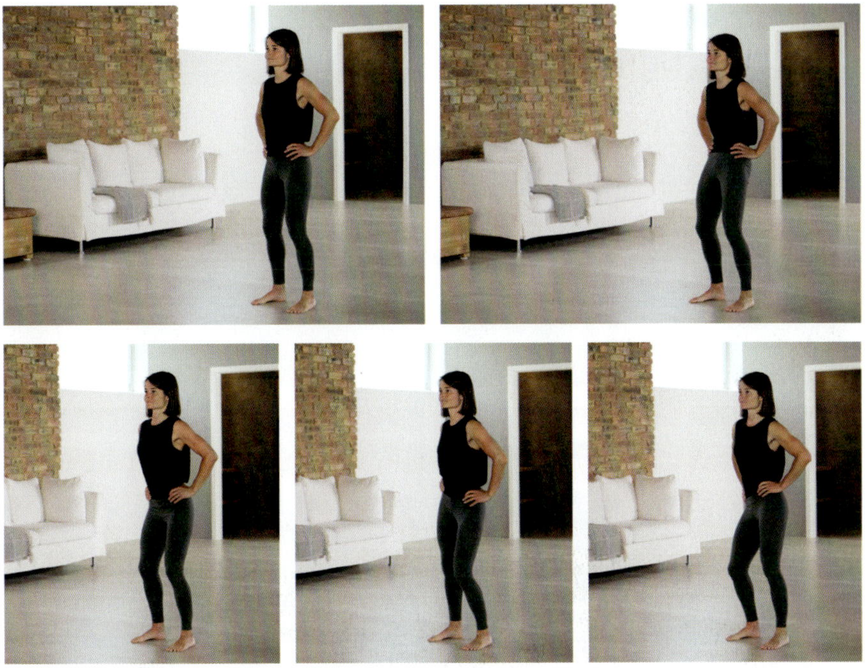

Warum solltest du diese Übung machen?

Das Becken ist das Zentrum unseres Körpers. Eine gute Mobilität im Becken verbessert die Haltung, beugt Rückenschmerzen vor und erhöht die Beweglichkeit der Hüfte.

Was bewirkt die Übung?

- fördert die Beweglichkeit des Beckens
- entlastet den unteren Rücken
- unterstützt eine stabile Haltung

Wie funktioniert die Übung?

- Beginne in neutraler Position.
- Kreise dein Becken langsam und gleichmäßig.
- Wechsle anschließend die Richtung.
- Beginne mit drei Wiederholungen pro Richtung und steigere dich kontinuierlich auf insgesamt bis zu zwei Minuten.

Tipp:

- Achte darauf, dass deine Schultern ruhig bleiben und sich nur das Becken bewegt.

Weg 27 Kreise deine Hüfte

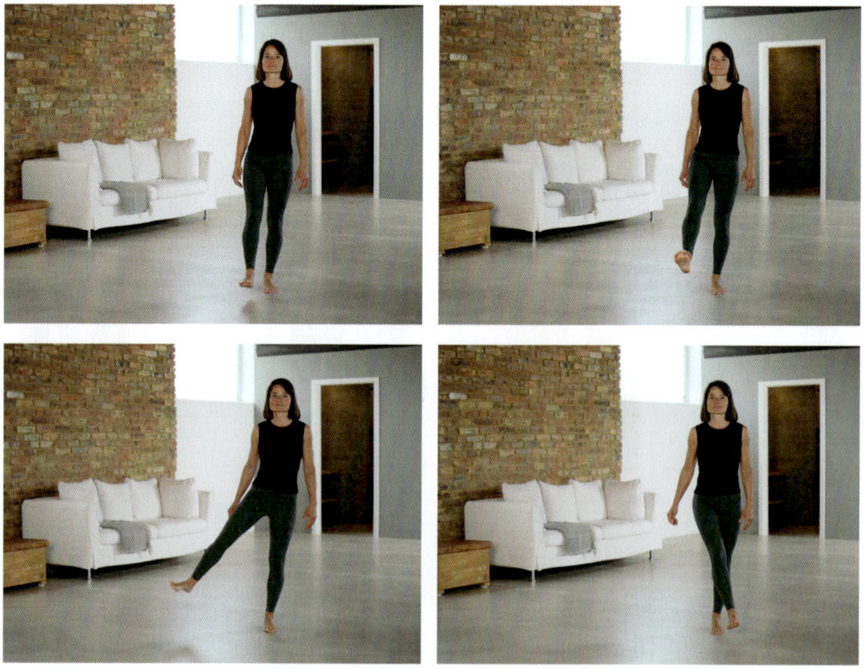

Warum solltest du diese Übung machen?

Die Hüfte ist eines der wichtigsten Gelenke für unsere Beweglichkeit. Eine eingeschränkte Hüftmobilität kann zu Rücken- und Knieproblemen führen. Durch Hüftkreise wird die Beweglichkeit verbessert und die Muskulatur gelockert.

Was bewirkt die Übung?

- fördert die Hüftbeweglichkeit
- lockert die umliegende Muskulatur
- unterstützt eine geschmeidige Gangart

Wie funktioniert die Übung?

- Stelle dich in neutrale Position hin.
- Solltest du Gleichgewichtsprobleme haben, halte dich an einem Stuhl oder einer Wand fest.
- Strecke ein Bein nach vorne aus.
- Kreise dein ausgestrecktes Bein langsam aus der Hüfte heraus.
- Wechsle anschließend die Richtung.
- Beginne mit drei Wiederholungen pro Richtung und steigere dich kontinuierlich auf insgesamt bis zu zwei Minuten.

Tipp:

- Führe die Übung in einem gleichmäßigen Tempo aus, ohne ruckartige Bewegungen.

Weg 28 Kreise deine Knie

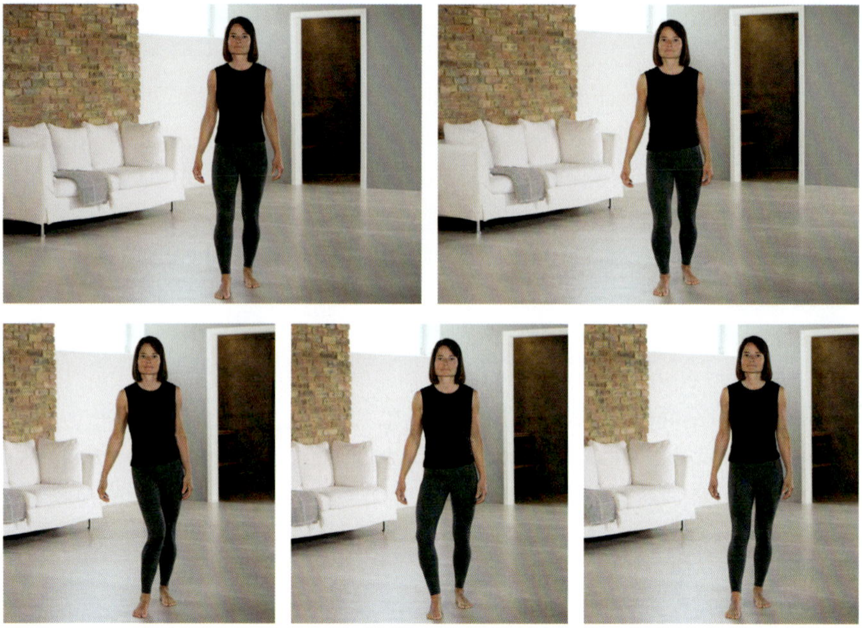

Warum solltest du diese Übung machen?

Deine Knie sind täglich hohen Belastungen ausgesetzt. Durch gezielte Mobilisation bleiben sie geschmeidig und widerstandsfähig.

Was bewirkt die Übung?

- mobilisiert die Kniegelenke
- verbessert die Durchblutung der Knie
- reduziert Steifheit und Verspannungen

Wie funktioniert die Übung?

- Beginne stehend in neutraler Position.
- Beuge leicht die Knie und führe sanfte kreisende Bewegungen mit dem vorderen Knie durch.
- Wechsle nach mehreren Wiederholungen die Richtung und wechsle dann das Bein.
- Beginne mit drei Wiederholungen pro Richtung und steigere dich kontinuierlich.

Tipp:

- Halte die Füße stabil auf dem Boden und vermeide ruckartige Bewegungen.

Kreise deine Sprunggelenke

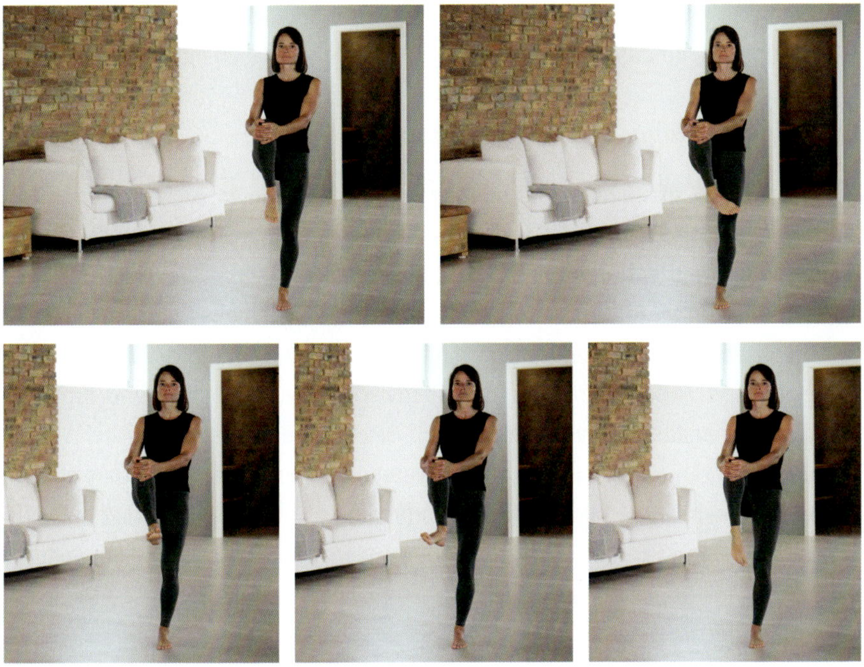

Warum solltest du diese Übung machen?

Das Sprunggelenk spielt eine zentrale Rolle für unsere Balance und Gehfähigkeit. Durch Sprunggelenkkreise wird die Mobilität verbessert und Verletzungen vorgebeugt.

Was bewirkt die Übung?

- mobilisiert das Sprunggelenk
- verbessert die Stabilität beim Gehen und Stehen
- reduziert das Verletzungsrisiko (zum Beispiel Verstauchungen oder Umknicken)

Wie funktioniert die Übung?

- Beginne in neutraler Position.
- Winkle ein Knie an und halte es fest.
- Kreise das Fußgelenk langsam in eine Richtung. Nutze dabei den maximalen Bewegungsumfang.
- Nach mehreren Wiederholungen die Richtung wechseln.
- Beginne mit drei Wiederholungen pro Richtung und steigere dich kontinuierlich auf insgesamt bis zu zwei Minuten.

Tipp:

- Halte dich an einer Wand oder einem Stuhl fest, um das Gleichgewicht zu stabilisieren. Falls dir das nicht möglich ist, kannst du dich auch hinsetzen.

Kraft und *Ausdauer* – das perfekte Duo

Ausdauer- und Krafttraining sind die beiden zentralen Säulen körperlicher Fitness. Sie wirken auf unterschiedliche Systeme – das Herz-Kreislauf-System und den Bewegungsapparat und entfalten ihre volle Kraft vor allem dann, wenn sie kombiniert werden. Gemeinsam fördern sie Leistungsfähigkeit, Langlebigkeit und Lebensqualität. Grundsätzlich unterscheidet man die zwei zentralen Trainingsarten nach ihren Energiequellen: Ausdauertraining, das überwiegend aerob abläuft, und Krafttraining, das auf anaeroben Prozessen basiert. Beide haben unterschiedliche Wirkungen und ergänzen sich ideal. „Aerob" bedeutet „mit Sauerstoff" – hier gewinnt der Körper Energie hauptsächlich durch die Verbrennung von Fett und Zucker mit Hilfe von Sauerstoff (zum Beispiel beim Joggen). „Anaerob" bedeutet „ohne Sauerstoff", dabei wird Energie schnell und kurzfristig ohne Sauerstoff bereitgestellt, etwa beim intensiven Krafttraining oder Sprinten.

Ausdauertraining (aerob)

Ausdauertraining aktiviert dein Herz-Kreislauf-System und trainiert deine Fähigkeit, über längere Zeit Sauerstoff effizient zu nutzen - zum Beispiel beim Gehen, Radfahren, Schwimmen oder Joggen.

Es verbessert deine Lungenfunktion, Herzleistung, mentale Belastbarkeit und deinen Stoffwechsel.

Regelmäßiges Ausdauertraining hilft, Stress abzubauen, dein Immunsystem zu stärken und deine Regeneration zu fördern.

Dauer statt Druck - und dein ganzer Organismus profitiert.

Krafttraining (anaerob)

Krafttraining zielt auf den Muskelaufbau, Stabilität und funktionelle Stärke - zum Beispiel durch Gewichte, Körpergewicht oder Widerstandsbänder.

Es verbessert deine Knochendichte, Gelenkgesundheit und schützt vor Muskelabbau im Alter.

Zudem kurbelt es deinen Stoffwechsel an, hilft beim Blutzucker-Management und stärkt deine Haltung und Belastbarkeit im Alltag.

Mehr *Kraft* bedeutet fast immer mehr *Lebensqualität*.

Beide Trainingsformen ergänzen sich:

Ausdauer hält dich langfristig fit und belastbar, Kraft sorgt für Stabilität, Schutz und Leistungsfähigkeit.

Zusammen bilden sie das Fundament für physische Gesundheit, mentale Stärke und ein aktives Leben - in jedem Alter.

Denk Bewegung *strategisch*

Es geht nicht um sportliche Höchstleistungen. Es geht darum, heute die Voraussetzungen dafür zu schaffen, morgen gesünder, beweglicher und unabhängiger zu sein. Wer alle vier Trainingsbereiche, also Stabilität, Kraft, Ausdauer und VO_2max sinnvoll kombiniert, baut ein System auf, das nicht nur funktioniert, sondern auch auf Alter, Belastung oder Krankheit flexibel reagieren kann.

Bewegung wird so zu einem strategischen Werkzeug für mehr Lebensqualität. Sie schützt nicht nur vor Erkrankungen, sondern stärkt auch die emotionale und mentale Belastbarkeit. Denn ein trainierter Körper trägt auch eine starke Psyche.

Krafttraining als biologischer *Joker*

Wenn es einen unterschätzten Faktor für Gesundheit und Langlebigkeit gibt, dann ist es Muskelkraft. Während Ausdauertraining oft im Rampenlicht steht, wird die zweite Hälfte der Gleichung für gesundes Altern häufig vernachlässigt: das Krafttraining. Dabei ist es essenziell, besonders mit zunehmendem Alter. Muskelabbau beginnt früher als du vielleicht denkst. Ab etwa dem 30. Lebensjahr beginnt unser Körper, Muskulatur abzubauen. Still und leise, zunächst kaum spürbar - doch ohne gezielte Gegenmaßnahmen summiert sich dieser Verlust im Laufe der Jahre. Spätestens ab dem 60. Lebensjahr beschleunigt sich die sogenannte Sarkopenie: Muskeln schwinden, die Beweglichkeit nimmt ab, das Sturzrisiko steigt. Die Folgen? Mehr Gebrechlichkeit, weniger Selbstständigkeit und ein höheres Risiko für Pflegebedürftigkeit im Alter.

Muskeltraining ist kein „Nice-to-have", sondern ein *„Must-have"*

Doch du kannst gegensteuern - jederzeit. Krafttraining, ob mit Hanteln, Geräten oder dem eigenen Körpergewicht, kann auch im hohen Alter den Muskelabbau nicht nur aufhalten, sondern sogar umkehren. Studien[43] zeigen eindrucksvoll, dass Menschen mit höherer Muskelmasse deutlich länger leben: In einer Untersuchung mit über 3.600 älteren Erwachsenen hatten jene im höchsten Viertel der Muskelmasse ein um etwa 30 Prozent geringeres Sterberisiko über zehn Jahre als jene mit der geringsten Muskelmasse - unabhängig vom Körperfettanteil. Muskelmasse ist damit so etwas wie ein biologisches Sicherheitskonto: Je mehr du auf dem Konto hast, desto besser bist du für Krisenzeiten gerüstet.

Denn im Krankheitsfall oder bei Immobilität greift der Körper zuerst auf die Muskelreserven zurück. Wer über gute muskuläre „Pufferkapazität" verfügt, hat schlichtweg die besseren Überlebenschancen. Kein Wunder also, dass unfreiwilliger Muskelabbau heute als starker Risikomarker für Pflegebedürftigkeit und Tod gilt.

Aus diesem Grund empfehlen internationale Fachgesellschaften wie das „American College of Sports Medicine" (ACSM) schon lange: Krafttraining gehört zur Basistherapie des gesunden Alterns – ebenso wie eine bedarfsgerechte Proteinzufuhr. Und auch die WHO hat reagiert: In ihren Bewegungsleitlinien von 2020 heißt es erstmals ganz klar, dass Erwachsene mindestens zweimal pro Woche muskelkräftigende Aktivitäten durchführen sollten, um langfristig gesund zu bleiben. Schon moderates, aber konsequentes Training wirkt entzündungshemmend und das ist in einer alternden Gesellschaft mit chronischen Entzündungsprozessen goldwert.[44]

Bewegung verändert deine Biologie bis in die *Gene*

Die goldene Formel für Langlebigkeit? Eine Kombination aus Ausdauer- und Krafttraining. Während Ausdauer deine Herz- und Lungenfunktion optimiert, sorgt Krafttraining für eine gesunde Körperzusammensetzung – mehr fettfreie Masse, weniger Fett. Gleichzeitig produziert trainierte Muskulatur sogenannte Myokine – Botenstoffe, die wie körpereigene Medikamente wirken: entzündungshemmend, stoffwechselaktivierend, herzschützend.

Auch in der Krebsprävention zeigt Bewegung eindrucksvolle Effekte. Körperlich aktive Menschen haben ein signifikant niedrigeres Risiko für mehrere Krebsarten, darunter Darm-, Brust- und Gebärmutterkrebs – vermutlich aufgrund günstiger hormoneller Veränderungen, verbessertem Immunschutz und einem gesünderen Stoffwechsel.[45]

Aber Bewegung wirkt noch tiefer: Sie bringt dich in eine Aufwärtsspirale. Wer fit ist, schläft besser. Wer besser schläft, ist erholter, sozial aktiver, emotional stabiler und hat mehr Energie, sich wieder zu bewegen. Ein sich selbst verstärkender Zyklus. Umgekehrt kann Bewegungsmangel den Körper in eine Abwärtsspirale führen: Verlust an Muskelkraft, mehr Müdigkeit, steigende Anfälligkeit für Erkrankungen, sozialer Rückzug. Der Einstieg fällt dann immer schwerer und genau das gilt es zu verhindern.

Sport wirkt tief in deine Zellen hinein. Regelmäßige körperliche Aktivität beeinflusst nicht nur das Herz-Kreislauf-System und die Muskulatur, sondern auch die molekularen Programme des Alterns. Bewegung greift regelrecht in unsere genetische „Schaltzentrale" ein.

Sport und das Prinzip der *Hormesis*

Wenn du trainierst, erzeugst du kurzfristig leichten oxidativen Stress - etwa durch intensivere Atmung oder erhöhte Stoffwechselaktivität. Doch genau das ist gesund, weil dein Körper darauf mit einer Anpassung reagiert: Er produziert vermehrt eigene Schutzsysteme, darunter die Antioxidantien Glutathion und Superoxid-Dismutase. Das Ergebnis: Deine Zellen werden langfristig robuster und widerstandsfähiger gegenüber Stress. Man nennt dieses Prinzip Hormesis - kleine Dosen Stress, die dich stärker machen.

Muskeln als *Stoffwechsel-Manager*

Neben Mobilität und Stabilität erfüllt Muskelmasse auch eine wichtige metabolische Funktion, also die Fähigkeit deines Körpers, Nährstoffe effizient in Energie umzuwandeln und dabei den Stoffwechsel im Gleichgewicht zu halten. Muskeln speichern Glukose, erhöhen deinen Grundumsatz und helfen dir, dein Gewicht besser zu regulieren. Mehr Muskelmasse bedeutet für dich bessere Blutzuckerwerte, geringeres Risiko für Typ-2-Diabetes und weniger viszerales Bauchfett, das gefährliche Fettgewebe, das Entzündungsstoffe ausschüttet und mit chronischen Erkrankungen in Verbindung steht.

Autophagie und *DNA-Reparatur*

Regelmäßige Bewegung aktiviert zudem die Autophagie - ein zelluläres Recyclingsystem, das beschädigte Zellbestandteile abbaut und Platz für Neues schafft. Auch Reparaturmechanismen für die DNA werden durch Sport angestoßen. Das bedeutet: Deine Zellen „putzen durch", regenerieren sich besser und altern langsamer.

Epigenetik – Bewegung hinterlässt *Spuren* im Erbgut

Der vielleicht faszinierendste Effekt von Sport ist meiner Meinung nach der Einfluss auf die Epigenetik. Sie beschreibt, wie Umweltfaktoren, Lebensstil und Erfahrungen beeinflussen können, welche Gene in unserem Körper aktiv sind - ohne dabei die eigentliche DNA zu verändern. Körperlich aktive Menschen haben eine deutlich „jüngere" epigenetische Signatur- messbar an sogenannten Methylierungsmustern auf der DNA. Diese Marker beeinflussen, wie deine Gene abgelesen werden und damit auch, wie schnell du alterst. In der Rhineland-Studie[46] etwa zeigte sich, dass Menschen mit hoher Schrittzahl und regelmäßiger moderat-intensiver Bewegung ein signifikant langsameres epigenetisches Altern aufwiesen - gemessen mit der Horvath-

und der GrimAge-Uhr.[47] Diese epigenetischen Uhren analysieren charakteristische Veränderungen an der DNA, zum Beispiel die DNA-Methylierung und ermöglichen so eine präzisere Schätzung des biologischen Alters als rein kalendarische Angaben. Sie gelten deshalb als besonders renommierte Marker in der Altersforschung. Besonders auffällig war dabei: Gene, die das Immunsystem regulieren, waren bei Aktiven anders methyliert - ein biochemischer Prozess, bei dem kleine Moleküle an die DNA angeheftet werden und so die Aktivität von Genen steuern. Das deutet darauf hin, dass Bewegung sogar immunologische Alterungsprozesse moduliert.

Ein weiterer Beweis: Ehemalige Olympioniken hatten in einer Studie[48] deutlich langsamere epigenetische Alterungsraten als nicht-athletische Vergleichspersonen. Natürlich spielt hier auch genetische Veranlagung eine Rolle - aber es zeigt eindrücklich, was Bewegung langfristig in unseren Genen bewirken kann.

Bewegung ist nicht nur ein Muskel- oder Herzthema, sondern ein Zellprogramm. Sie hilft deinem Körper, sich selbst zu reparieren, zu reinigen und gesund zu halten. Und sie beeinflusst sogar, wie schnell deine biologische Uhr tickt. Kurz gesagt: Wer sich bewegt, schreibt seine Gene ein Stück weit um - in Richtung Langlebigkeit.

Vom Kreis zur Kraft – so wird *Mobilität zu Stärke*

Dein Körper liebt Kreise. Sanfte, fließende Bewegungen, die Gelenke nähren, Faszien lösen, Nervenbahnen freimachen. Diese Mobilitätsarbeit ist wie Öl im Getriebe - sie hält dich geschmeidig, wach und beweglich.

Doch Mobilität allein reicht nicht. Beweglichkeit ist der Anfang - aber Kraft ist das, was dich trägt.

Denn was nützt ein freies Gelenk, wenn der Muskel drumherum zu schwach ist, dich zu stützen? Was bringt dir ein weiter Bewegungsradius, wenn dir die Kontrolle fehlt, ihn sicher zu nutzen?

Genau hier beginnt die nächste Ebene der Langlebigkeitsstrategie:
Die Rückkehr zu den fundamentalen Bewegungen, die dein Leben formen und sichern.

Nicht als abstraktes Training, sondern als tägliche Kompetenz:
vom Boden aufstehen, etwas greifen, dich halten, Gewicht tragen, Gleichgewicht halten.

Mobilität gibt dir Zugang. Funktionelle Kraft gibt dir Autonomie.

Jetzt ist der Moment, in dem du deinem Körper wieder beibringst, was ihn lebendig, sicher und eigenständig hält. Nicht durch Komplexität, sondern durch Rückbesinnung auf das Wesentliche.

Weg 30 Halte den Unterarmstütz

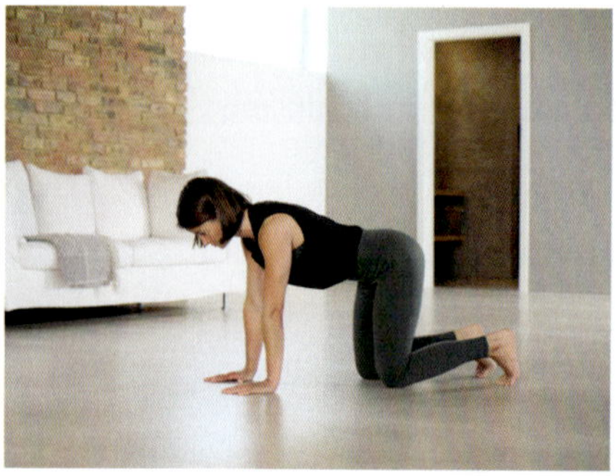
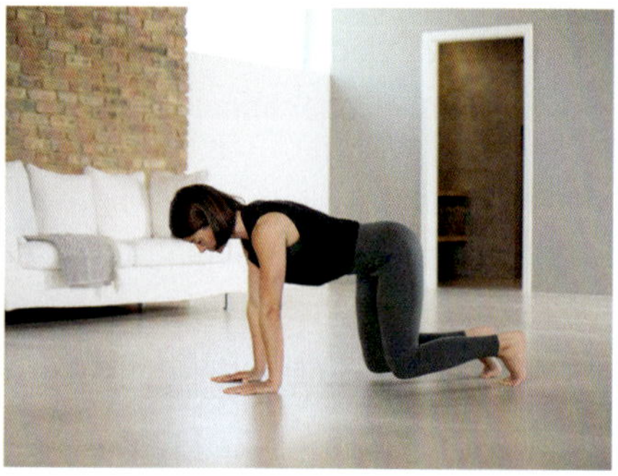
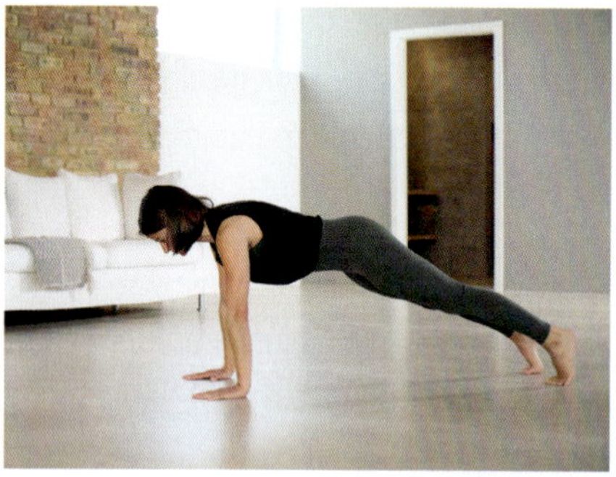
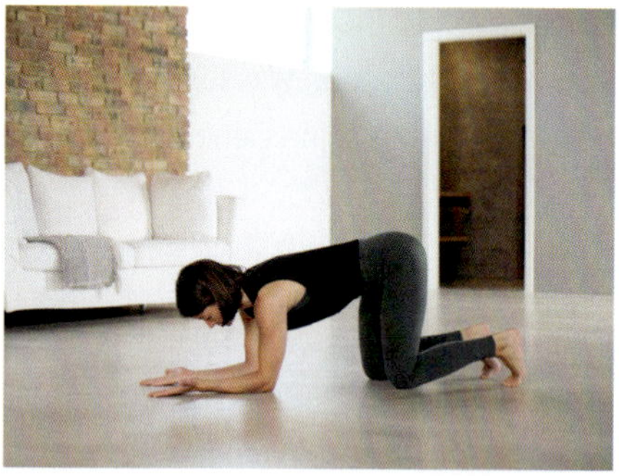
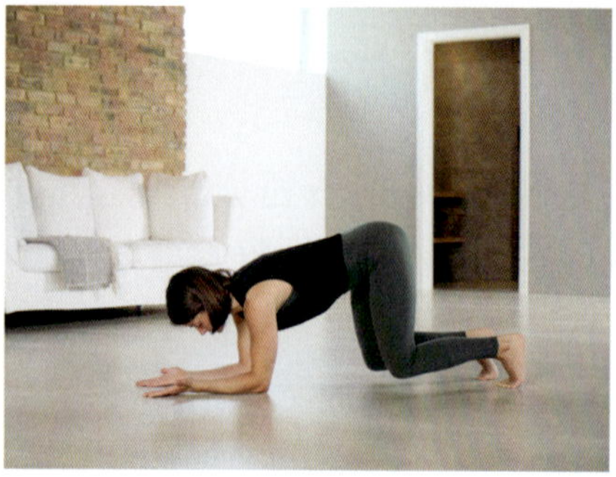
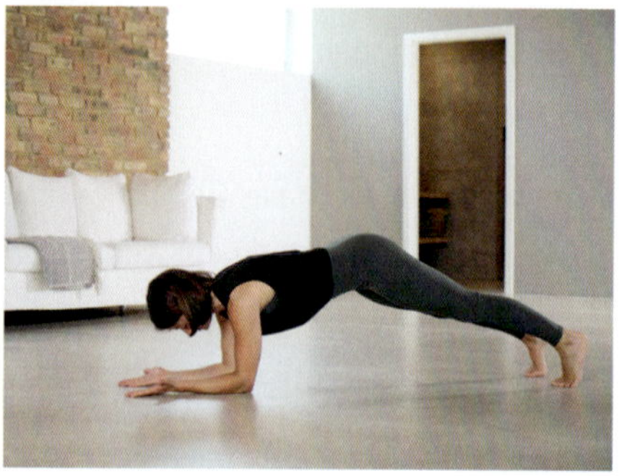

Warum solltest du diese Übung machen?

Eine starke Körpermitte schützt die Wirbelsäule und verbessert die gesamte Haltung. Der Unterarmstütz aktiviert tiefe Muskelschichten und fördert eine stabile Rumpfkraft.

Was bewirkt die Übung?

- stärkt die Körpermitte
- fördert eine stabile Rumpfmuskulatur
- verbessert die Körperwahrnehmung

Wie funktioniert die Übung?

- Stütze dich auf Unterarme und Zehenspitzen. Dein Körper bildet eine gerade Linie.
- Spanne Bauch und Gesäß an und halte die Position.
- Vermeide ein Durchhängen im Rücken.
- Halte die Position 20 bis 45 Sekunden.

Tipps:

- Falls der Unterarmstütz zu schwer ist, kannst du die Knie beugen.
- Halte den Nacken in Verlängerung der Wirbelsäule.

Weg 31 Mache Ausfallschritte

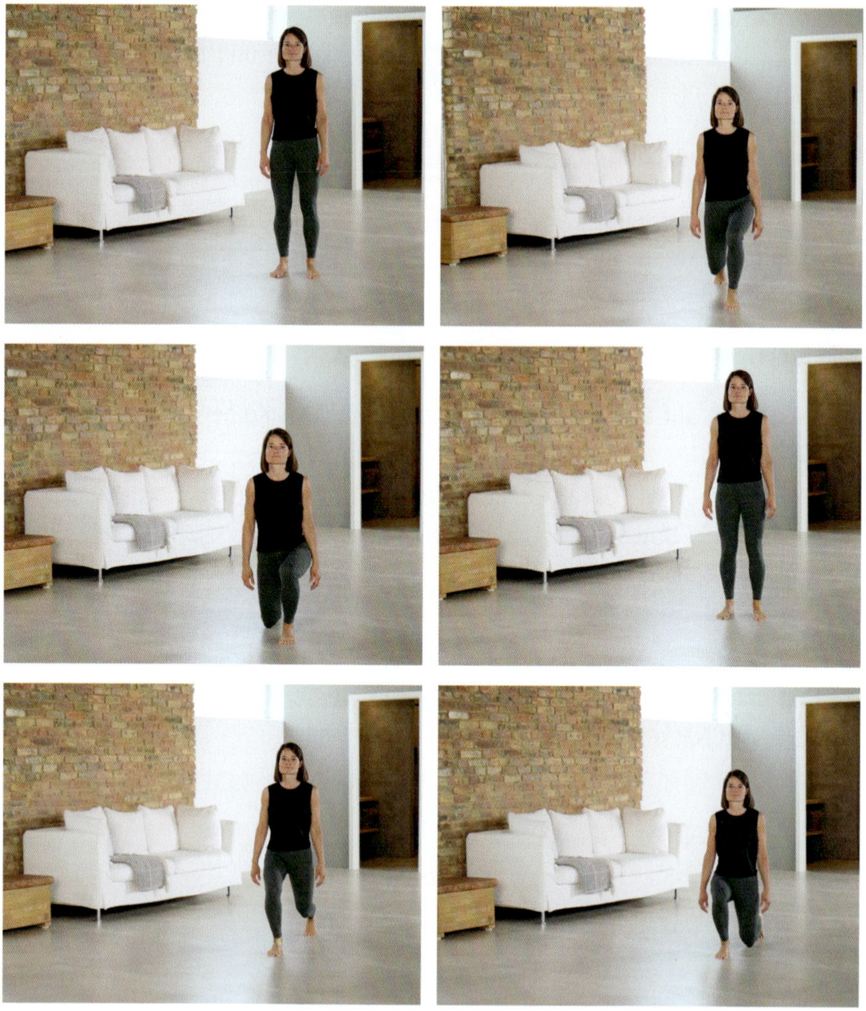

Warum solltest du diese Übung machen?

Ausfallschritte sind eine effektive Übung zur Stärkung der Bein- und Gesäßmuskulatur. Sie verbessern zudem die Balance und Koordination.

Was bewirkt die Übung?

- kräftigt Beine und Gesäß
- verbessert Gleichgewicht und Koordination
- unterstützt die neuromuskuläre Ansteuerung

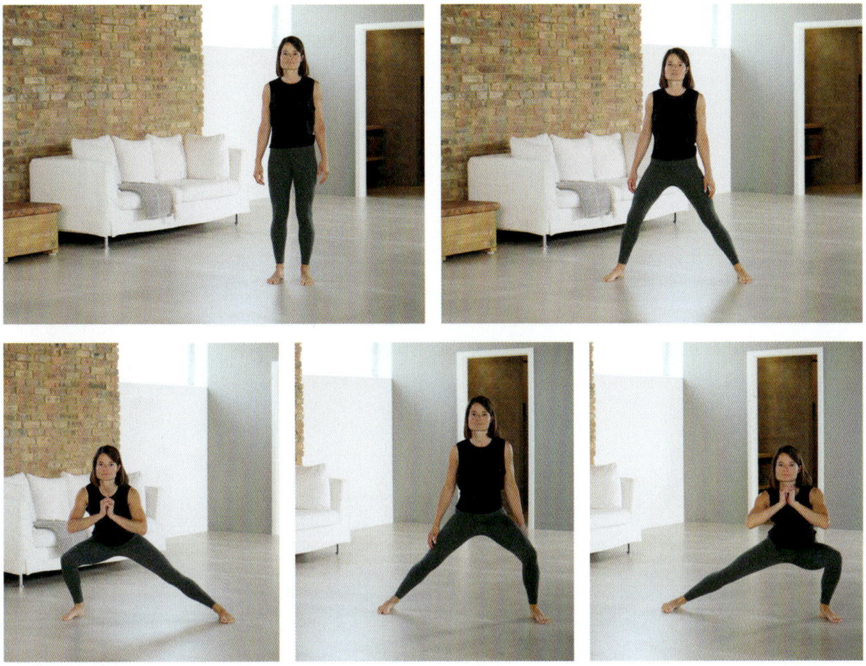

Wie funktioniert die Übung?

Position:

- Stelle dich aufrecht hin.
- Mache einen großen Schritt nach vorne und senke das hintere Knie fast bis zum Boden.
- Drücke dich über das vordere Bein wieder hoch.
- Wechsle anschließend die Seite.
- Beginne mit drei Wiederholungen pro Seite und steigere dich kontinuierlich auf insgesamt bis zu zwei Minuten.

Tipps:

- Alternativ kannst du die Ausfallschritte rückwärts ausführen, also einen großen Schritt nach hinten ausführen, dann die Knie kontrolliert zum Boden führen und wieder aufstehen.
- Halte dein Gleichgewicht durch eine aktive Rumpfspannung.

Steigerung: Ausfallschritte *mit Gewicht* (für Hüftdominanz)

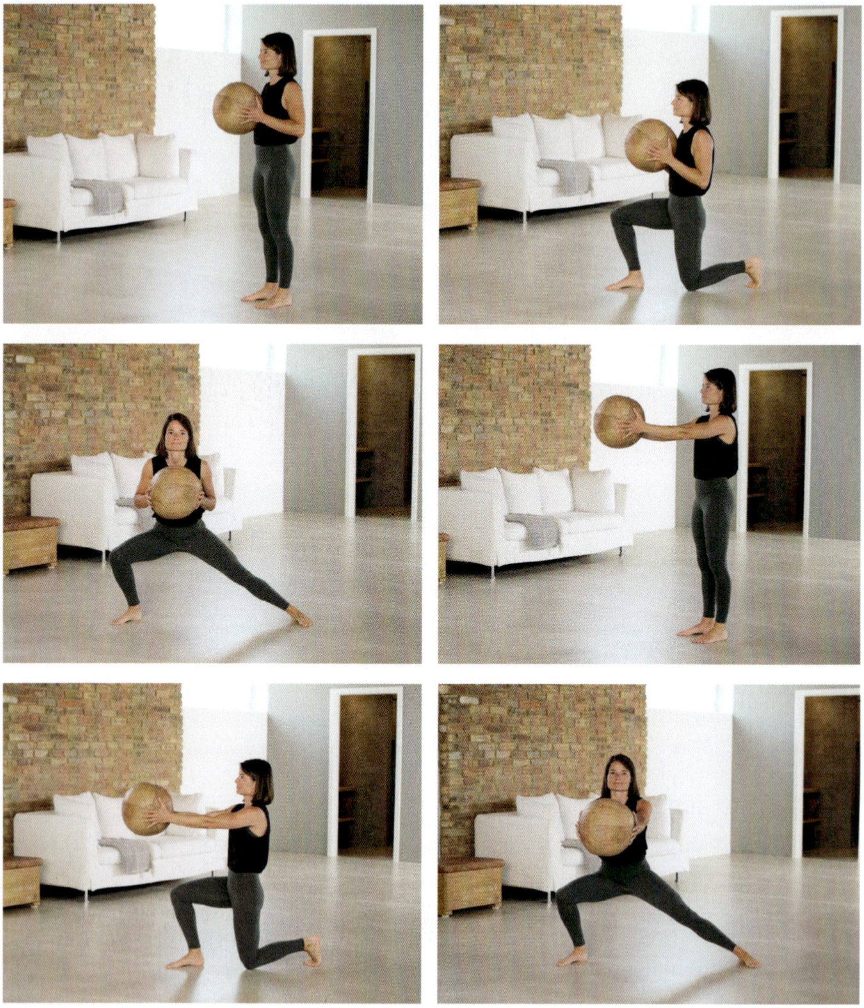

Warum solltest du diese Übung machen?

Ausfallschritte mit Gewicht sind ein echtes Alltags-Upgrade. Sie trainieren nicht nur deine Bein- und Gesäßmuskulatur, sondern auch deine Hüftdominanz, also die Fähigkeit, Bewegungen kraftvoll und kontrolliert aus der Hüfte einzuleiten.

Das macht dich nicht nur stärker, sondern auch stabiler, reaktionsschneller und bewegungssicherer.

Was bewirkt die Übung?

- kräftigt Oberschenkel, Gesäß und tiefe Rumpfmuskulatur
- trainiert gezielt die hüftstreckende Bewegung - essenziell für Aufstehen, Treppensteigen, Heben
- verbessert Gleichgewicht, Koordination und Standfestigkeit
- fördert die neuromuskuläre Ansteuerung der Hüftregion

Wie funktioniert die Übung?

- Stelle dich aufrecht hin.
- In jeder Hand ein Gewicht (Kurzhantel, Wasserflasche etc.) oder nimm ein schweres Gewicht vor die Körpermitte.
- Mache einen großen Schritt nach vorn.
- Senke dein hinteres Knie kontrolliert Richtung Boden ab - das vordere Knie bleibt über dem Fuß.
- Achte darauf, dass die Kraft aus der Hüfte kommt - Gesäß und hintere Oberschenkelmuskulatur aktivieren.
- Drücke dich über die Ferse des vorderen Beins kraftvoll zurück in den Stand.
- Wechsle auf die andere Seite.
- Beginne mit drei Wiederholungen pro Seite und steigere dich kontinuierlich auf insgesamt bis zu zwei Minuten.
- Anfänger: zuerst ohne Gewicht, Fokus auf Technik
- Fortgeschrittene: mit Kurzhanteln oder Kettlebell

Tipps:

- Stelle dir vor, du „ziehst" dein vorderes Bein über die Ferse in den Boden hinein - so aktivierst du gezielt deine Hüftstreckung und nicht nur den Quadrizeps
- Dein Knie bleibt stabil über dem Fuß.
- Dein Oberkörper bleibt aufrecht.
- Führe die Bewegung langsam, kontrolliert und bewusst aus - keine hastigen Ausfallschritte.

Weg 32 Halte den Wandsitz

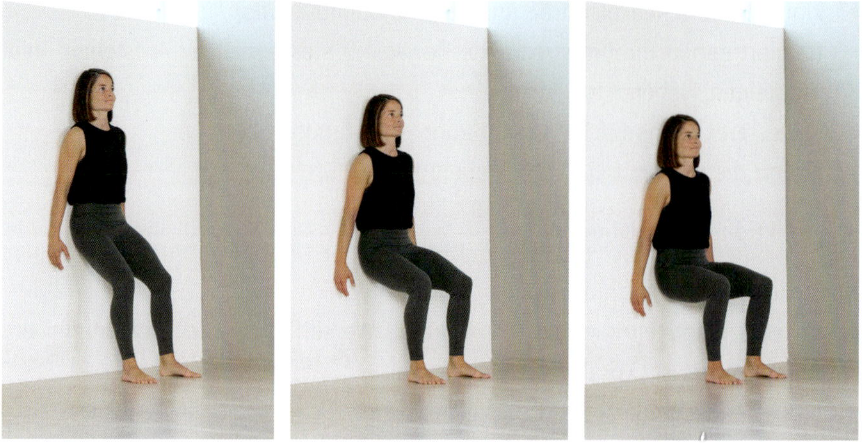

Steigerungen:

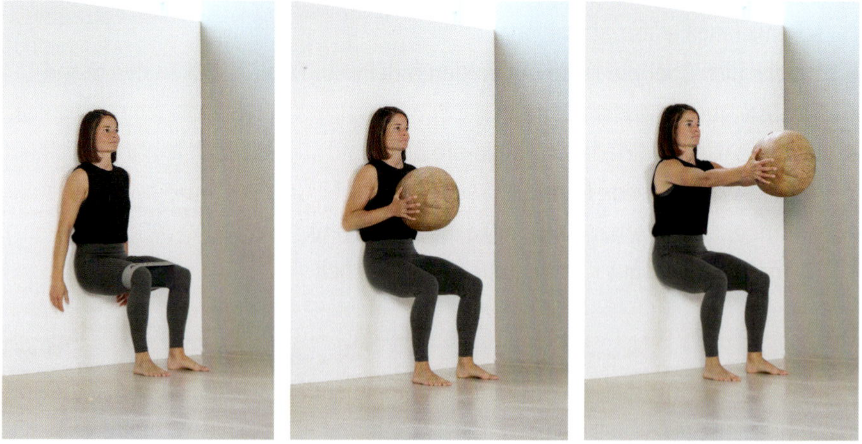

Warum solltest du diese Übung machen?

Der Wandsitz ist eine hervorragende Übung zur Kräftigung der Beinmuskulatur, ohne die Kniegelenke übermäßig zu belasten. Sie verbessert die Ausdauer und Stabilität der unteren Extremitäten.

Was bewirkt die Übung?

- stärkt die Oberschenkelmuskulatur
- fördert die Beinkraft und verbessert die Muskelausdauer
- unterstützt eine stabile Körperhaltung

Wie funktioniert die Übung?

- Lehne dich mit dem Rücken an eine Wand.
- Die Füße stehen etwa hüftbreit auseinander und sind 30 bis 50 Zentimeter von der Wand entfernt.
- Rutsche langsam mit dem Rücken an der Wand hinunter, bis deine Knie etwa einen 90-Grad-Winkel bilden.
- Halte die Position, während du deine Bauch- und Oberschenkelmuskulatur aktiv anspannst.
- Atme ruhig weiter und achte auf eine gerade Wirbelsäule.
- Halte die Position für 20 bis 45 Sekunden.

Tipps:

- Falls du die Intensität steigern möchtest, kannst du Gewichte in den Händen halten oder die Haltezeit verlängern.
- Achte auf eine gerade Wirbelsäule und entspannte Atmung während der Übung.

Weg 33 Mache Liegestütze

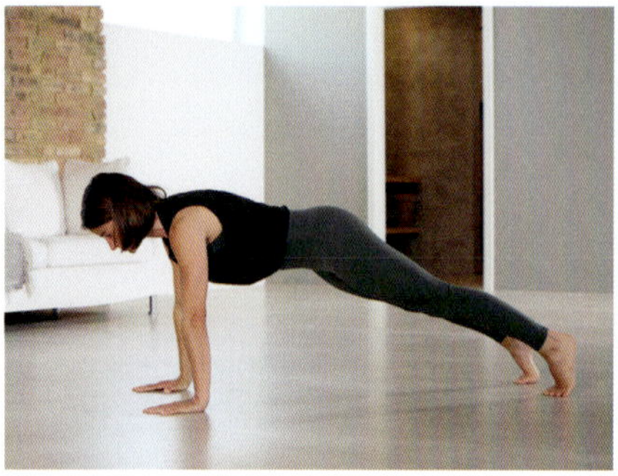
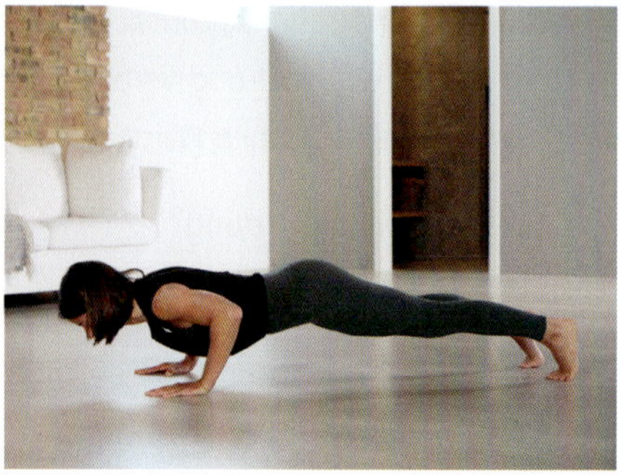

Schmale Ausführung:

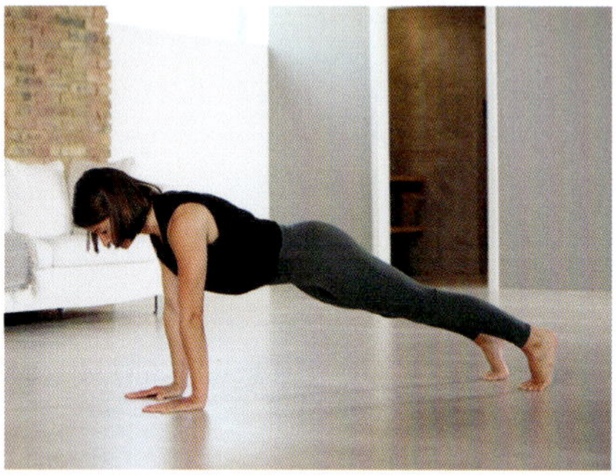
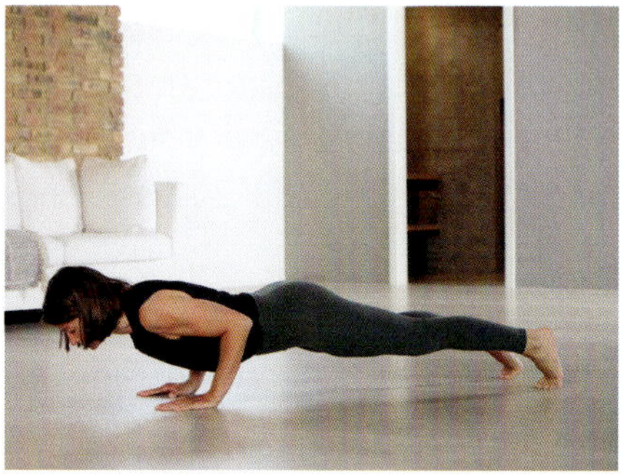

Steigerung:

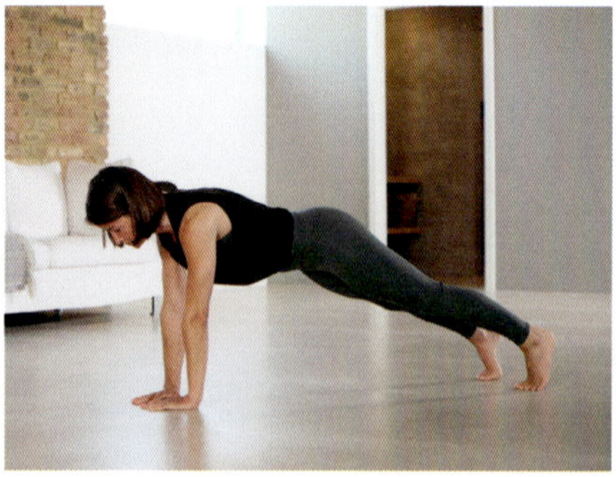
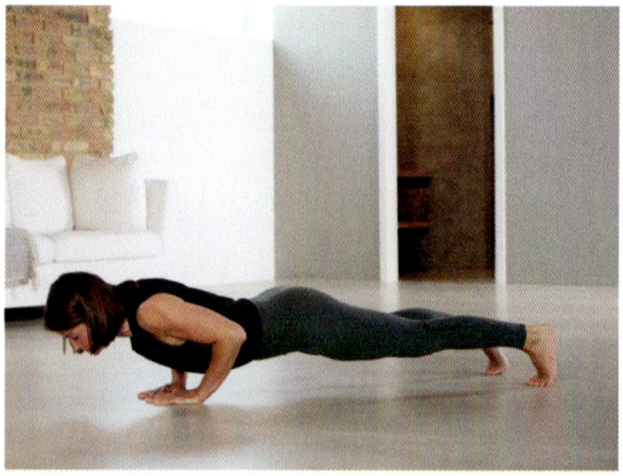

Warum solltest du diese Übung machen?

Liegestütze sind ein Klassiker im Krafttraining und das aus gutem Grund. Sie stärken nicht nur deine Brust-, Schulter- und Armmuskulatur, sondern trainieren gleichzeitig Rumpfspannung, Körperspannung und Koordination.

Was bewirkt die Übung?

- kräftigt Brust, Schultern und Arme
- aktiviert die tiefen Rumpfmuskeln und fördert die Körperstabilität
- verbessert deine funktionelle Kraft für den Alltag (zum Beispiel Aufstützen, Heben, Tragen)

Wie funktioniert die Übung?

- Starte in der klassischen Stützposition: Hände schulterbreit unter den Schultern, Beine lang ausgestreckt.
- Der Körper bildet eine gerade Linie – von den Fersen bis zum Kopf.
- Bauch- und Gesäßmuskeln aktivieren.
- Beuge langsam die Ellenbogen und senke deinen Oberkörper Richtung Boden ab.
- Halte den Körper dabei stabil und die Ellenbogen leicht schräg nach hinten gerichtet (nicht ganz nach außen).
- Drücke dich kontrolliert wieder nach oben in die Startposition.
- Führe acht bis 15 Wiederholungen, je nach Trainingslevel durch. Ziel sind zwei bis drei Sätze mit kurzen Pausen dazwischen.

Leichte Variante: Liegestütze auf den Knien

- Lege deine Knie auf den Boden und halte den Oberkörper vom Kopf bis zu den Knien in einer geraden Linie.
- Alle weiteren Punkte bleiben gleich – Fokus auf saubere Ausführung und Körperspannung!

Tipps:

- Qualität geht vor Quantität. Lieber weniger Wiederholungen mit sauberer Technik, als viele mit Hohlkreuz oder wegbrechenden Schultern.
- Vermeide es, den Kopf hängen zu lassen oder im unteren Rücken durchzuhängen. Eine aktive Körpermitte schützt deine Wirbelsäule und sorgt für bessere Kraftübertragung.

Exzentrisches Training – Kraft, die dich auffängt

Wenn du eine Treppe hinunter gehst, muss dein Körper bei jedem Schritt nicht nur Kraft aufbringen, sondern vor allem: Kraft kontrollieren.

Nicht das Hochgehen ist das Problem, sondern das sanfte, kontrollierte Abbremsen beim Abwärtsgehen. Nicht das Losrennen schützt dich, sondern die Fähigkeit, rechtzeitig zu stoppen, wenn es darauf ankommt.

Genau hier kommt ein oft unterschätzter Teil deines Muskelapparats ins Spiel:

Die Fähigkeit, exzentrisch zu arbeiten - also Kraft zu entwickeln, während sich der Muskel verlängert. Exzentrik bedeutet das kontrollierte Bremsen deiner Biomechanik, also die Fähigkeit, Bewegungen sicher abzufangen und damit Verletzungen vorzubeugen.

In der Trainingsphysiologie unterscheiden wir zwei Hauptformen von Muskelarbeit:

- **Konzentrisch:** Der Muskel zieht sich zusammen - zum Beispiel beim Hochheben eines Rucksacks.
- **Exzentrisch:** Der Muskel wird unter Spannung verlängert - zum Beispiel beim kontrollierten Absetzen der Last.

Die meisten Menschen trainieren fast nur konzentrisch - sie stemmen, drücken, ziehen. Doch was im Alltag oft fehlt, ist das Bremsen. Das Nachgeben mit Kontrolle. Das Abfangen einer Bewegung, bevor sie kippt - körperlich wie metaphorisch.

Exzentrische Kraft ist das, was dich im Gleichgewicht hält, wenn du stolperst. Sie ist die Fähigkeit, nicht nur Kraft zu erzeugen, sondern sie sinnvoll zu dosieren.

Und genau diese Fähigkeit entscheidet mit darüber, ob du dich sicher bewegst - oder riskierst, zu stürzen.

Bewegungssicherheit ist mehr als Muskelkraft. Es ist Körperspannung mit Intelligenz. Wissenschaftlich wurde belegt,[49] dass gezieltes exzentrisches Training nicht nur die Muskelstruktur selbst verbessert, sondern auch:

- **Propriozeption,** dein Körpergefühl im Raum, das dir ermöglicht, Bewegungen gezielt und koordiniert auszuführen,
- **Gleichgewicht und Reaktionszeit,** die entscheidend sind, um in unerwarteten Situationen stabil und handlungsfähig zu bleiben und
- **Verletzungsprophylaxe,** die besonders im Alter oder bei einseitigen Belastungen eine wichtige Rolle spielt, da sie vor Stürzen und Überlastungen schützt.

Exzentrische Muskelkraft ist wie mentale Resilienz: Es ist die Fähigkeit, unter Spannung ruhig zu bleiben. Sich nicht zu verspannen, sondern standzuhalten. Sich nicht zu überfordern, sondern präzise zu dosieren, was gebraucht wird. Das ist keine Fitnessdisziplin. Das ist gelebte Selbstwirksamkeit.

Um Exzentrik in deinen Alltag einzubauen, kannst du einfach die Liegestütze in der Ausführung etwas anpassen und schon verändert sich der Effekt der Übung.

Exzentrische Variante *Liegestütze*

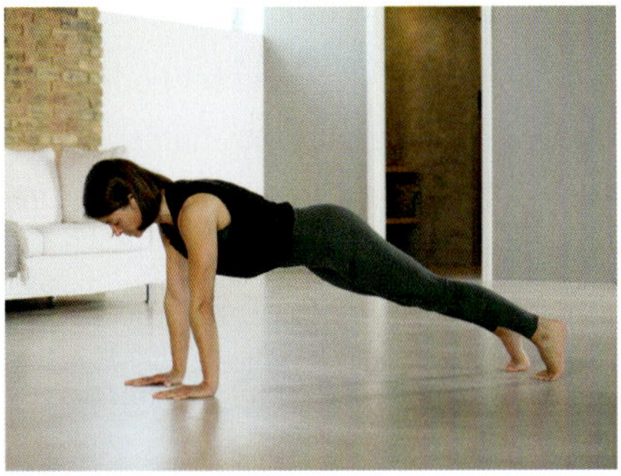

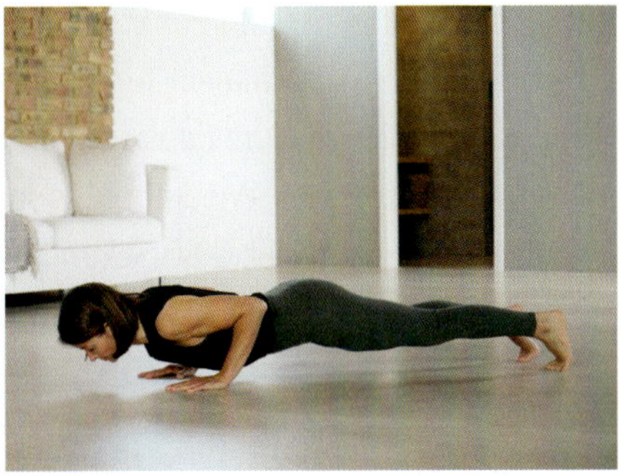

Warum solltest du diese Übung machen?

Exzentrisches Krafttraining, also das kontrollierte Nachgeben unter Belastung, ist eine der effektivsten Methoden für Muskelaufbau, Verletzungsprävention und neuronale Ansteuerung.

Beim exzentrischen Liegestütz trainierst du gezielt die exzentrische Phase der Bewegung: das langsame, kontrollierte Ablassen deines Körpers. Diese Form des Trainings aktiviert besonders viele Muskelfasern und verbessert die Kraft auch in der konzentrischen Phase (dem Hochdrücken). Wenn du mehr klassische Liegestütze schaffen willst: Starte mit den exzentrischen.

Was bewirkt die Übung?

- fördert gezielt den Muskelaufbau durch verlängerte Spannungsdauer
- aktiviert das neuromuskuläre Zusammenspiel zwischen Rumpf und Oberkörper
- verbessert die Kraftkontrolle, Körperspannung und die Fähigkeit, Bewegungen zu „bremsen"
- unterstützt die Gelenkstabilität und senkt das Verletzungsrisiko

Wie funktioniert die Übung?

- Beginne in klassischer Stützposition: Hände schulterbreit unter den Schultern, Beine lang ausgestreckt.
- Der Körper bildet eine gerade Linie von Fersen bis Kopf.
- Spanne deine Bauch- und Gesäßmuskeln aktiv an - sie stabilisieren deinen Rumpf.
- Beuge die Ellenbogen langsam und zähle bis fünf, während du dich kontrolliert in Richtung Boden absenkst.
- Halte dabei den Körper stabil und vermeide Hohlkreuz oder Schulter-Einbruch.
- Sobald du den tiefsten Punkt erreicht hast, kannst du dich
  - entweder in normalem Tempo wieder hochdrücken (konzentrisch) oder
  - ganz ablegen, kurz pausieren und erneut in der Ausgangsposition starten.
- Führe drei bis zehn Wiederholungen durch und steigere dich auf zwei bis drei Durchgänge mit 30 bis 60 Sekunden Pause dazwischen.
- Steigere die Dauer der Abwärtsbewegung, um den Trainingsreiz zu erhöhen.

Leichte Variante:

- Lege die Knie auf den Boden und führe die Bewegung analog zur Vollversion aus.
- Bleibe mit deinem Fokus auf dem langsamen, kontrollierten Ablassen, das mindestens fünf Sekunden dauern sollte

Tipps:

- Du willst Muskeln effizient aufbauen? Dann verlängere die Zeit, in der der Muskel unter Last steht. Exzentrische Liegestütze sind dafür ideal - besonders am Trainingsanfang oder zum Abschluss.
- Behalte die Kontrolle - nicht durchfallen lassen. Halte den Kopf in Verlängerung der Wirbelsäule und achte auf aktive Körperspannung, um deine Gelenke zu schützen.

Griffkraft – Stärke beginnt mit dem Griff

Griffkraft ist weit mehr als die Fähigkeit, ein Glas zu öffnen oder Einkaufstaschen zu tragen. Sie ist die sichtbare Spitze eines tiefen Systems: deiner neuromuskulären Gesamtleistung.

Wenn du zugreifst, kommuniziert dein Gehirn mit deinem Rückenmark, deine Nerven aktivieren Muskelfasern, Hormone und Energiehaushalt greifen ineinander.

Ein starker Griff ist ein Ausdruck eines gut vernetzten Körpers.

Ein System, das auf Spannung und auf Entspannung reagieren kann. Ein System, das sagt: Ich bin da. Ich bin bereit. Ich bin lebendig.

Eine der größten Studien zum Thema Langlebigkeit – die PURE-Studie[50] mit über 139.000 Teilnehmenden in 17 Ländern – kommt zu einem klaren Ergebnis:

Je geringer die Griffkraft, desto höher das Risiko für Herz-Kreislauf-Erkrankungen Stoffwechselstörungen wie Typ-2-Diabetes, kognitive Einschränkungen und früheren Tod. Jeder Verlust von fünf Kilo Griffkraft erhöhte das Sterberisiko um 16 Prozent – unabhängig von Alter, Geschlecht oder Einkommen.

Mit anderen Worten: Deine Hände wissen mehr über deinen Gesundheitszustand als so mancher Blutwert.

Das ist besonders im Alltag bedeutsam, denn fast jede Bewegung im Leben beginnt mit einem Griff:

- Eine Pfanne aus dem Schrank holen,
- eine Tür öffnen,
- den Einkauf tragen oder
- jemanden berühren.

Wenn wir älter werden, verlieren wir Muskelkraft, und zwar zuerst dort, wo wir es am wenigsten merken: in den Händen.

Und dieser schleichende Rückgang hat Folgen: Wer nicht mehr gut greifen kann, verliert an Autonomie, an Selbstwirksamkeit, an Würde.

Die Griffkraft entscheidet mit darüber, wie lange du unabhängig leben kannst.

Zur Orientierung:
Als Mann solltest du mindestens zwei Minuten und als Frau mindestens eine Minute an einer Stange hängen können.

Griffkraft erinnert uns an etwas Ursprüngliches: An unsere Verbindung zum Körper. An unsere Fähigkeit, uns zu halten. Im wörtlichen wie im übertragenen Sinn. Was du greifen kannst, kannst du gestalten.

Alltagstipps für bewusste *Griffkraft*

- **Tragen statt Rollen**

  Nimm deine Einkäufe öfter mal in die Hand statt in den Wagen. Zwei gut gefüllte Taschen sind besser als jedes Fitnessgerät und trainieren nicht nur deine Hände, sondern auch Schultern, Rumpf und Standfestigkeit.

- **Greifen und Halten**

  Nutze Knetbälle, Handtrainer oder ein fest zusammengerolltes Handtuch. Einfach zusammendrücken und für 30 Sekunden halten – erst links, dann rechts. Perfekt für zwischendurch, am Schreibtisch, im Auto oder beim Fernsehen.

- **Hängen**

  Hänge dich an eine stabile Stange – im Park, an einem Türrahmen oder an einem Balken. Auch mit gebeugten Knien. Schon zehn bis 20 Sekunden täglich aktivieren deine Griffkraft, deine Schultern und dein Nervensystem.

- **Heben**

  Nimm regelmäßig Dinge bewusst in die Hand und hebe sie kontrolliert – ob Wasserkisten, ein Rucksack, dein Kind oder ein schweres Gewicht. Wichtig: langsam heben, halten, wieder absetzen. So stärkst du nicht nur deine Hände, sondern auch dein Gleichgewicht und deine Körperwahrnehmung.

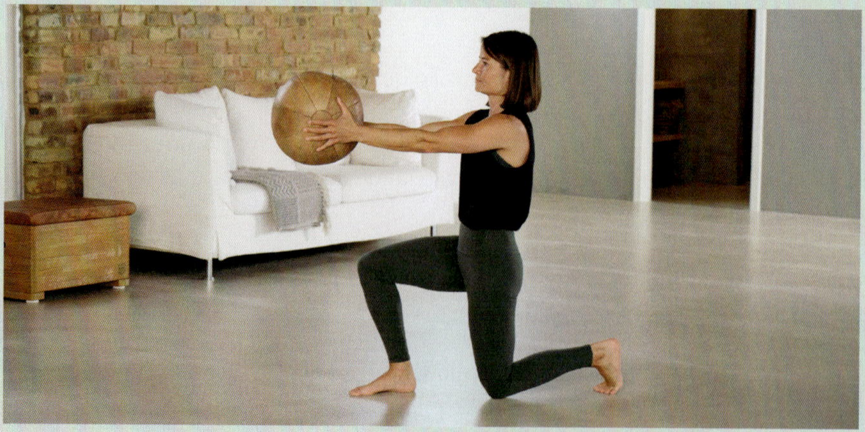

Zugkraft – Rückhalt für deinen Körper

Manchmal zeigt sich Stärke nicht im Stoß nach vorne, sondern im kontrollierten Zurückholen. Nicht im Schieben, sondern im Ziehen. Und genau das trainierst du mit vertikalen und horizontalen Zugbewegungen: Klimmzüge, Rudern, Ziehen am Widerstandsband. Bewegungen, die in ihrer Funktion entscheidend für deine nachhaltige Gesundheit sind. Diese Bewegungen aktivieren die tiefe, oft vernachlässigte Rückenmuskulatur, stabilisieren die Wirbelsäule und verbessern deine Körperhaltung nachhaltig.

Zugbewegungen als Haltungstraining

Zugübungen trainieren gezielt jene Muskelgruppen, die im Alltag oft zu kurz kommen, jedoch fundamental wichtig sind:

- der Rückenstrecker für Stabilität,
- die Schultern für Beweglichkeit und Kraft,
- die Armbeuger für Halte- und Tragfähigkeit,
- und vor allem: der mittlere und obere Rücken, der dich aufrecht hält.

Sie sind dein muskuläres Gegengewicht zur Schwerkraft und zum Bildschirm. Denn, je länger wir sitzen, tippen, nach vorne schauen, desto mehr ziehen uns Haltung und Gewohnheit in einen Rundrücken (Kyphose).

Was früher als Zeichen des Alters galt, beginnt heute oft schon in den Dreißigern. Die Folgen sind oft Rückenschmerzen, Verspannungen, Atemprobleme und im Alter eine messbar reduzierte Lungenfunktion und Mobilität.

Eine starke Zugmuskulatur ist mehr als ein schöner Rücken: Sie ist ein System, das dich trägt, schützt und hebt, wenn der Alltag schwer wird. Die positiven Folgen:

- Du kannst leichter heben, ohne dich zu verletzen.
- Du hältst deine Wirbelsäule stabiler, auch bei Belastung.
- Du wirkst wacher, selbstbewusster und freier – weil sich dein Körper daran erinnert, wie es sich anfühlt, aufrecht zu sein.

Alltagstipps für bewusste *Zugkraft*

Horizontale Zugübungen:

- Ruderbewegungen mit einem Band oder Schlingentrainer
- umgedrehte Liegestütze an der Tischkante
- klassisches Rudern mit Hanteln, Kettlebells oder sogar vollen Wasserflaschen
- Schulterzug im Stehen

Vertikale Zugübungen:

- Klimmzüge mit oder ohne unterstützte Varianten, zum Beispiel mit Gummiband
- Hängen an der Stange – auch ohne sich hochzuziehen
- Latzug im Studio oder mit Widerstandsband und Türanker

Schon zwei bis drei Einheiten pro Woche, je zehn bis 15 Minuten, genügen, um spürbare Effekte auf Haltung, Kraft und Körpergefühl zu erzeugen.

Stärke ist eine Haltung – und *trainierbar*

Zugbewegungen sind wie emotionale Resilienz: Sie holen dich zurück.
In deine Mitte. In deine Aufrichtung. In dein Gleichgewicht.

Nicht nur, um mehr zu tragen, sondern auch, um aufrecht durchs Leben zu gehen. Und genau dort beginnt gesunde Langlebigkeit: Nicht im schnellen Sprint, sondern im bewussten Rückhalt, den du dir selbst gibst.

Mobilisiere und kräftige deinen Oberkörper

Warum solltest du diese Übung machen?

Eine bewegliche Wirbelsäule ist essenziell für Haltung, Wohlbefinden und gesunde Bewegungsfreiheit. Besonders die Verbindung von Halswirbelsäule und Brustwirbelsäule beeinflusst deine Atemqualität, Aufrichtung und Stabilität. Die folgenden Übungen aktivieren gezielt Rotationsfähigkeit und Spannungsregulation im oberen Rumpfbereich. Die Zugspannung aktiviert Rücken, Schultern und Rumpf und bereitet auf die Rotation vor. Gezielte Druck- und Zugbewegungen in Verbindung mit Rotation und Körperschwerpunkttraining schaffen nachhaltige Aufrichtung und mehr Bewegungsfreiheit - im Alltag wie im Sport.

Was bewirkt die Übung?

- fördern eine freie, aufgerichtete Haltung
- verbessern Rotation und Beweglichkeit im oberen Rumpf
- trainieren die Koordination zwischen Rumpf und Kopf
- bauen Kraft im Oberkörper auf

Wie funktioniert die Übung?

- Beginne in neutraler Position.
- Baue aktiven Druck mit den Handflächen gegeneinander auf.
- Rotiere entsprechend einer der vier Varianten.
- Wechsle von Druck zu Zug.
- Baue aktiven Zug mit den Händen auf, indem die Hände gefaltet auseinander ziehen.
- Rotiere entsprechend einer der vier Varianten.
- Beginne mit drei Wiederholungen pro Richtung und steigere dich kontinuierlich auf insgesamt bis zu zwei Minuten.

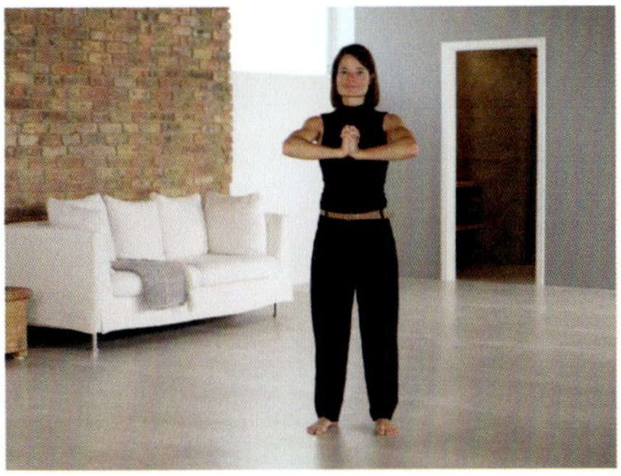
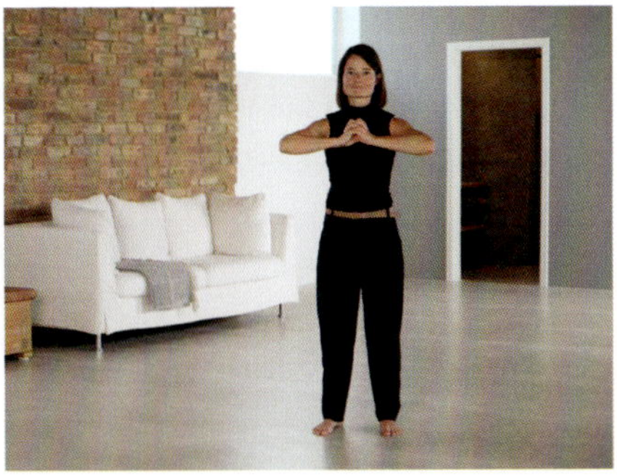

Variante 1: Kopfrotation – nur der Kopf bewegt sich

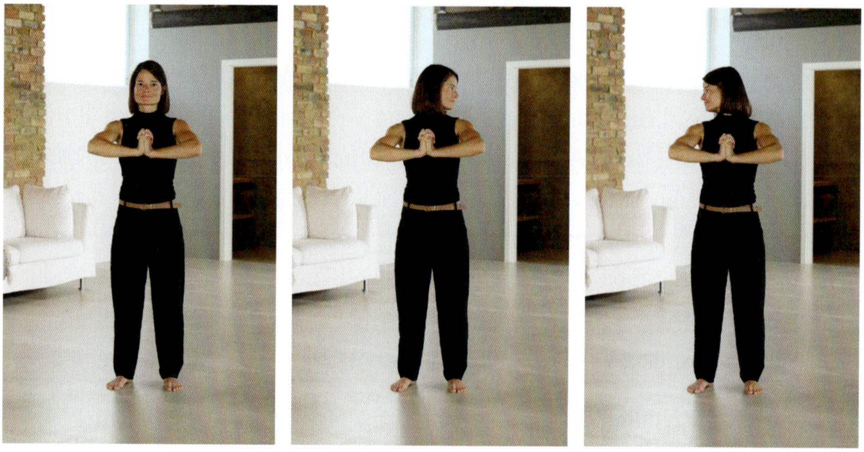

- Drücke die Hände vor dem Oberkörper zusammen.
- Drehe den Kopf langsam nach rechts und links.
- Nur der Kopf bewegt sich, der Rumpf bleibt ruhig.

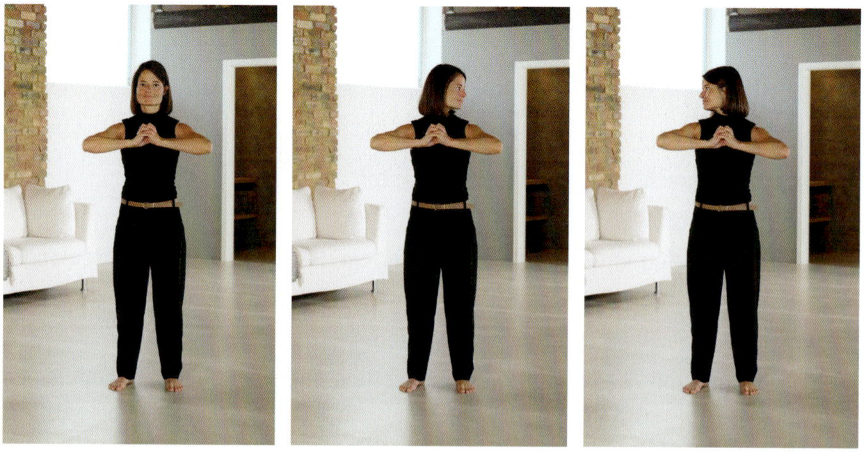

- Ziehe die Hände vor dem Oberkörper auseinander.
- Drehe den Kopf langsam nach rechts und links.
- Nur der Kopf bewegt sich, der Rumpf bleibt ruhig.

Variante 2: Rotation von Armen und Oberkörper – Kopf bleibt neutral

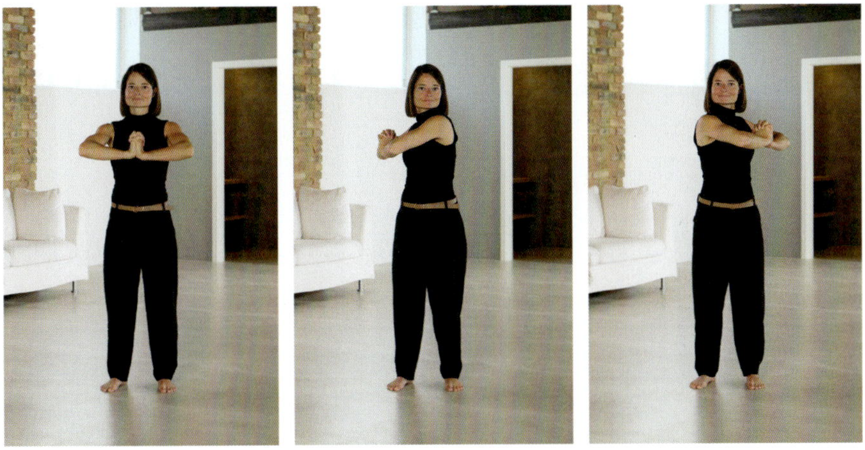

- Drücke die Hände vor dem Oberkörper zusammen.
- Drehe nur den Oberkörper mit deinen Armen nach rechts und links.
- Der Kopf bleibt in der Mitte.

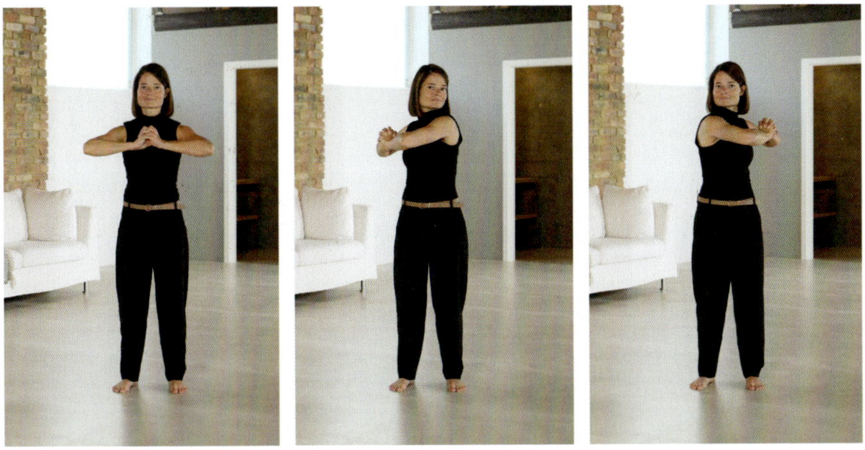

- Ziehe die Hände vor dem Oberkörper auseinander.
- Drehe nur den Oberkörper mit deinen Armen nach rechts und links.
- Der Kopf bleibt in der Mitte.

Variante 3: Entgegengesetzte Rotation

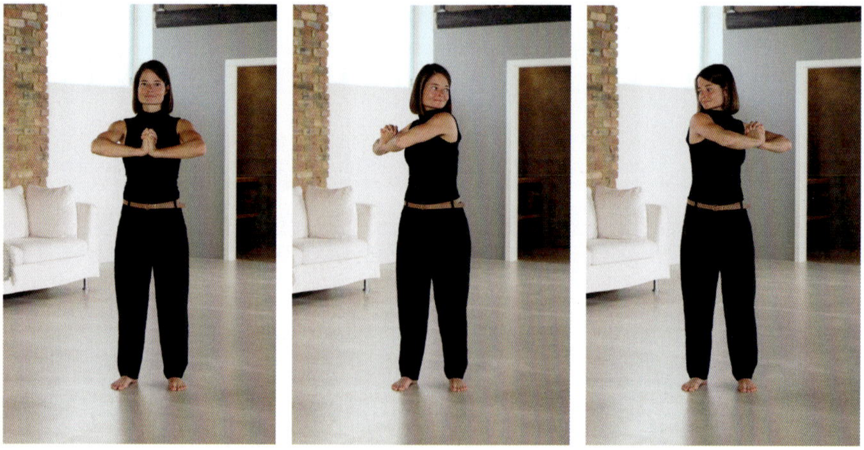

- Drücke die Hände vor dem Oberkörper zusammen.
- Drehe den Kopf entgegengesetzt zum Oberkörper mit deinen Armen.
- Koordiniere die Bewegung bewusst.

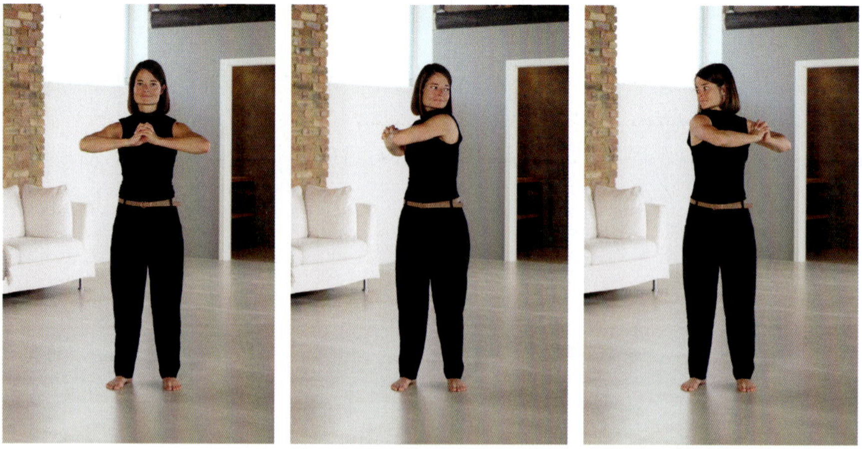

- Ziehe die Hände vor dem Oberkörper auseinander.
- Drehe den Kopf entgegengesetzt zum Oberkörper mit deinen Armen.
- Koordiniere die Bewegung bewusst.

Variante 4: Komplette Rotation

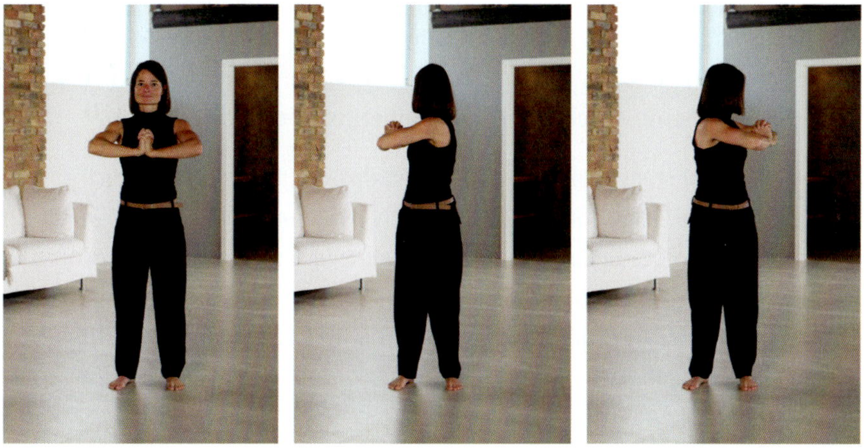

- Drücke die Hände vor dem Oberkörper zusammen.
- Kopf und Oberkörper mit deinen Armen bewegen sich gemeinsam nach rechts und anschließend nach links.

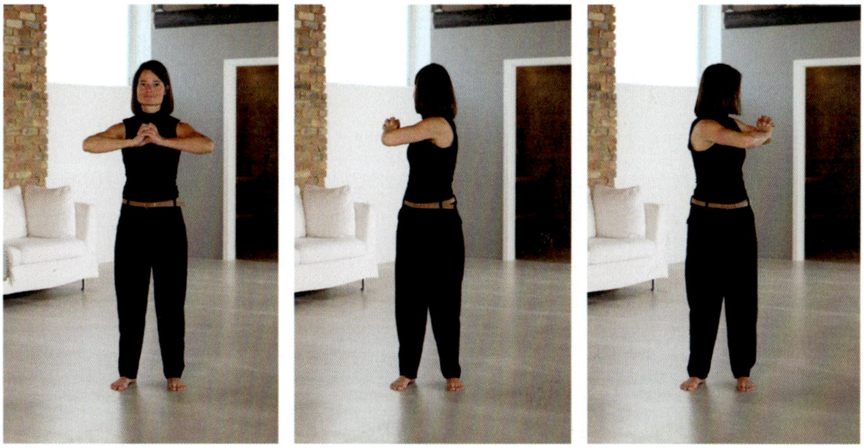

- Ziehe die Hände vor dem Oberkörper auseinander.
- Kopf und Oberkörper mit deinen Armen bewegen sich gemeinsam nach rechts und anschließend nach links.

Tipps:

- Passe die Intensität der Druck- und Zugbewegung über die Position der Arme an, Arme nah am Körper (leicht) oder Arme weit nach vorne gestreckt (schwer).

- Variiere die Höhe der Arme, um unterschiedliche Muskelgruppen zu beanspruchen.
- Du kannst das Becken und den unteren Rücken mit in die Bewegung einbinden (dynamisch) oder stabil halten (statisch).

Kraft aus der Mitte – deine Hüfte entscheidet über *deine Zukunft*

Du setzt dich. Du stehst auf. Du gehst los. All das klingt selbstverständlich - ist es aber nicht. Starke Beine sorgen für einen sicheren Stand und sind die Grundlage für ein eigenständiges Leben. Denn was uns heute leichtfällt, wird im Alter oft zum Kraftakt. Und das liegt nicht an „den Jahren", sondern daran, dass wir den zentrale Muskelgruppen der Bewegung zu wenig Aufmerksamkeit schenken: den hüftbeugenden Bewegungen.

Die Hüfte – dein biomechanisches Kraftzentrum

Bewegungen wie Kniebeugen, Kreuzheben oder Step-ups, also Schritte auf oder von einer Box herunter, aktivieren das, was dich im Alltag trägt:

- deine Gesäßmuskulatur (Gluteus maximus)
- deine Oberschenkelvorder- und -rückseite (Quadrizeps und Hamstrings)
- und die tieferliegende Rumpfmuskulatur im Bereich der Lendenwirbelsäule

Diese Muskelgruppen bilden die Grundlage für deine Fortbewegung, also für Gehen, Laufen und Treppensteigen. Sie sichern deine Standstabilität, etwa beim Halten des Gleichgewichts, bei Ausfallschritten oder beim Heben. Und sie sind entscheidend für deine Unabhängigkeit, denn nur mit ihrer Kraft kannst du sicher vom Stuhl oder sogar vom Boden aufstehen. Kurz gesagt: Diese Muskeln entscheiden darüber, ob du frei leben kannst oder auf Hilfe angewiesen bist.

Wenn *Stärke* nachlässt, steigt das *Risiko*

Mit zunehmendem Alter, oder durch Bewegungsmangel, verliert der Körper zuerst Muskelmasse in genau diesen Bereichen.

Die Folge: eingeschränkte Gehfähigkeit, instabiler Stand, höheres Sturzrisiko.

Und das ist nicht nur unangenehm, sondern Stürze gehören zu den häufigsten Gründen für Pflegebedürftigkeit im Alter. Das ist jedoch kein unausweichliches Schicksal. Denn diese Schwäche ist nicht nur trainierbar, sondern umkehrbar oder vermeidbar.

Alltagstipps für bewusste Kraft *in der Hüfte*

Du brauchst kein Fitnessstudio, um diese Bewegungen zu integrieren. Hier sind effektive Übungen, die du zu Hause durchführen kannst:

- **Kniebeugen:** Setz dich kontrolliert auf einen Stuhl und steh wieder auf.
- **Step-ups:** Geh täglich mehrfach bewusst Treppen oder steig auf eine niedrige Erhöhung – stabil, kraftvoll, aus der Hüfte.
- **Kreuzheben mit Gewicht:** Eine Tasche, einen Kasten Wasser – langsam anheben, aus der Hüfte heraus, Rücken gerade.

Beginne mit drei Wiederholungen pro Übung und steigere dich kontinuierlich auf jeweils bis zu zwei Minuten. Schon zwei bis drei Einheiten pro Woche à zehn bis 15 Minuten reichen, um Muskelerhalt, Gleichgewicht und Selbstvertrauen spürbar zu stärken.

Von *Kraft* zu Funktion

Die Hüfte ist dein Kraftzentrum – sie entscheidet über Standfestigkeit, Beweglichkeit und Unabhängigkeit. Klassische Übungen wie Kniebeugen oder Step-ups sind wertvoll, um genau diese Muskeln zu stärken. Doch Kraft allein reicht nicht: Dein Körper muss lernen, sie funktionell im Alltag einzusetzen. Hier kommt Rucking ins Spiel. Mit einem beschwerten Rucksack trainierst du Beine, Rumpf und Gleichgewicht gleichzeitig – und machst die Kraft deiner Hüfte direkt nutzbar für echte Lebenssituationen.

Rucking – Fitness beim Gehen

Eine der natürlichsten Arten, sowohl konzentrische als auch exzentrische Muskelarbeit zu trainieren, ist Rucking: das Gehen mit Zusatzgewicht auf dem Rücken. Das klingt simpel. Ist es auch. Und genau deshalb so wirkungsvoll.

Wenn du dich mit einem beschwerten Rucksack durch den Alltag oder durch den Wald bewegst, passiert Folgendes:

- Deine Beinmuskulatur arbeitet konzentrisch beim Hochdrücken und exzentrisch beim Abfedern jeder Abwärtsbewegung.

- Gleichzeitig trainierst du dein Gleichgewicht, deinen Rumpf, dein Nervensystem - ohne Sprung, ohne Stoß, ohne Komplexität.

Rucking ist funktionelle Bewegung in Reinform. Es macht dich nicht nur stärker - es macht dich stabiler.

Was du konkret tun kannst

- Starte mit einem Rucksack von fünf bis zehn Prozent deines Körpergewichts - zum Beispiel bei einem Spaziergang.
- Geh zehn bis 30 Minuten, wahlweise mit leichten Steigungen, Treppen oder unebenem Boden.
- Spüre, wie dein Körper lernt, die Bewegung zu kontrollieren - nicht zu kämpfen, sondern zu führen.

Die *verborgene Intelligenz* deiner Bewegung

Die Kraft in deiner Hüfte ist kein Fitnessziel, sondern eine Lebensgrundlage. Sie entscheidet darüber, ob du gehen kannst, wenn du willst. Ob du aufstehen kannst, wenn du gefallen bist. Ob du dich trägst - oder getragen werden musst. Doch Kraft allein genügt nicht.

Geistige Flexibilität ist genauso wichtig wie muskuläre Kraft. Denn was dich im Alter schützt, ist nicht nur Muskelmasse - es ist deine Fähigkeit, dich zu orientieren, zu reagieren und dich sicher im Raum zu bewegen.

Ein besonders wirkungsvoller Ansatz, um diese Fähigkeiten zu erhalten und zu fördern, ist das sogenannte neurozentrierte Training - also die bewusste Verknüpfung von körperlicher Bewegung und geistiger Aktivierung.

Im Zentrum steht dabei deine Bewegungsintelligenz - die Fähigkeit, dich flexibel, kreativ und situationsangepasst zu bewegen. Das bedeutet nicht, komplizierte Choreografien zu lernen oder Hochleistung zu zeigen. Es bedeutet, im Alltag stabil, anpassungsfähig und präsent zu sein.

Alltagstipps für *bewusste* Bewegungsintelligenz

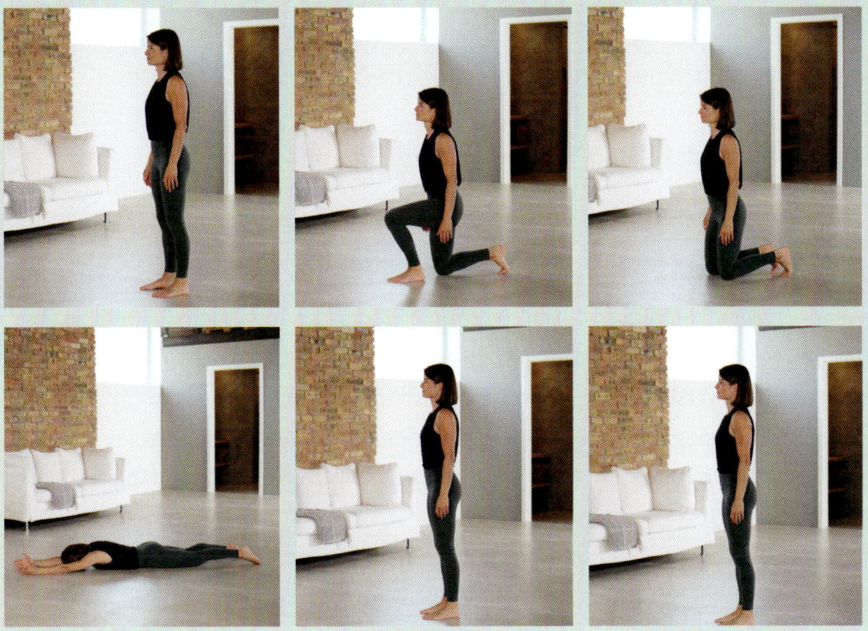

Hinlegen und Aufstehen – jedes Mal anders

Stelle einen Timer auf 60 Sekunden und versuche, dich innerhalb dieser Zeit so oft wie möglich auf den Boden zu legen und wieder aufzustehen – jedes Mal auf eine andere Art.

Mit oder ohne Hände. Mit Wandkontakt oder ohne. Seitlich, rückwärts, vorwärts.

Was zählt, ist nicht Perfektion, sondern Variabilität – denn genau sie fordert dein Gehirn heraus.

Was bringt dir das?

- Du stärkst neuronale Netzwerke, die für Anpassungsfähigkeit, Gleichgewicht und Problemlösung verantwortlich sind.
- Du schulst deine Koordination und Stabilität – besonders in komplexen Alltagssituationen.
- Du aktivierst dein Herz-Kreislauf-System auf sanfte, aber effektive Weise.
- Und: Du entdeckst deine Bewegungsfreude neu – ganz ohne Geräte oder Regeln.

Neurozentriertes Training ist keine Methode für Profis, sondern ein Tool für echte Lebensqualität. Es hilft dir, deine kognitive Reserve aufzubauen, also die Fähigkeit deines Gehirns, auch im Alter flexibel, lernfähig und widerstandsfähig zu bleiben.

Denn Langlebigkeit beginnt nicht mit einer Stoppuhr - sondern mit der Fähigkeit, auf die Welt zu reagieren. Und dich darin sicher zu bewegen.

Stärke braucht Ausdauer – *Muskelkraft* ist nicht alles

Krafttraining ist die Grundlage. Es schützt dich vor Gebrechlichkeit, stabilisiert deinen Körper und hält deinen Stoffwechsel jung.

Aber Langlebigkeit entsteht nicht nur durch Stärke, sondern auch durch Ausdauer.
Denn was bringt dir ein kräftiger Körper, wenn dein Herz aus dem Takt gerät?
Was nützt dir Muskelmasse, wenn dein Kreislauf nicht hinterherkommt?
Genau hier beginnt der zweite große Pfeiler deiner Gesundheitsstrategie:
Kardiovaskuläre Ausdauer - die Fähigkeit deines Herzens, dich langfristig zu tragen.

Trainingszonen – der Takt deiner inneren Motoren

Dein Herz schlägt nicht nur, um dich am Leben zu halten - es passt sich permanent an das an, was du tust.

Wie schnell du gehst. Wie tief du atmest. Wie stark dein Körper gefordert ist.

All das beeinflusst, was in deinen Zellen passiert. Und genau deshalb lohnt es sich, in Trainingszonen zu denken. Diese Zonen zeigen dir, wie dein Körper auf Belastung reagiert und was du davon hast:

Fettverbrennung, Zellreparatur, Stressabbau, Leistungssteigerung.
Sie sind wie unterschiedliche Gangarten deines Körpers.
Zone 1 ist der Spaziergang. Zone 5 der Sprint. Dazwischen liegt alles, was zählt.

Trainingszonen verstehen für deine Gesundheit

Bewegung ist nicht gleich Bewegung. Ob du spazieren gehst, joggst oder eine Treppe hochhetzt - dein Körper reagiert unterschiedlich.

Wie stark dein Herz schlägt, wie tief du atmest, wie dein Stoffwechsel arbeitet - all das hängt davon ab, in welcher Intensitätszone du dich gerade bewegst.

Man spricht dabei von Trainingszonen, die in der Sport- und Präventionsmedizin eine wichtige Rolle spielen. Sie helfen dir zu verstehen:

Wie intensiv ist mein Training gerade und was bringt es mir konkret?

Zone 1 – Erholung und Alltagsbewegung

- **Intensität:** sehr leicht
- **Gefühl:** Du könntest ewig so weitergehen.
- **Beispiel:** Spazierengehen, locker Radfahren, Hausarbeit
- **Wirkung:** Grundbewegung, sanfte Aktivierung des Kreislaufs, mentale Entspannung

Diese Zone ist ideal für aktive Erholung, für Tage nach intensiver Belastung - oder einfach, um mehr Bewegung in deinen Alltag zu bringen. Du bleibst hier unterhalb deiner aeroben Schwelle. Dein Körper nutzt überwiegend Fett als Energiequelle, aber in sehr gemächlichem Tempo.

Zone 2 – Fettverbrennung und metabolische Gesundheit

- **Intensität:** leicht bis moderat
- **Gefühl:** Du atmest tiefer, aber kannst dich noch unterhalten.
- **Beispiel:** zügiges Gehen, Radfahren mit leichtem Widerstand, Wandern
- **Wirkung:** optimiert die Funktion deiner Mitochondrien, verbessert Fettstoffwechsel, stärkt Herz und Stoffwechsel nachhaltig

Zone 2 ist der Sweet Spot für deine Langlebigkeit. Hier trainierst du dein Energiesystem effizient, ohne deinen Körper zu überfordern. Viele Longevity-Programme empfehlen mindestens drei Stunden pro Woche in Zone 2, um Entzündungen zu senken, Insulinsensitivität zu verbessern und das biologische Altern zu verlangsamen.

Zone 3 – Übergangszone/graue Zone

- **Intensität:** mittel, aber unangenehm
- **Gefühl:** Du kannst dich nicht mehr flüssig unterhalten, bist schnell außer Atem.
- **Beispiel:** Joggen, Steigung beim Gehen, Radfahren mit höherem Widerstand
- **Wirkung:** verbessert Ausdauer - aber wenig effizient für Fettverbrennung oder Mitochondrienbildung

Zone 3 ist wie der Mittelweg zwischen gemütlich und hart - leider oft ineffektiv, wenn du deine metabolische Gesundheit gezielt trainieren willst. Sie hat ihre Berechtigung im Ausdauertraining - aber für Langlebigkeit sind Zone 2 und Zone 4 wichtiger.

Zone 4 – Herz-Kreislauf-Stärkung und VO_2max-Training

- **Intensität:** hoch
- **Gefühl:** Du kannst nur kurze Sätze sagen, dein Puls ist deutlich erhöht.
- **Beispiel:** Intervalltraining, schnelles Laufen, intensives Radfahren
- **Wirkung:** erhöht dein Sauerstoffaufnahmevermögen (VO_2max), kräftigt Herz und Lunge, verbessert Leistung und Regenerationsfähigkeit

Zone 4 ist der Turbo - aber er braucht Pausen. Ideal für kurze, gezielte HIIT-Einheiten (High Intensity Intervals). In Kombination mit Zone 2 bildet sie das beste Duo für gesunde Langlebigkeit.

Zone 5 – Hochleistung und Explosivität

- **Intensität:** extrem hoch
- **Gefühl:** Du bist maximal angestrengt und kannst nur wenige Sekunden durchhalten.
- **Beispiel:** Sprint, intensives Tabata, CrossFit-Finisher
- **Wirkung:** baut Explosivkraft und Spitzenleistung auf - wird im Alltag aber kaum gebraucht

Zone 5 ist für Profis oder gezielte Trainingsreize gedacht - zum Beispiel zur Steigerung der anaeroben Kapazität. Für Longevity ist sie weniger zentral, kann aber als Mini-Reiz sinnvoll sein (zum Beispiel kurze Sprints beim Walken).

Zone 2 – dein leiser Held

Wenn du dir nur eine Ausdauerzone aussuchen dürftest, dann Zone 2. Sie ist das Fundament deiner langfristigen Energie. Nicht spektakulär, nicht laut - aber unfassbar wirksam.

Sie bringt dich nicht an deine Grenzen. Aber sie baut dich von innen auf.

Deine Mitochondrien lieben diese Zone. Dein Herz? Wird ökonomischer. Dein Gehirn? Klarer. Dein Stoffwechsel? Flexibler. Zone 2 ist der leise Held der Longevity-Forschung - unterschätzt, aber entscheidend.

Sie ist die Trainingszone der Zukunft - weil sie Regeneration und Leistungsaufbau verbindet. Ohne dich auszubrennen. Ohne deinen Körper zu überfordern.

So findest du deine Zone 2:

- Wenn du noch sprechen, aber nicht mehr singen kannst, bist du wahrscheinlich in Zone 2.
- Alternativ: 180 minus Lebensalter ergibt grob den oberen Pulsbereich für Zone 2 - eine vereinfachte Schätzung nach der sogenannten Maffetone-Formel, die auf Trainingssteuerung im niedrigen Intensitätsbereich abzielt.[51]
- Noch präziser: Pulsmessung und individuelle Spiroergometrie (zum Beispiel beim Sportarzt oder Präventionsprogramm).

Deine *Mitochondrien* lieben *Gleichmaß*

Die eigentlichen Stars dieses Trainings sind winzig klein und von existenzieller Bedeutung: Deine Mitochondrien, die Kraftwerke deiner Zellen.

Sie versorgen dich mit Energie, verbrennen Fett, regulieren deine Entzündungswerte und entscheiden darüber, wie jung du dich fühlst.

Zone-2-Training wirkt wie ein regelmäßiger Gesundheits-Check-in für genau diese Zellstrukturen.

Es macht deine Mitochondrien leistungsfähiger, effizienter, langlebiger. Wenn du deine Mitochondrien stärkst, stärkst du die Grundlage deiner Vitalität.

Zahlreiche Studien belegen, dass regelmäßiges Training in Zone 2

- die Insulinsensitivität,
- den Fettstoffwechsel,
- die Herzfrequenzvariabilität und
- sogar die Leistungsfähigkeit des Gehirns verbessert.

In Kombination mit guter Ernährung ist es ein entscheidender Schlüssel, um chronischen Erkrankungen vorzubeugen – von Typ-2-Diabetes über Bluthochdruck bis hin zu neurodegenerativen Prozessen. Ein bahnbrechendes Experiment von Erickson et al.[52] zeigt das eindrucksvoll: Bereits drei zügige Spaziergänge pro Woche über zwölf Monate konnten bei älteren Erwachsenen (60 bis 80 Jahre) das Volumen ihres Hippocampus um zwei Prozent steigern. Zum Vergleich: Die Kontrollgruppe, die nur Dehnübungen machte, verlor in derselben Zeit an Hirnsubstanz – was dem natürlichen Alterungsprozess entspricht. Der Effekt des Trainings entsprach einer Verjüngung des Gehirns um bis zu zwei Jahre und ging mit einer messbaren Verbesserung des Gedächtnisses einher.

Ganz *praktisch* – so setzt du es um

Zone-2-Training ist wahrscheinlich das wirksamste Minimumprogramm, das du deinem Körper schenken kannst. Und es lässt sich nahtlos in den Alltag integrieren.

- **Zügiges Gehen** für etwa 30 Minuten am Stück bringt dich leicht ins Schwitzen und stärkt Herz und Kreislauf.
- **Radfahren in gemäßigtem Tempo**, egal ob draußen oder auf dem Heimtrainer, verbessert deine Ausdauer und schont gleichzeitig die Gelenke.
- **Schwimmen in gleichmäßigem Rhythmus**, ohne dabei außer Atem zu geraten, trainiert den ganzen Körper und entlastet die Gelenke.
- **Wandern mit leichtem Anstieg oder einem kleinen Rucksack** verbindet Bewegung mit Naturerlebnis und kräftigt zusätzlich deine Muskulatur.
- **Tanzen** zählt ebenfalls – solange du in den Fluss kommst, fördert es Ausdauer, Koordination und macht dabei noch Freude.

Drei Stunden pro Woche. Aufgeteilt, gestreckt, gemischt – wie es für dich passt.
Du brauchst keine Geräte. Kein Studio. Keinen Trainingsplan.
Du brauchst nur einen Körper, der sich bewegen will und eine Entscheidung, es zu tun.

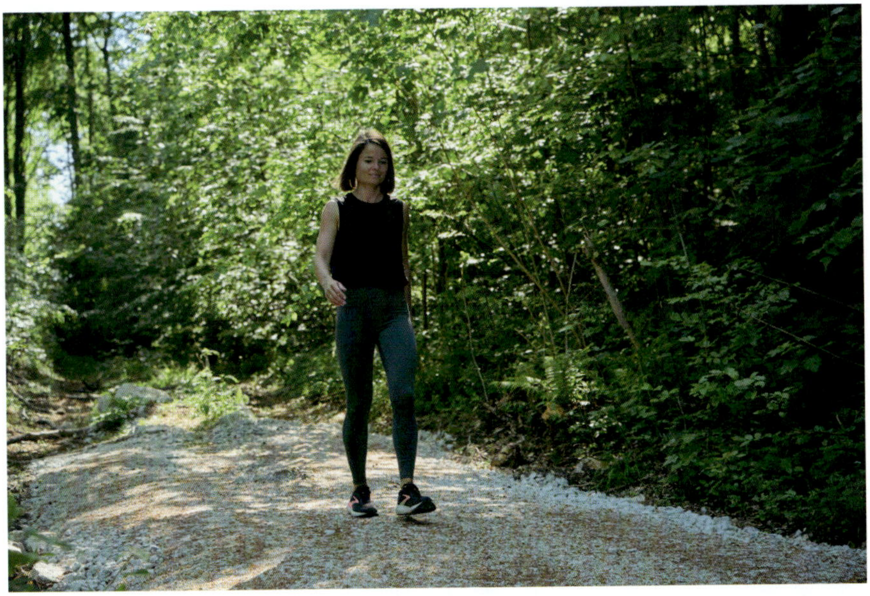

Ausdauertraining kann dein Leben retten

Eine große Studie[53] mit mehr als 120.000 Erwachsenen zeigt eindrücklich: Menschen mit der höchsten kardiorespiratorischen Fitness – also den besten Ergebnissen bei Ausdauerbelastungstests – hatten ein um 80 Prozent geringeres Risiko, in den Folgejahren zu sterben, als ihre untrainierten Altersgenossen. Anders formuliert: Wer extrem unfit ist, lebt mit einem fünffach erhöhten Sterberisiko – ein Gesundheitsrisiko, das mit Rauchen, Bluthochdruck oder Diabetes vergleichbar ist. Und das Beeindruckendste: Es gibt keine Obergrenze für den Nutzen – je fitter du wirst, desto größer dein Gesundheitsgewinn. Sogar ältere Menschen profitieren messbar von intensivem Training.

Die Spitze deiner Fitness – *VO_2max*

Zone 2 ist die Basis. Aber wenn du wissen willst, wie leistungsfähig dein Herz wirklich ist, dann führt kein Weg an ihm vorbei: VO_2max ist das Maß dafür, wie viel Sauerstoff dein Körper in Bewegung wirklich nutzen kann.

Je höher dein VO_2max, desto besser deine kardiovaskuläre Fitness. Desto niedriger dein Risiko für chronische Krankheiten. Desto größer dein biologischer Spielraum – auch im Alter. Und das Beste: Du kannst diesen Wert trainieren. Gezielt. Kurz. Effektiv. Mit den richtigen Intervallen. Zur richtigen Zeit. In deinem Tempo.

Im nächsten Abschnitt erfährst du, wie du mit minimalem Aufwand maximale Wirkung erzielst und warum VO_2max vielleicht dein bester Longevity-Marker ist, den du (noch) nicht nutzt.

Bereit, dein Herz auf ein neues Level zu bringen?
Dann geht's jetzt ans Eingemachte.

Deinen VO_2max-Wert – also die maximale Sauerstoffaufnahme deines Körpers – kannst du auf drei Arten messen oder schätzen lassen:

1. **Labormessung (präzise, medizinisch)**
   Die genaueste Methode

   - **Wie:** Belastungstest auf dem Laufband oder Fahrrad-Ergometer mit Atemmaske zur Analyse der Sauerstoffaufnahme.
   - **Wo:** In sportmedizinischen Zentren, Unikliniken oder bei Sportärzten.
   - **Vorteil:** Sehr exakt, inkl. Laktatmessung und Pulswerten.
   - **Nachteil:** Aufwendig und kostenpflichtig (meist 100 bis 200 Euro).

2. **Smartwatch/Fitnessuhr (alltagstauglich)**
   Praktisch für regelmäßige Kontrolle

   - Viele Uhren (zum Beispiel Garmin, Polar, Apple Watch, Fitbit) berechnen VO_2max beim Laufen oder Radfahren über Herzfrequenz, Geschwindigkeit und Bewegung.
   - **Vorteil:** Einfach, überall machbar, gut für Verlaufskontrolle.
   - **Nachteil:** Schätzung – kann durch äußere Faktoren (zum Beispiel Müdigkeit, Temperatur) beeinflusst werden.

3. **Selbsttests (Feldtests wie Cooper-Test)**
   Gut für den Einstieg

   Der Cooper-Test, auch bekannt als Zwölf-Minuten-Lauf, ist ein einfacher, aber aussagekräftiger Fitnesstest zur Messung der Ausdauerleistung. Er wurde Ende der 1960er-Jahre von Kenneth H. Cooper entwickelt und wird seitdem weltweit zur Einschätzung der aeroben Fitness genutzt.

So funktioniert der Cooper-Test:

1. Vorbereitung:
   Du brauchst eine flache Laufstrecke (zum Beispiel eine 400-Meter-Bahn) und solltest dich fünf bis zehn Minuten aufwärmen.

2. Durchführung:
   Laufe oder jogge in deinem eigenen Tempo zwölf Minuten lang, soweit du kannst. Ziel ist es, möglichst viele Meter zurückzulegen – konstant, aber fordernd.

3. Messung:
   Nach zwölf Minuten wird die **Gesamtdistanz** gemessen (in Metern oder Kilometern).

4. Auswertung:
   Die gelaufene Strecke wird mit Normwerten für Alter und Geschlecht verglichen – oder zur Schätzung deiner VO_2max genutzt, also deiner maximalen Sauerstoffaufnahme. **VO_2max = (Laufdistanz – 504,9) / 44.73**

Warum ist der Cooper-Test sinnvoll?

- Er zeigt deine Herz-Kreislauf-Gesundheit auf einen Blick.
- Er ist einfach durchzuführen, ohne teure Technik.
- Du kannst deinen Trainingsfortschritt regelmäßig messen.
- **Vorteil:** Kostenlos, selbst durchführbar.
- **Nachteil:** Geringere Genauigkeit, abhängig von Tagesform.

Fazit:

- Für eine exakte Diagnostik eignet sich eine Labormessung.
- Für die regelmäßige Orientierung im Alltag kann eine Smartwatch genutzt werden.
- Für einen einfachen Selbstcheck zu Hause bieten sich der Cooper-Test oder andere Feldtests an.

Tipp:

Wenn du den Wert nutzen willst, um langfristig fitter zu werden oder deine Langlebigkeit zu fördern, reicht oft eine zuverlässige Schätzung über Smartwatch und Verlaufskontrolle.

VO_2max – deine *unsichtbare Lebensversicherung*

Wenn du nur einen einzigen Wert wählen dürftest, um deine körperliche Belastbarkeit und deine Lebenserwartung zu messen, wäre es deine VO_2max. Der Wert gibt die maximale Sauerstoffaufnahme unter Belastung an. Er ist ein biologischer Marker für deine Belastungsreserve.

Je höher dein VO_2max-Wert ist, desto effizienter arbeiten Herz, Lunge und Muskeln. Er sinkt mit dem Alter, jedoch kannst du ihn durch gezieltes Training wieder steigern. Was bedeutet das konkret? Ein fitter 70-Jähriger mit hohem VO_2max ist biologisch oft „jünger" als ein 50-Jähriger mit niedrigem Wert. Nicht, weil er Glück hat. Sondern, weil er trainiert hat, gezielt und regelmäßig.

Eine Metaanalyse[54] zeigte: Schon eine kleine Verbesserung des VO_2max um eine metabolische Einheit (MET) reduziert dein Risiko für Herz-Kreislauf-Erkrankungen um 13 Prozent. VO_2max ist sogar ein besserer Prädiktor für Sterblichkeit als Cholesterinwerte oder Blutdruck. Dein VO_2max ist also mehr als nur ein Fitnesswert - er ist ein biologischer Marker für deine Lebenserwartung.

Das Prinzip dahinter:

- Du forderst dein Herz-Kreislauf-System kurz und gezielt heraus.
- Dein Körper lernt, Sauerstoff effizienter zu nutzen.
- Du wirst belastbarer und zwar nicht nur beim Sport, sondern im echten Leben.

Ganz *praktisch* – so setzt du es um

VO_2max-Training ist der stärkste Reiz, den du deinem Körper geben kannst. Und es braucht dafür nicht mehr als 20 Minuten.

- **Fünf Minuten Aufwärmen** - zügiges Gehen, leichtes Joggen oder lockeres Radfahren bringen deinen Kreislauf in Schwung.
- **Vier Intervalle von 15 Sekunden** hoher Intensität, zum Beispiel Laufen, Radfahren oder Schwimmen, gefolgt von ein bis zwei Minuten lockerer Bewegung. Mit der Zeit steigerst du die schnellen Intervalle auf 30, 45 oder bis zu 60 Sekunden.
- **Fünf Minuten Cool-down** - langsam auslaufen, tief durchatmen, den Puls herunterbringen.

20 Minuten. Zwei- bis dreimal pro Woche. Anpassbar an dein Niveau, steigerbar über Wochen und Monate.

Du brauchst kein Fitnessstudio. Keine Geräte. Kein kompliziertes Programm.

Du brauchst nur ein wenig Mut, deine Grenzen kurz zu spüren und die Entscheidung, es zu tun.

Das ist keine Sportdisziplin. Das ist Krisenvorsorge auf biologischer Ebene. VO_2max ist Überlebensfähigkeit. Du trainierst hier nicht für den Wettkampf. Du trainierst, um durchzukommen, wenn es drauf ankommt. Wenn du fällst – ob krank, emotional belastet oder körperlich geschwächt – ist VO_2max das Polster, das dich abfedert. Es ist der Unterschied zwischen „noch können" und „nicht mehr schaffen". Zwischen Lebenszeit und Lebensqualität.

Stärke deine Reserven. Und du stärkst dein Leben – Atemzug für Atemzug.

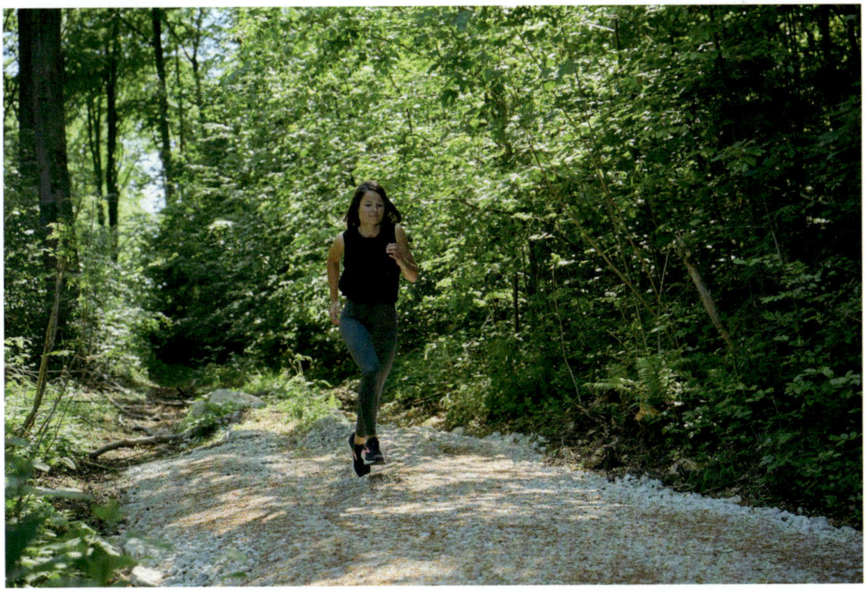

Sprungkraft – überraschende Effekte für Körper und *Langlebigkeit*

Sprungkraft ist nicht nur ein athletisches Leistungsmerkmal. Sie ist ein zentraler Indikator für funktionelle Fitness und ein kraftvoller Reiz für gesunde Alterung. Explosive Bewegungen wie Springen, Hüpfen oder schnelles Abdrücken aktivieren nicht nur die großen Muskelgruppen, und wirken auch gezielt auf das neuromuskuläre System und die Knochendichte.

1. **Stärkt die Knochensubstanz**
   Durch den plötzlichen, vertikalen Druck beim Abdrücken und Landen entsteht eine sogenannte Stoßbelastung auf Knochen und Gelenke. Studien[55] zeigen: Diese kurzzeitige, aber intensive mechanische Beanspruchung ist besonders effektiv für den Knochenaufbau. Vor allem bei Frauen in und nach den Wechseljahren kann regelmäßiges plyometrisches Training (zum Beispiel Seilspringen, Sprungkniebeugen) helfen, der altersbedingten Osteoporose entgegenzuwirken.

2. **Schützt vor Gebrechlichkeit im Alter**
   Sprungkraft ist eng verknüpft mit Schnellkraft und Reaktionsfähigkeit - zwei Fähigkeiten, die im Alter rapide abnehmen, aber entscheidend für Mobilität, Sturzprophylaxe und Selbstständigkeit bleiben. Wer auch im Alter noch springen kann, kann sich in der Regel auch stabil abfangen - ein zentraler Schutzfaktor gegen Frakturen und Folgeerkrankungen.

3. **Synchronisiert Gehirn und Körper**
   Sprungübungen fordern das Zusammenspiel von Gehirn, Gleichgewicht, Sehnenreflexen und Muskelkraft. Sie trainieren zentrale Nervensystemprozesse wie Reaktionszeit, Koordination und Bewegungsplanung - also Fähigkeiten, die für die sogenannte „kognitive Reserve" mitverantwortlich sind. Sprungkraft ist damit auch ein neuroprotektives Training.

4. **Beeinflusst Langlebigkeit**
   Untersuchungen wie die „Study of Osteoporotic Fractures"[56] zeigen: Menschen mit höherer Muskelkraft und Knochendichte haben ein deutlich geringeres Mortalitätsrisiko. Der kombinierte Reiz aus Kraft, Schnelligkeit und Schwerkraft, wie er beim Springen entsteht, zählt zu den effektivsten Reizen für biologische Verjüngung. Regelmäßige Reize erhalten Zellenergie im Rahmen der Mitochondrienfunktion, fördern die Muskelmasse und halten das hormonelle Gleichgewicht aktiv.

Natürlich kannst du mit kleinen Alltagsübungen wie Wadenheben, Treppensprünge, schnelles Federn oder „Bounce-Übungen" beginnen und damit deine Langlebigkeit fördern. Trau dir jedoch auch gerne Sprung für Sprung mehr zu. Ob beidbeinig oder einbeinig, deine Sprungkraft hält dich jung und lässt dich unglaublich leicht fühlen.

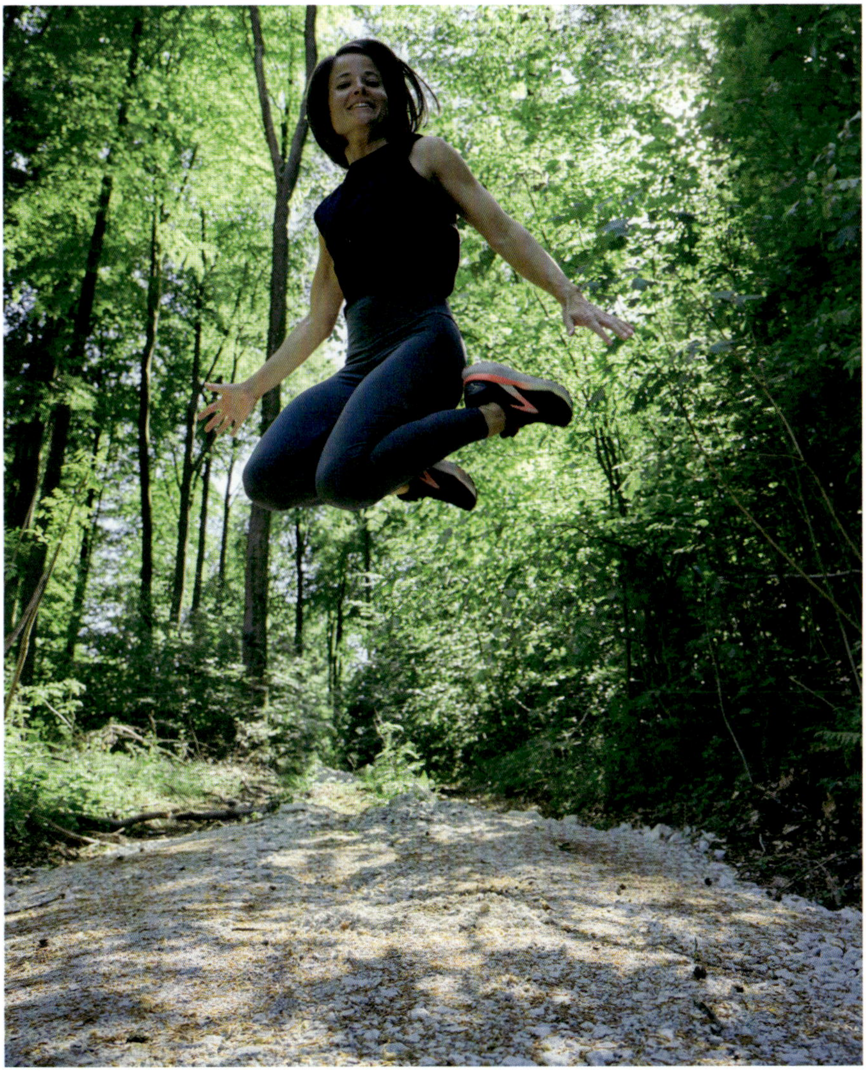

Neurozentrierte Perspektive – Bewegung als Dünger für dein Gehirn

Bewegung kann mehr, als nur Kalorien verbrennen. Sie kann das Gehirn fordern und fördern. Besonders dann, wenn sie gezielt auch die Nervenbahnen, die Koordination und das Zusammenspiel unserer Sinne anspricht. Dieses Prinzip nennt sich neurozentriertes Training. Es geht dabei nicht allein um Muskelkraft oder Ausdauer, sondern vor allem um das zentrale Nervensystem – die Schaltzentrale unseres Körpers.

Was wäre, wenn du dein Gehirn durch Bewegung tatsächlich verjüngen könntest? Neurowissenschaftliche Studien legen genau das nahe. Denn Bewegung wirkt nicht nur auf Muskeln, Herz oder Stoffwechsel - sie wirkt auch mitten ins Zentrum: auf dein Gehirn. Regelmäßige körperliche Aktivität fördert die Durchblutung des Gehirns, regt die Bildung neuer Nervenzellen an - insbesondere im Hippocampus, der für das Gedächtnis entscheidend ist und stimuliert neurotrophe Wachstumsfaktoren wie BDNF (Brain-Derived Neurotrophic Factor). Das Ergebnis? Eine Art biologischer Dünger für dein Gehirn.

Und genau hier setzt neurozentriertes Training an - ein Ansatz, der Bewegung nicht vom Muskel herdenkt, sondern vom Nervensystem aus. Statt dich nur stärker oder ausdauernder zu machen, fragt es:

„Was braucht dein Gehirn, um deinen Körper sicher, effizient und flexibel zu steuern?"
Die Antwort: Bewegung beginnt mit Input, nicht mit Output.
Jede Bewegung beginnt mit Wahrnehmung: Du siehst. Du spürst. Du fühlst.
Dein Gehirn scannt die Welt - innen wie außen und entscheidet: sicher oder unsicher?

Und davon hängt alles ab: Spannung oder Entspannung, Balance oder Sturz, Fokus oder Verwirrung. Deshalb beginnt gutes Training nicht beim „Was mache ich?", sondern beim „Was nehme ich wahr?"

Neurozentriertes Training bedeutet: Training beginnt mit dem, was dein Nervensystem empfängt.

Bewegung beginnt im *Kopf* – drei Steuerzentralen deines Körpers

Dein Körper bewegt sich nicht einfach „von selbst". Jede Bewegung ist das Ergebnis eines hochkomplexen Zusammenspiels zwischen Sinneseindrücken und deiner zentralen Verarbeitung - vor allem in drei entscheidenden Systemen: dem visuellen, dem vestibulären und dem propriozeptiven System. Wenn nur eines davon aus dem Takt gerät, verliert dein Körper an Orientierung, Effizienz oder Sicherheit.

1. **Visuelles System – Bewegung beginnt mit dem Blick**
   Die Augen sind weit mehr als Sehorgane - sie sind dein wichtigster Bewegungssensor. Über 70 Prozent deiner sensomotorischen Integration läuft über visuelle Informationen. Wenn deine Augen unsicher, überlastet oder unbeweglich sind, wird jede Bewegung instabiler.

Praktisch heißt das:

- Du kannst jede Bewegung visuell individualisieren, zum Beispiel indem du einen Fixpunkt suchst, Augenbewegungen (zum Beispiel horizontale oder diagonale Sakkaden) einbaust oder deine periphere Wahrnehmung schulst.
- Beispiel: Halte bei Kniebeugen einen festen Punkt im Raum. Oder folge bei Dehnübungen mit den Augen deiner Handbewegung - das erhöht die neuronale Aktivierung.

2. **Vestibuläres System – dein inneres Navigationssystem**
Dein Gleichgewichtssinn sitzt im Innenohr. Er registriert jede Kopfbewegung, Beschleunigung oder Drehung. Wenn das vestibuläre System gestört ist, fühlt sich Bewegung unkoordiniert oder sogar schwindelig an - dein Körper geht in den Schutzmodus.

Praktisch heißt das:

- Du kannst jede Bewegung vestibulär anpassen, etwa durch bewusste Kopfbewegungen, Gleichgewichtsreize oder Lageveränderungen.
- Beispiel: Statt normal zu stehen, drehe langsam den Kopf bei der Bewegung oder sogar beim Gehen. So trainierst du dein Gleichgewicht gezielt mit.

3. **Propriozeptives System – dein Körpersinn**
Dieses System meldet dem Gehirn permanent die Stellung deiner Gelenke, die Spannung deiner Muskeln und die Richtung deiner Bewegungen. Ohne diesen inneren Körpersinn „verliert" das Gehirn einzelne Körperteile und damit die Kontrolle über die Bewegung.

Praktisch heißt das:

- Du kannst jede Bewegung propriozeptiv schärfen, zum Beispiel durch gezielten Druck, bewusste Muskelspannung oder durch Barfußübungen, Gelenkkreise und exzentrisches Arbeiten.
- Beispiel: Eine einfache Kniebeuge wird intensiver, wenn du barfuß auf einer Matte stehst und dich auf das Gefühl in deinen Fußsohlen konzentrierst oder gezielt mit Gewicht und Widerstand arbeitest.

Individualität – so wird Bewegung zu deinem *Werkzeug*

Nicht jede Bewegung wirkt gleich – aber du kannst jede Bewegung so gestalten, dass sie zu dir passt. Drei Stellschrauben helfen dir dabei, dein Training auf dein Nervensystem abzustimmen:

- **Bewegungsumfang**

  Kleiner Radius bei Unsicherheit – größerer Radius bei Kontrolle. Du bestimmst, wie weit du gehst.

  Beispiel: Statt sofort tief in die Knie zu gehen, beginne mit einer Mini-Beuge und vergrößere den Umfang nach und nach.

  Jedes Gelenk hat seinen Spielraum und du bestimmst, wie viel davon du nutzt:

  - Kleiner Umfang: schonend bei Schmerzen oder zum Einstieg
  - Mittlerer Umfang: alltagsnah, funktionell
  - Maximaler Bewegungsumfang: Mobilität und Kraft in maximalem Bewegungsausmaß

  Wichtig: Qualität geht vor Quantität. Nicht der größte Ausschlag zählt, sondern der bewusste Weg dorthin.

- **Bewegungsgeschwindigkeit**

  Wenn du Bewegungen langsamer machst, hast du mehr Kontrolle und spürst deinen Körper viel genauer – deine Tiefenwahrnehmung verbessert sich. Machst du sie schneller, setzt du deinem Körper stärkere Reize und trainierst gleichzeitig deine Koordination.

  Beispiel: Eine langsame Armkreisbewegung fordert dein propriozeptives System – eine schnelle trainiert zusätzlich Reaktion und Gleichgewicht.

  Das Tempo einer Bewegung beeinflusst, welches System trainiert wird:

  - Zeitlupe – verbessert Körpergefühl, Tiefenwahrnehmung, Stabilität
  - Langsam – baut gezielt Kraft auf
  - Mittel – spiegelt Alltagssituationen (zum Beispiel Aufstehen, Tragen)
  - Schnell – aktiviert Reaktionsfähigkeit, Koordination und Balance

Ausgangsposition

Sitzen, stehen, einbeiniger Stand – du kannst jede Übung anpassen, um dein Nervensystem herauszufordern oder zu entlasten.

Beispiel: Probiere eine Balanceübung zuerst im Sitzen, dann im Stand, dann mit geschlossenen Augen – dein Gehirn lernt auf jeder Stufe etwas anderes.

Fast jede Übung kann im Liegen, Sitzen, Stehen oder in einer alltags- oder sportartspezifischen Position durchgeführt werden.

- Liegen entlastet und ist ideal bei Erschöpfung oder zur Neuorientierung.
- Sitzen aktiviert aufrechte Haltung und Atemkontrolle.
- Stehen fordert Gleichgewicht und Körperspannung.
- Spezifisch (zum Beispiel Golfschwung, Treppensteigen) überträgt die Wirkung direkt in deinen Alltag.

Gezielte Impulse für mehr Wirkung

Kleine Impulse führen oft zu großer Wirkung. Mit einfachen Hilfsmitteln kannst du gezielt bestimmte Rezeptoren ansprechen und so dein Nervensystem aktivieren, beruhigen oder neu ausrichten. Entscheidend ist dabei nicht nur was du einsetzt, sondern wie.

Sensorische *Reize vorbereiten* – gezielt statt zufällig

Unsere Haut und unser Gewebe enthalten Millionen von Rezeptoren und diese reagieren unterschiedlich auf Reize. Du kannst sie aktivieren, um deine Bewegungswahrnehmung und Reaktionsfähigkeit gezielt zu schärfen:

- Spitze Reize (zum Beispiel Noppenbälle, Akupressurmatte) sprechen schnellleitende Schmerz- und Druckrezeptoren an und fördern die Wachheit.
- Dumpfe Reize (zum Beispiel mit der flachen Hand klopfen, sanfter Druck) beruhigen über tiefere Gewebeschichten das Nervensystem.
- Wärme und Kälte stimulieren Thermorezeptoren und beeinflussen sowohl Durchblutung als auch das emotionale Erleben von Bewegung.
- Vibration aktiviert Tiefensensibilität und Gleichgewicht über Muskelspindeln und Mechanorezeptoren.

Zweipunktdiskriminierung bezeichnet die Fähigkeit, zwei gleichzeitig gesetzte Berührungen voneinander zu unterscheiden. Das Training dieser Wahrnehmung - etwa mit zwei Fingern oder speziellen Tools - verbessert die Genauigkeit der Körperwahrnehmung, insbesondere an Händen, Füßen und im Gesicht.

Tools für deine *neuronale* Vielfalt

Gezielt eingesetzte Hilfsmittel können dein Training deutlich bereichern. Sie steigern nicht nur den Effekt der Übung, sondern eröffnen dir neue Bewegungs- und Wahrnehmungsreize. Indem du deinen Körper immer wieder mit kleinen Veränderungen herausforderst, trainierst du dein Nervensystem vielseitiger. Diese sogenannte neuronale Vielfalt gilt als ein entscheidender Faktor für Langlebigkeit - denn je flexibler dein Gehirn und dein Körper auf unterschiedliche Reize reagieren können, desto widerstandsfähiger bleibst du im Alltag. Die folgenden Trainingsgeräte können individuell eingesetzt und kombiniert werden und fördern deine neuronale Vielfalt - ein entscheidender Langlebigkeitsfaktor:

- **Widerstandsbänder:** Variabler Kraftreiz, auch gelenkschonend
- **Gewichte:** Steigern Muskelspannung, helfen beim Knochenaufbau
- **Farbbrillen:**
  - Rot wirkt aktivierend und kann die Aufmerksamkeit und motorische Reaktionszeit erhöhen - ideal vor Aktivität oder zum Anregen bei Erschöpfung.
  - Gelb fördert die visuelle Verarbeitung bei Müdigkeit, steigert die Fokusfähigkeit und kann stimmungsaufhellend wirken.
  - Grün balanciert - es wirkt regulierend, ausgleichend und beruhigend auf das Nervensystem. Gut geeignet bei Nervosität, vor dem Einschlafen oder bei Stress.
  - Blau senkt die innere Erregung, beruhigt Atmung und Puls, eignet sich besonders zur Entspannung oder in Reizüberflutungssituationen.
- **Atemtrainer:** trainieren Atemmuskulatur, Vagusnerv, CO_2-Toleranz
- **Knochenschall-Kopfhörer:** fördern über Schall Reaktionsfähigkeit und Gleichgewicht

Zusätzlich wirken spitze, dumpfe, warme, kalte oder vibrierende Reize gezielt auf die Sinnesrezeptoren - zum Beispiel zur Vorbereitung, Aktivierung oder Reorientierung im Training.

Bewegung, die sich *gut* anfühlt

Ein Training, das dich lange gesund hält, beginnt nicht mit Druck, sondern mit Bewusstsein. Individuell angepasst. Schmerzfrei. Realistisch.

Geh nicht in den Schmerz oder ins Unwohlsein - dein Körper zeigt dir damit Grenzen. Schmerz ist i mmer eine Einladung zur Veränderung: langsamer werden, den Bewegungsumfang reduzieren, mehr sensorische Informationen zulassen. Genau dafür hast du die Tools, die zuvor beschrieben wurden.

Es gibt keine „falsche" Bewegung. Entscheidend ist Bewegungsvielfalt, Spüren und Erleben. Sei neugierig. Fordere dich - aber ohne dich zu überfordern. Denn nicht der, der sich am meisten anstrengt, lebt am längsten, sondern der, der sich intelligent bewegt.

In deinem Rhythmus. Mit deinem Körper. Für dein Leben.

Bewegung ist *Kommunikation* mit deinem *Nervensystem*

Wenn du neurozentriert trainierst, also mit Fokus auf Input statt Output, wirst du nicht nur stärker, sondern präziser, bewusster und nachhaltiger.

Du brauchst keine neuen Übungen.

Du brauchst neue Fragen:

- Wie fühlt sich mein Stand an?
- Wie bewegen sich meine Augen?
- Wie sicher fühle ich mich?

Denn wenn dein Nervensystem sich sicher fühlt, lässt es Leistung zu. Und wenn du beginnst, Bewegung als Kommunikation zu verstehen - wird jede Übung zu einem Gespräch mit deinem Körper.

Die *Bewegungspille* – so individuell wie du

Das Beste an Bewegung: Du kannst sie genau an dein Leben anpassen. Ob du gehst, tanzt, Rad fährst, im Garten arbeitest oder eine Runde Yoga machst - jede Form zählt. Die offiziellen Empfehlungen der Weltgesundheitsorganisation[57] raten zu mindestens 150 Minuten moderater Ausdaueraktivität pro Woche, ergänzt durch zwei Einheiten Krafttraining. Und es gilt: Jede Bewegung ist besser als keine. Auch wer erst im höheren Alter beginnt, profitiert messbar. Studien zeigen, dass Menschen, die früher inaktiv waren und später aktiv werden, nach wenigen Jahren ein ähnliches Sterberisiko aufweisen wie lebenslang Sportliche - Bewegung „tilgt" gewissermaßen die Hypothek der Vergangenheit.[58]

Das ist die wohl ermutigendste Botschaft: Es ist nie zu spät, sich fitter zu fühlen - aber auch nie zu früh, damit anzufangen.

Bewegung ist *aktive Vorsorge* – auf Zellebene

Kein Medikament kann leisten, was regelmäßige Bewegung für deinen Körper tun kann. Wer in Kraft, Ausdauer, Stabilität und Stoffwechselgesundheit investiert, baut sich ein starkes Fundament für gesunde Langlebigkeit. Und das Beste daran? Es ist nie zu früh und nie zu spät, um damit anzufangen. Schon kleine Schritte machen einen großen Unterschied. Der Schlüssel liegt im Dranbleiben. Und in der Neugierde, sich und den Körper immer wieder neu zu bewegen.

Daniel heute?

Bewegt sich täglich - aber nicht mehr gegen sich.

Er hat eine 15-Minuten-Routine, die Mobilität, Atmung und leichtes Krafttraining kombiniert.

Kein Gym. Kein Schmerz. Keine Scham.

Sein Satz:
„Ich hab gelernt, dass Bewegung mich wieder lebendig macht - nicht nur fit."

Selbstcheck: Wie viel Bewegung bekommst du?

Finde heraus, wie aktiv du im Alltag bist und wie du deinen Körper gezielt dabei unterstützen kannst, stark, mobil und energiegeladen zu bleiben.

1. Bewegungsfrequenz im Alltag

- ○ Ich bewege mich täglich bewusst, zu Fuß, mit dem Rad oder in Form von Training.
- ○ Ich versuche, Bewegung in den Alltag zu integrieren, schaffe es aber nicht regelmäßig.
- ○ Ich sitze oft stundenlang ohne Ausgleich, Bewegung kommt meist zu kurz.

2. Muskelaktivität und Kraft

- ○ Ich trainiere meine Muskulatur regelmäßig mit gezieltem Kraft- oder Körpergewichtstraining.
- ○ Ich mache gelegentlich Kräftigungsübungen, aber ohne feste Routine.
- ○ Ich fühle mich oft schwach oder unbeweglich, besonders in Rücken, Schultern oder Beinen.

3. Mobilität und Körpergefühl

- ○ Ich fühle mich beweglich, aufrecht und im Gleichgewicht.
- ○ Ich habe öfter Verspannungen oder fühle mich steif, vor allem morgens oder nach langem Sitzen.
- ○ Ich habe das Gefühl, meinen Körper „nur noch funktional" zu nutzen, nicht mit Freude.

4. Herz-Kreislauf-System und Ausdauer

- ○ Ich komme regelmäßig leicht ins Schwitzen, zum Beispiel beim Spazierengehen, Joggen, Radfahren.
- ○ Meine Ausdauer ist okay, aber ich merke, dass ich schnell aus der Puste bin.
- ○ Ich vermeide Anstrengung oft und merke, wie schnell ich erschöpft bin.

5. Bewegung als mentale Ressource

- ○ Bewegung hilft mir, Stress abzubauen, klarer zu denken und mich besser zu fühlen.
- ○ Ich weiß, dass Bewegung mir guttun würde, aber mir fehlt oft der Zugang oder die Motivation.
- ○ Ich erlebe Bewegung oft als Pflichtprogramm, nicht als etwas, das mir Kraft gibt.

Auswertung:

Viele Häkchen oben?

Top! Du nutzt Bewegung bereits als Ressource für Körper und Geist. Bleib dran – Bewegung ist einer der wichtigsten Schlüssel für gesunde Langlebigkeit.

Mehrere Häkchen in der Mitte oder unten?

Dein Körper sehnt sich nach mehr Aktivität – aber der Einstieg muss nicht extrem sein. Schon kurze Spaziergänge, Mobilitätsübungen oder zehn Minuten bewusste Bewegung am Tag können spürbar etwas verändern.

Bewegung ist kein Ziel, sondern ein Zustand. Kein „Alles oder Nichts", sondern ein tägliches „ein bisschen mehr für mich". Dein Körper wird es dir danken – sofort und langfristig.

Meine *Wegempfehlung* für deine Bewegung

Spaziere am Morgen

Weg 35

- **Warum:** Bewegung im natürlichen Licht kalibriert deinen zirkadianen Rhythmus und aktiviert dein Gleichgewichtssystem.
- **Was:** Geh nach dem Aufstehen fünf bis 15 Minuten zügig draußen spazieren.
- **Wie:** Lass das Handy zu Hause und atme bewusst.

Wirkung: Das ist dein Kickstart für mehr Energie am Tag und eine bessere Schlafqualität in der Nacht.

Stärke dich mit Krafttraining

Weg 36

- **Warum:** Krafttraining baut nicht nur Muskeln auf, sondern es stärkt deine Zellen, schützt deine Mitochondrien und hält deinen Stoffwechsel jung.
- **Was:** Trainiere zweimal pro Woche den ganzen Körper mit großen Bewegungen wie Kniebeugen, Liegestütze oder Kreuzheben.
- **Wie:** Plane pro Einheit 30 bis 40 Minuten ein und steigere die Belastung schrittweise.

Wirkung: Du verbesserst deine Insulinsensitivität, hältst deinen Stoffwechsel lebendig und stärkst deinen Körper gegen Schwäche im Alter.

Baue Movement-Snacks in den Alltag ein

Weg 37

- **Warum:** Kurze Bewegungseinheiten unterbrechen langes Sitzen und einseitige Belastungen.
- **Was:** Bewege dich jede Stunde ein bis zwei Minuten, egal ob Kniebeugen, Dehnen oder Hände über den Kopf strecken.
- **Wie:** Stell dir einen Wecker, der dich an kurze Bewegungseinheiten erinnert, oder knüpfe die Übungen an Rituale (zum Beispiel zehn Kniebeugen beim Zähneputzen, drei Ausfallschritte oder Liegestütze bei jedem Betreten eines bestimmten Zimmers).

Wirkung: Du senkst dein Herzinfarktrisiko, baust Muskelabbau vor und stärkst das Feedback deines Nervensystems.

Weg 38

Abkürzung zum sofort Ausprobieren: Atme gegen Widerstandsband

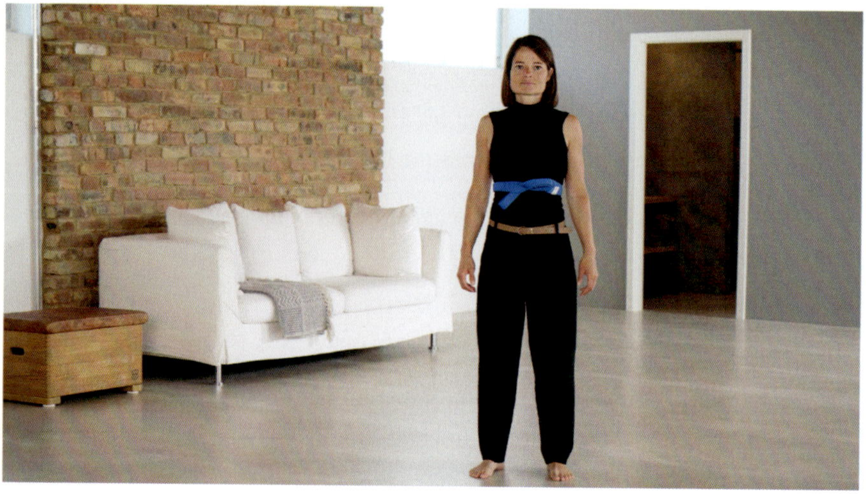

Warum solltest du diese Übung machen?

Durch das gezielte Training der Atemmuskulatur, vor allem durch Widerstand, förderst du nicht nur deine Lungenkapazität, sondern auch deine Haltung, deine Bewegungsqualität und deine Fähigkeit, in stressigen Momenten stabil zu bleiben.

Diese Übung ist fast passiv: Du legst das Band an und der Atem übernimmt.

Minimaler Aufwand, maximaler Effekt.

Was bewirkt die Übung?

- stärkt die Atemmuskulatur (vor allem Zwerchfell und Zwischenrippenmuskulatur)
- erhöht die Atemeffizienz und die Sauerstoffversorgung aller Zellen
- unterstützt eine aufrechte Haltung durch bessere Brustkorbmobilität
- aktiviert den Vagusnerv durch kontrollierte, tiefe Atmung - das beruhigt dein Nervensystem
- verbessert dein Bewegungspotenzial - durch stabile Atmung bei Belastung

Wie funktioniert die Übung?

- Beginne in neutraler Position.
- Nimm ein elastisches Band und lege es fest, aber nicht einschnürend, um die Rippenbögen, unterhalb der Brust, oberhalb deines Bauchnabels um.

- Atme entspannt durch die Nase ein und aus und achte für fünf Atemzüge auf die Ausdehnung deiner Rippenbögen gegen das Widerstandsband.
- Das Band bietet dabei sanften Widerstand und fördert die Wahrnehmung.
- Lass das Band für 20 Minuten morgens und abends umgebunden. Baue es dabei gezielt in deinen Alltag ein – nutze es im Sitzen, beim Stehen, Laufen, egal welcher Alltagstätigkeit du gerade nachgehst.

Tipps:

- Lass den Bauch locker und atme nicht in die Schultern – die Bewegung soll in den Rippenbögen spürbar sein. Das Band hilft dir dabei, die Atembewegung dreidimensional zu erleben.
- Nutze leichten Widerstand, das Band soll angenehm sein.
- Wenn du deinen Atem trainierst, trainierst du nicht nur deine Lunge – du trainierst deine Lebenskraft.

DEIN PERSÖNLICHER *ACTION-PLAN*

1. Meine größte Bewegungsbarriere im Alltag: ____________________

   ____

2. Mein erster kleiner Bewegungsschritt, den ich morgen umsetze: ____________________

   ____

3. Eine Kraft- oder Mobilitätsübung, die ich heute starte: ____________________

   ____

4. Mein Ausdauer-Moment in dieser Woche (Dauer und Tag): ____________________

   ____

5. Mein persönlicher Bewegungsanker, der mich erinnert, aktiv zu werden: ____________________

   ____

VIER

ERNÄHRUNG

DEIN BEWUSSTER HEBEL

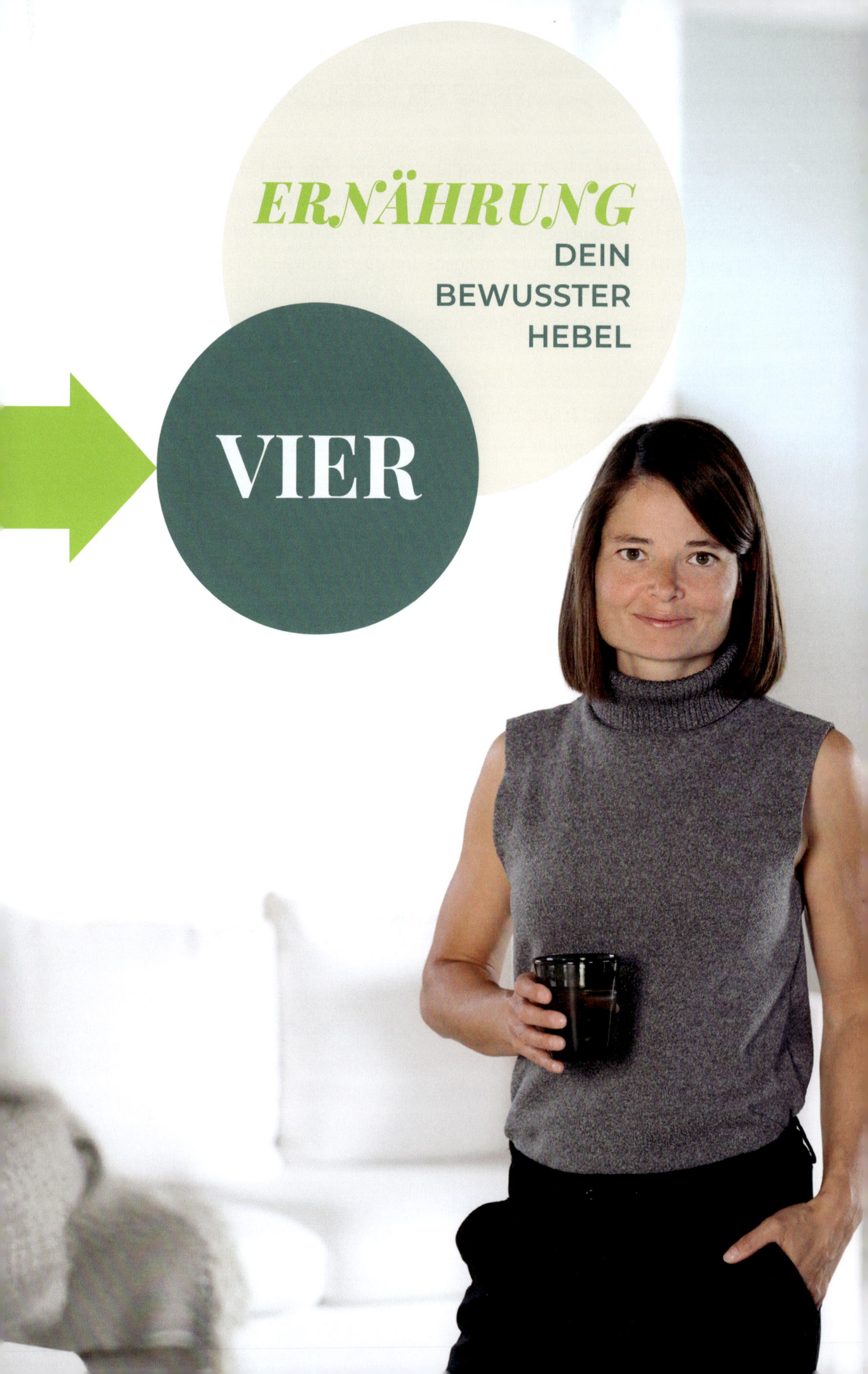

Essen zum *Genießen*:

Bei Oma gab es keine Kalorientabellen.

Aber es gab Eintopf. Apfelkompott.
Frische Kräuter.

Essen, das dampfte, duftete, tröstete.

Keine Superfoods, kein Verzicht.

Aber alles voller Sinn: warm, nährend, einfach.

Sie wusste nicht,
was „metabolische Gesundheit" bedeutet –
aber sie hatte sie.
Heute würde man sagen:
whole-food-based,
anti-inflammatory, balanced.
Sie nannte es:
„Iss was Gutes, damit du stark wirst."

Wie du deinen *Körper fütterst*, um dein Gehirn zu entlasten

Fallbeispiel: Elif, 36 – kreative Leitung, zwei kleine Kinder, emotionale Esserin, chronisch müde

„Ich hatte keine Essstörung. Ich hatte eine Erschöpfungsbeziehung zu Essen. Zucker war mein Kopfschmerzmittel, Kaffee mein Notfallplan. Ich wusste, was ‚gesund' ist – aber was mir fehlte, war Energie. Ich brauchte nicht mehr Disziplin. Ich brauchte ein anderes System."

Elif war nicht undiszipliniert. Sie war überlastet. Ihre Ernährung war keine Schwäche – sie war ein Symptom. Wie viele von uns aß sie nicht für Nährstoffe, sondern zur Beruhigung des Nervensystems. Als Trost. Zur Kontrolle. Für schnelle Energie in einem erschöpften System.

Du brauchst *keinen Ernährungsplan*. Du brauchst eine Ernährung, die dich reguliert.

Du kannst deinen Körper wie ein hochsensibles Instrument stimmen – nicht mit Pillen oder Programmen, sondern mit dem, was jeden Tag auf deinem Teller liegt. Kein Kalorienzählen. Kein Dogma. Sondern eine Rückkehr zu etwas, das wir lange wussten, bevor es Studien dazu gab: Ernährung ist nicht nur Energie. Sie ist Information. Kommunikation. Und Fürsorge.

Bei Oma gab's kein Superfood, sondern Gemüse aus dem Garten. Keine Makrotracking-Apps – aber ein Gefühl dafür, wann genug ist. Heute fangen wir an zu verstehen, was dieses intuitive Wissen biologisch bedeutet: Dass jede Mahlzeit wie ein Signal wirkt – an unsere Zellen, an unser Gehirn, an unser Immunsystem. Dass es Lebensmittel gibt, die uns alt machen und solche, die unsere innere Uhr langsamer ticken lassen.

Dieses Kapitel ist kein Plädoyer für Verzicht. Es ist eine Einladung, deine Ernährung als Werkzeug für Selbstregulation, Vitalität und Langlebigkeit zu sehen. Es zeigt dir, wie du durch gezielte Nährstoffe, kluge Kalorienreduktion, Fastenzyklen und Darmpflege nicht nur fitter wirst, sondern biologisch jünger. Und wie du dabei nicht gegen deinen Körper arbeitest, sondern mit ihm. Schritt für Schritt. Bissen für Bissen.

Denn: Dein Darm kommuniziert direkt mit deinem Gehirn. 80 bis 90 Prozent des Serotonins – dem „Zufriedenheitshormon" – werden im Darm gebildet. Deine Mahlzeiten sind keine Kalorienblöcke. Sie sind biochemische Botschaften.

Pflanzenbetonte Ernährung als stärkstes Werkzeug für gesundes Altern

Heutzutage verursachen chronische Erkrankungen wie Herzinfarkt, Diabetes, Demenz oder Krebs mehr als 70 Prozent der Todesfälle.[59-61] Daher rückt ein zentraler Faktor für Langlebigkeit immer stärker in den Fokus: unsere Ernährung. Nicht unser Alter ist das Problem - sondern, wie wir leben. Und wie wir essen.

Der *westliche* Lebensstil – der Nährboden für *Krankheiten*

Unsere typische westliche Ernährung - reich an Zucker, stark verarbeiteten Lebensmitteln, rotem Fleisch, raffinierten Fetten - bringt das innere Gleichgewicht aus der Bahn. Sie fördert stille Entzündungen und schadet der Darmflora. Zwei Faktoren, die erwiesenermaßen das Risiko für chronische Krankheiten massiv erhöhen. Krankheitsbilder, die damit in Verbindung stehen sind Herz-Kreislauf-Erkrankungen, Typ-2-Diabetes, Demenz, Krebs und Autoimmunerkrankungen.

Mehr Pflanzen, *mehr Gesundheit*

In der heutigen Ernährungspraxis hat sich eine große Bandbreite an Ernährungsformen etabliert, die sich durch einen hohen Anteil pflanzlicher Lebensmittel auszeichnen - von der mediterranen Kost über verschiedene vegetarische Varianten (ovo-, lacto- oder pesco-vegetarisch) bis hin zur veganen Ernährung. Diese Ernährungsmuster eint vor allem eines: Der Fokus liegt auf pflanzlichen Nahrungsmitteln, also Gemüse, Obst, Vollkornprodukten, Hülsenfrüchten, Nüssen und Samen - während tierische Produkte reduziert oder ganz weggelassen werden.

Ein besonders praxisnahes Konzept in diesem Zusammenhang ist die sogenannte flexitarische Ernährung. Der Begriff ist eine Wortschöpfung aus „flexibel" und „vegetarisch" und wurde 2003 von der American Dialect Society sogar zum nützlichsten Wort des Jahres gewählt. Flexitarier ernähren sich im Alltag überwiegend pflanzlich, greifen aber gelegentlich zu Fleisch, Fisch oder Milchprodukten - meist bewusst, hochwertig und in geringen Mengen. Diese Form der Ernährung ist für viele Menschen alltagstauglich, da sie ohne starre Verbote auskommt und dennoch gesundheitsfördernde Effekte bietet.

Zahlreiche Studien[62-65] zeigen, dass diese pflanzenbetonten Ernährungsmuster mit einem geringeren Risiko für chronische Erkrankungen wie Herz-Kreislauf-Leiden, Typ-2-Diabetes und bestimmten Krebsarten einhergehen.[66-70] Wer im Alltag also häufiger zu pflanzlichen Lebensmitteln greift, reduziert nicht nur seinen ökologischen Fußabdruck, sondern tut auch nachhaltig etwas für die eigene Gesundheit - ganz ohne dogmatisch zu leben. Besonders hilfreich ist es, einfache Gewohnheiten zu verändern: etwa einen „Veggie-Tag" pro Woche einzuführen, Hülsenfrüchte statt Fleisch als Eiweißquelle zu nutzen oder beim Einkauf mehr Wert auf unverarbeitete, pflanzliche Zutaten zu legen.

Gesundheitliche Vorteile *pflanzenbasierter* Ernährung:

- Antioxidativ und entzündungshemmend
- Förderung einer vielfältigen Darmflora
- Positiver Einfluss auf Blutzucker und Insulinresistenz
- Prävention gegen chronische Krankheiten

Aktuell werden drei renommierte, evidenzbasierte Ernährungskonzepte empfohlen, die sich allesamt auf eine überwiegend pflanzenbasierte Kost fokussieren:

- Empfehlungen der Deutschen Gesellschaft für Ernährung
- „Planetary Health Diet" der EAT-Lancet-Kommission[71]
- „Longevity Diet" nach Longo et al.[72]

Die Deutsche Gesellschaft für Ernährung empfiehlt eine ausgewogene Mischkost, bei der pflanzliche Lebensmittel - insbesondere Obst, Gemüse, Vollkornprodukte und pflanzliche Fette - den Hauptanteil bilden. Tierische Produkte wie Fleisch, Milch und Fisch sind in moderaten Mengen enthalten.

Die „Planetary Health Diet" geht noch einen Schritt weiter: Sie legt aus globaler und ökologischer Perspektive den Fokus auf Nachhaltigkeit und Ressourcenschonung - mit einem deutlich höheren Anteil pflanzlicher Lebensmittel und nur sehr geringen Mengen an Fleisch oder tierischen Produkten. Das Ziel: Eine Ernährung, die sowohl gesund als auch umweltverträglich ist.

Die „Longevity Diet", entwickelt auf Basis zellbiologischer und molekularmedizinischer Forschung, strebt vor allem eine Verlangsamung des Alterungsprozesses und eine Verlängerung der gesunden Lebensspanne an. Sie empfiehlt unter anderem intermittierendes Fasten, eine reduzierte Proteinaufnahme aus tierischen Quellen im mittleren Lebensalter sowie eine Ernährung reich an Hülsenfrüchten, Nüssen, Vollkorn und gesunden Fetten wie Olivenöl.

Allen drei Ansätzen liegt der Gedanke zugrunde, dass unsere tägliche Ernährung sowohl die Gesundheit des Einzelnen als auch die des Planeten maßgeblich beeinflusst.

Alltagstipps für *gesunde Ernährung* ohne Druck

Was du isst, entscheidet über deine Energie (Blutzucker), deine Stimmung (Neurotransmitter), deine Entzündungswerte (Immunantwort), dein Heißhunger-Verhalten (Dopaminsteuerung) und deine mentale Klarheit (Insulinresistenz vs. Zellenergie).

Deine Energie (Blutzucker):

Nach dem Essen steigt dein Blutzuckerspiegel - je nachdem, was du gegessen hast, schnell oder langsam. Einfachzucker aus Süßigkeiten oder Weißmehl lassen ihn rasch ansteigen und ebenso schnell wieder fallen. Das Ergebnis: Du fühlst dich erst wach, dann müde und gereizt. Vollwertige Kohlenhydrate, Proteine und Fette sorgen dagegen für stabile Werte und damit für nachhaltige Energie ohne Leistungseinbruch.

▶ **Tipp:** Kombiniere jede Mahlzeit mit Protein und Ballaststoffen, um Energietiefs zu vermeiden.

Deine Stimmung (Neurotransmitter):

Aminosäuren aus Eiweiß werden in deinem Gehirn zu Botenstoffen wie Serotonin (für Gelassenheit), Dopamin (für Motivation) oder GABA (für innere Ruhe) umgewandelt. Ohne hochwertige Lebensmittel fehlt deinem Gehirn buchstäblich das Rohmaterial für gute Stimmung.

▶ **Tipp:** Setze auf Eiweißquellen wie Linsen, Fisch, Eier oder Tofu - sie liefern die Bausteine für deine emotionale Balance.

Deine Entzündungswerte (Immunantwort):

Verarbeitete Lebensmittel, zu viel Zucker oder minderwertige Fette (zum Beispiel Transfette) können stille Entzündungen im Körper fördern - auch ohne, dass du es merkst. Diese chronische Entzündung belastet dein Immunsystem und kann langfristig zu Müdigkeit, Gelenkschmerzen oder Stimmungsschwankungen führen.

▶ **Tipp:** Integriere entzündungshemmende Lebensmittel wie Beeren, grünes Blattgemüse, Omega-3-reichen Fisch oder Kurkuma.

Dein Heißhunger-Verhalten (Dopaminsteuerung):

Zucker, Salz und Fett in industriell verarbeiteten Produkten aktivieren dein Belohnungssystem besonders stark - Dopamin wird ausgeschüttet, du fühlst dich kurzfristig gut. Doch je häufiger das passiert, desto stärker verlangt dein Gehirn nach dem nächsten „Kick" - du wirst unbewusst zum Snack-Automaten deiner eigenen Gewohnheiten.

▶ **Tipp:** Reduziere Snacks mit hohem Suchtfaktor bewusst und ersetze sie durch natürliche, sättigende Alternativen - so bleibst du Chef deiner Entscheidungen.

Deine mentale Klarheit (Insulinresistenz vs. Zellenergie):

Wenn du oft stark zucker- oder kohlenhydratreiche Mahlzeiten zu dir nimmst, können deine Zellen auf Dauer insulinresistent werden - sie nehmen weniger Glukose auf. Das führt zu Energielücken im Gehirn: Du fühlst dich „neblig", unkonzentriert, leicht reizbar. Gesunde Zellen mit stabiler Insulinantwort dagegen versorgen dein Gehirn kontinuierlich mit Energie.

▶ **Tipp:** Halte vier bis fünf Stunden Abstand zwischen Mahlzeiten, vermeide Dauersnacken und iss dich bewusst satt - so stärkst du deine Zellenergie.

Essen ist nicht nur Genuss, es ist biochemische Kommunikation mit deinem Körper. Je bewusster du deine Mahlzeiten wählst, desto klarer, stabiler und kraftvoller reagiert dein System - von Kopf bis Fuß.

Und nein, du musst kein Ernährungstagebuch führen, verzichten oder dich komplizierten Protokollen versklaven, um gesund zu essen. Du darfst verstehen: Es gibt Lebensmittel, die dich langfristig unterstützen und solche, die dich konstant in Notfall-Modus halten.

Du kannst dein Leben bereits verlängern, nur durch die Art, wie du isst. Genau das legt ein zentrales Konzept der Langlebigkeitsforschung nahe: die kalorische Restriktion. Gemeint ist damit nicht Hungern, sondern eine dauerhaft reduzierte Kalorienzufuhr - um etwa 15 bis 40 Prozent weniger als der persönliche Energiebedarf, ohne dabei in einen Mangelzustand zu rutschen.

Kalorienreduktion – *simpel* und *evolutionär* tief verankert

In der Natur ist Überfluss die Ausnahme. Überlebensfähige Organismen haben sich daran angepasst, mit weniger Energie auszukommen und dabei sogar robuster zu werden. Studien mit Hefezellen, Würmern, Fliegen, Mäusen und Affen zeigen: Wird die Energiezufuhr reduziert, steigt die Lebenserwartung zum Teil um 30 bis 50 Prozent.[73] Der Organismus schaltet auf „Reparaturmodus" - weniger Wachstum, mehr Schutz. Die Zellen regenerieren besser, der Stoffwechsel wird effizienter, Entzündungen gehen zurück.

Fasteneffekte beim Menschen

Fasten ist weit mehr als ein neuer Ernährungstrend - es ist eine evolutionäre Urerfahrung. Unsere Vorfahren lebten mit natürlichen Fastenzyklen: Wenn die Jagd erfolglos war, blieb die Nahrung aus. Heute leben wir im Überfluss und vergessen dabei, wie wichtig gezielte Pausen für unseren Organismus sind.

Zwar ist der Mensch kein Labor-Nagetier, aber auch bei uns zeigt sich: Weniger Kalorien - richtig dosiert - können messbare Gesundheitsgewinne bringen. Die CALERIE-Studie[74-76] eine der wichtigsten Humanuntersuchungen auf diesem Gebiet, hat das eindrucksvoll gezeigt. Über zwei Jahre reduzierten gesunde Erwachsene ihre Kalorienzufuhr um etwa 15 Prozent. Das Ergebnis: niedrigerer Blutdruck, besseres Blutfettprofil, erhöhte Insulinsensitivität und - besonders spannend - signifikant weniger Alterungsprozesse auf molekularer Ebene.

Mit einer modernen epigenetischen „Pace of Aging"-Messung konnte nachgewiesen werden, dass die Teilnehmer biologisch langsamer alterten als die Kontrollgruppe - ihre „Uhr" tickte buchstäblich langsamer.[77] Zwar lag die Reduktion bei rund zwei bis drei Prozent, doch selbst diese scheinbar kleine Verlangsamung summiert sich im Laufe der Jahre zu einem echten Gewinn an gesunder Lebenszeit.

Weniger Essen kann dein *Leben verlängern*

Kalorienrestriktion ist mehr als eine Diät. Es ist eine Art, deinem Körper zu sagen: „Schütze dich. Repariere dich. Bleib jung."
Aber warum funktioniert das wirklich?

Hier sind die zentralen Mechanismen - einfach erklärt und direkt auf dein Leben bezogen:

1. **Dein Blutzucker bleibt ruhiger und schützt deine Zellen**
   Wenn du weniger isst, senkst du die Menge an Insulin, die dein Körper produzieren muss.

   Insulin ist wichtig - aber zu viel davon lässt deine Zellen schneller altern. Es treibt Entzündungen an, fördert Fettansammlungen und schwächt die Reparaturmechanismen.

   Alltagseffekt:
   Wenn du deine Mahlzeiten kleiner hältst, verhinderst du starke Blutzuckerschwankungen. Das bedeutet: weniger Entzündungen und mehr Balance. Dein Körper kommt zur Ruhe - wie das Meer an einem stillen Tag, nicht wie ein Sturm, der dich immer wieder durcheinanderwirbelt.

2. **Deine „Reparatur-Proteine" werden aktiviert**
   Wenn du weniger isst, geht dein Körper nicht sofort auf Wachstum, sondern in den Wartungsmodus. Dabei aktiviert er Gene, die für Zellschutz, Reinigung und Regeneration zuständig sind - die sogenannten Sirtuine. Diese körpereigenen Reparatur-Enzyme werden insbesondere dann aktiv, wenn durch Fasten eine Phase der Energieknappheit entsteht

   Alltagseffekt:
   Wenn du deinem Körper regelmäßige Pausen vom Essen gönnst, schützt du deine Zellen besser vor Alterung, reduzierst DNA-Schäden und senkst dein Risiko für Krankheiten wie Krebs.

   Dein Körper verhält sich dann nicht wie ein hektischer Baustellenleiter, der schnell neue Häuser hochzieht, sondern wie ein weiser Handwerker, der die alten Häuser sorgfältig restauriert.

3. **Dein Körper erkennt: Überfluss ist vorbei – jetzt zählt Effizienz**
   Ein Signal namens mTOR (sprich: „emtor") steuert, ob dein Körper wächst oder sich repariert. mTOR steht für „mechanistic Target of Rapamycin" und ist ein zelluläres Steuerprotein, das deinem Körper hilft, zu entscheiden, ob er in den Wachstumsmodus oder in den Reparaturmodus schalten soll. Ist mTOR aktiv,

etwa nach eiweiß- oder kalorienreicher Ernährung, fördert es Zellwachstum, Muskelaufbau und Gewebeerneuerung. Das ist sinnvoll in Wachstumsphasen oder nach körperlicher Belastung. Wird mTOR jedoch dauerhaft überaktiv, etwa durch ständiges Essen oder Stress, kann das zu vermehrtem Zellstress, Entzündungen und beschleunigtem Altern führen.

Wird mTOR hingegen gehemmt, beispielsweise durch Fasten, weniger Eiweiß oder Bewegung, schaltet dein Körper in den Reparaturmodus: Alte Zellen werden recycelt, geschädigte Strukturen abgebaut, der Organismus schützt sich besser - ein zentraler Mechanismus für gesunde Langlebigkeit.

Wenn du viel isst, ist das mTOR-Signal aktiv: Dein Körper setzt auf Wachstum - allerdings auch mit mehr Zellstress und beschleunigtem Altern. Isst du dagegen weniger, wird mTOR gebremst. Dein Körper schaltet in den Wartungsmodus, repariert Zellen und fördert so Langlebigkeit.

Alltagseffekt:
Wenn du deinem Körper Pausen vom Essen gönnst, produziert er weniger überflüssiges Zellwachstum und damit sinkt auch das Risiko für Tumorbildung. Statt immer neue Zellen auf Quantität zu bauen, legt er den Fokus stärker auf die Qualität der bestehenden Zellen.

Weniger „schnelle Billigbauten", mehr „hochwertige Sanierung" im Inneren deines Körpers.

4. **Deine Zellen räumen endlich auf**
   Wenn du isst, sind deine Zellen beschäftigt - mit Verdauen, Verwerten, Speichern.

   Wenn du weniger oder eine Zeit lang nichts isst, schalten sie auf Autophagie um: eine Art "Frühjahrsputz" auf Zellebene. Autophagie (aus dem Griechischen: „sich selbst essen") ist ein zellulärer Reinigungsprozess, bei dem deine Zellen beginnen, eigene beschädigte oder überflüssige Bestandteile abzubauen und wiederzuverwerten. Statt ständig Neues aufzubauen, räumt dein Körper auf - ähnlich wie beim Ausmisten: Zellmüll, beschädigte Proteine und fehlerhafte Organellen werden erkannt, abgebaut und recycelt. Dieser Vorgang wird besonders dann aktiviert, wenn du eine Zeit lang nichts isst - etwa beim Fasten oder nach längeren Esspausen. Die Zelle spart so nicht nur Energie, sondern schützt sich langfristig vor Alterung, Entzündungen und Krankheiten.

Autophagie ist wie ein zellulärer Frühjahrsputz - entscheidend für gesunde Langlebigkeit, gute Zellfunktion und Schutz vor chronischen Erkrankungen.

Alltagseffekt:
Wenn du weniger isst, produziert dein Körper weniger Zellmüll. Das ist wie Aufräumen von innen: Entzündungen gehen zurück, dein Stoffwechsel läuft runder, deine Haut strahlt frischer und dein Kopf fühlt sich klarer an.

Das ist wie ein wöchentlicher Budenschwung, bei dem du deine Wohnung wirklich aufräumst - statt immer nur neue Möbel in den Dreck zu stellen.

Kalorienrestriktion – Einladung statt Verzicht

Eine Einladung an deinen Körper, sich um sich selbst zu kümmern, statt ständig nur zu reagieren. Wer lernt, den natürlichen Wechsel von Fülle und Pause zu respektieren, schenkt sich selbst: mehr Jahre. Und mehr Leben in jedem Jahr.

Was das im echten Leben bedeutet:

- Mehr Energie, weil deine Mitochondrien besser funktionieren.
- Weniger „heimliche Entzündungen“, die Alter und Krankheiten antreiben.
- Bessere Stimmung, weil dein Körper ruhiger und klarer arbeiten kann.
- Länger fit und gesund bleiben - innen und außen.

Essenspausen können mehr für deine Gesundheit tun als du denkst. Eine besonders alltagstaugliche Form ist das intermittierende Fasten. Dabei wird nicht zwingend die Gesamtmenge an Kalorien gesenkt, sondern das Zeitfenster, in dem gegessen wird, verkleinert. Beliebt ist das sogenannte 16:8-Fasten: 16 Stunden nichts essen, acht Stunden essen - zum Beispiel von zwölf bis 20 Uhr. Alternativen sind das 5:2-Modell (zwei Fastentage pro Woche) oder gelegentliches 24-Stunden-Fasten.

Metabolische Vorteile *ohne* Diät-Stress

Das Erstaunliche ist, schon ohne Gewichtsverlust können sich gesundheitliche Marker verbessern. Fastenphasen senken den Insulinspiegel, fördern die Insulinsensitivität und reduzieren entzündliche Prozesse. Viele Fastende berichten zusätzlich über besseren Schlaf, einen klareren Kopf und gesteigerte Konzentration - wahrscheinlich durch eine erhöhte Anzahl an Ketonkörpern im Blut, die das Gehirn wie „Premium-Treibstoff“ versorgen.

Diese Ketone – etwa β-Hydroxybutyrat – wirken nicht nur als Energiequelle, sondern auch als Signalmoleküle: Sie aktivieren zellschützende Gene, fördern die Autophagie (Zellreinigung) und hemmen Entzündungen. Kurz gesagt: Fasten hilft dem Körper beim Aufräumen.

Ein *Fastenfenster* kann reichen – sogar *über Nacht*

Ganz neu im Fokus: Time-Restricted Eating (TRE). Hier reicht schon ein nächtliches Essensfenster von zehn Stunden oder weniger (zum Beispiel Abendessen um 19 Uhr, Frühstück um 9 Uhr), um metabolische Vorteile zu erzielen. Studien[78] deuten darauf hin, dass sich dadurch Blutzucker, Blutdruck und Entzündungsmarker verbessern – ohne dass man hungern muss.

Fasten braucht *Verantwortung*

So vielversprechend Fasten klingt – es ist kein Allheilmittel. Besonders bei längeren Fastenperioden oder vorbestehenden Erkrankungen ist ärztliche Begleitung wichtig. Risiken wie Nährstoffmangel, Gallensteine oder das sogenannte Refeeding-Syndrom (nach zu langem Fasten) dürfen nicht unterschätzt werden.

Aber die gute Nachricht bleibt: Mildes, periodisches Fasten ist eine der zugänglichsten Strategien zur Zellverjüngung und bringt viele Vorteile der Kalorienrestriktion, ohne auf Dauer hungern zu müssen.

Kalorien runter, Nährstoffe rauf – Qualität vor Quantität

Es geht nicht darum, dem Körper etwas wegzunehmen, sondern ihm gezielter das zu geben, was er wirklich braucht. Die Botschaft ist klar: Wer seine Kalorienzufuhr reduzieren will – etwa im Sinne der Kalorienrestriktion zur Langlebigkeitsförderung – muss besonders auf die Nährstoffdichte achten. Sprich: weniger Teller, mehr Inhalt.

Besonders alltagsnah ist das Prinzip der 80Prozent-Regel, wie sie in Okinawa gelebt wird: „Hara Hachi Bu" bedeutet so viel wie „Iss nur, bis du zu 80 Prozent satt bist". Menschen in den Blue Zones, wo außergewöhnlich viele Hundertjährige leben, beherzigen diese Regel intuitiv und haben über Jahrzehnte hinweg seltener mit Übergewicht oder Stoffwechselkrankheiten zu kämpfen.

Weniger Kalorien, mehr Nährstoffe – das ist der Kern einer intelligenten Longevity-Ernährung.

Denn Kalorienrestriktion bedeutet nicht, sich hungrig und schwach zu fühlen. Im Gegenteil: Wer weniger isst, muss besser essen. Entscheidend ist die Nährstoffdichte - also wie viel Schutz, Reparatur und Energie in jeder Kalorie steckt.

Antioxidantien – Mythos und Wahrheit über die freien Radikale

Über Jahrzehnte galt: Antioxidantien wie Vitamin C, Vitamin E oder Beta-Carotin sollen das Altern bremsen. Grundlage dafür war eine frühe Theorie von Denham Harman, die sogenannte „Free Radical Theory of Ageing“[79]. Sie geht davon aus, dass freie Radikale im Laufe des Lebens immer mehr Zellschäden anrichten und dass Antioxidantien diese schädlichen Prozesse abfangen können.

Heute ist klar: Oxidativer Stress hat auch nützliche Seiten. Er wirkt als Signalmolekül, triggert Anpassungsprozesse und aktiviert körpereigene Schutzsysteme. Deshalb lautet das neue Credo: Nicht Antioxidantien in Pillenform, sondern eine Ernährung, die natürliche Antioxidantien und sekundäre Pflanzenstoffe in ihrer komplexen Matrix liefert - etwa über Gemüse, Beeren, Olivenöl oder grünen Tee.

Die *mediterrane Ernährung* – ein nachweislich wirksames Langzeitrezept

Ein Paradebeispiel für eine solche schützende Ernährung ist die traditionelle Mittelmeer-Ernährung. Sie kombiniert eine hohe Aufnahme pflanzlicher Lebensmittel mit moderatem Fisch- und Olivenölkonsum, wenig verarbeitetem Fleisch, wenig Zucker.

Das PREDIMED-Projekt[80] (eine großangelegte spanische Interventionsstudie) zeigte: Menschen, die sich mediterran ernährten - mit Fokus auf Nüssen und extra nativem Olivenöl - hatten über fünf Jahre hinweg signifikant weniger Herz-Kreislauf-Ereignisse als eine Kontrollgruppe mit fettarmer Diät.

Warum wirkt diese Kost so gut?
Sie liefert ein breites Spektrum an Mikronährstoffen und Bioaktivstoffen:

- **Polyphenole** (zum Beispiel aus Olivenöl, Rotwein, Beeren) wirken anti-inflammatorisch und gefäßschützend.

  Polyphenole sind sekundäre Pflanzenstoffe, die in Beeren, Olivenöl, grünem Tee oder Rotwein vorkommen. Sie wirken im Körper wie natürliche Entzündungshemmer und Radikalfänger - das heißt: Sie helfen dabei, Zellschäden zu verhindern und das Herz-Kreislauf-System zu schützen. Besonders spannend: Studien[81, 82] zeigen, dass sie Alterungsprozesse verlangsamen können - unter anderem durch ihre Wirkung auf Blutgefäße, das Immunsystem und die Zellkommunikation.

- **Omega-3-Fettsäuren** aus Fisch und Nüssen hemmen entzündliche Signalwege und schützen das Gehirn.

  Omega-3-Fettsäuren (vor allem EPA und DHA) stecken in fettem Fisch wie Lachs, Makrele, aber auch in Walnüssen und Leinsamen. Sie sind nicht nur gut fürs Herz, sondern auch echte Gehirnschützer: Sie hemmen entzündliche Signalstoffe, die unter anderem bei Depressionen, Demenz oder chronischen Schmerzen eine Rolle spielen. Gleichzeitig verbessern sie die Signalweiterleitung im Gehirn, fördern die geistige Leistungsfähigkeit und schützen das Nervensystem.

- **Ballaststoffe** fördern das Mikrobiom, das über die Darm-Hirn-Achse und Immunmodulation alterungsrelevante Prozesse beeinflusst.

  Ballaststoffe findest du in Vollkornprodukten, Hülsenfrüchten, Gemüse und Obst. Sie nähren die „guten" Bakterien in deinem Darm und genau dort liegt ein unterschätzter Schlüssel zu gesunder Langlebigkeit. Denn über das sogenannte Mikrobiom beeinflussen Ballaststoffe deine Verdauung, dein Immunsystem und sogar deine Stimmung. Der Clou: Ein gesunder Darm reduziert stille Entzündungen im Körper und kommuniziert über die Darm-Hirn-Achse direkt mit deinem Gehirn. Das Ergebnis: mehr Energie, mehr Ruhe und langfristig gesünder.

Mehr *Nährwert* pro Kalorie

Wer Kalorien reduziert, muss umso mehr auf Qualität achten. Die Ernährung der Zukunft - und für ein langes Leben - ist vorwiegend pflanzenbasiert, mikronährstoffreich und natürlich. Sie verzichtet auf künstliche Zusätze, vermeidet isolierte Hochdosen und setzt auf Synergien: bunte Teller statt grauer Pillen.

Alkohol – kurz entspannend und *langfristig belastend*

Alkohol fühlt sich im Moment oft wie eine Pause an, doch biologisch gesehen ist er das Gegenteil. Auch wenn Alkohol ist in unserer Gesellschaft normalisiert wird, bleibt er ein Zellgift. Selbst in kleinen Mengen wirkt er entzündungsfördernd, belastet die Leber, stört den Schlaf und bringt die Hormon- und Zuckerregulation durcheinander. Was viele nicht wissen: Alkohol beeinflusst auch das Mikrobiom negativ und schwächt die Darm-Hirn-Achse. Der vermeintlich entspannende Schluck am Abend sabotiert auf Zellebene genau das, was du langfristig brauchst: Regeneration, Klarheit und innere Balance. Wer weniger trinkt – oder ganz verzichtet – schenkt seinem Körper mehr Energie, dem Gehirn mehr Ruhe und dem Immunsystem bessere Bedingungen für Langlebigkeit.

Was dein Körper *wirklich* will

Fertiggerichte, Snacks, Riegel, Tiefkühlpizza und Co. enthalten meist eine ungesunde Mischung aus Zucker, Salz, schlechten Fetten, Zusatzstoffen und isolierten Kohlenhydraten. Diese Kombination überfordert deine Zellen, triggert Heißhunger, führt zu Blutzuckerschwankungen und fördert stille Entzündungen – ein zentraler Risikofaktor für chronische Krankheiten und beschleunigte Alterung. Dazu kommt: Ultra-verarbeitete Lebensmittel wirken mikrobiom-feindlich, fördern die Insulinresistenz und sabotieren deine natürliche Sättigung. Die Folge: mehr Appetit, weniger Energie und ein Körper, der im Überfluss unterversorgt ist.

Die einfache Regel lautet: Je weniger Zutaten auf der Verpackung – und je natürlicher die Herkunft –, desto besser für deine Zellen. Essen soll nähren, nicht nur füllen.

Mikrobiom, Ernährung und *Langlebigkeit* – wie dein Darm über deine Zukunft *entscheidet*

Unsere Darmflora ist mehr als ein Verdauungshelfer – sie ist ein Taktgeber für Gesundheit, Stoffwechsel, Immunfunktion und sogar für die Alterung. Und du kannst sie mit jeder Mahlzeit beeinflussen.

Pflanzenpower für den Darm – Vielfalt ist Trumpf

Die Art, wie wir essen, formt das Mikrobiom – also die Billionen Mikroorganismen, die in unserem Darm leben. Eine ballaststoffreiche, pflanzenbetonte Ernährung fördert die Ansiedlung nützlicher Bakterienarten wie Bifidobakterien, Lactobazillen oder Faecalibacterium prausnitzii. Diese Mikroben produzieren kurzkettige Fettsäuren wie Butyrat, das als Superfood für unsere Darmzellen gilt. Es wirkt entzündungshemmend, verbessert die Darmbarriere, fördert die Insulinsensitivität und hat vermutlich sogar neuroprotektive Effekte.

Die NU-AGE-Studie[83] liefert konkrete Belege: Eine mediterrane Ernährung über zwölf Monate veränderte bei älteren Menschen das Mikrobiom messbar - mehr F. prausnitzii, weniger Entzündungen, eine geringere Gebrechlichkeitsrate, also eine geringere Anfälligkeit für Krankheiten, Stürze, Krankenhausaufenthalte und funktionelle Einschränkungen.

Wenn *schlechte Bakterien* Überhand gewinnen

Das Gegenteil passiert bei westlicher Kost mit viel Zucker, Fett und wenig Faserstoffen: Eine Dysbiose entsteht, ein biologisches Ungleichgewicht im Darm, das viele gesundheitliche Systeme beeinflussen kann - mit Bakterien, die eher schaden als nützen. Diese produzieren vermehrt Toxine und fördern systemische Entzündungen. Die Folge: ein pro-inflammatorisches Milieu, das Entzündungen begünstigt und damit das Altern beschleunigt - auch bekannt als „Inflammaging".

Das *Mikrobiom* der *Hundertjährigen*

Bei Menschen über 100 Jahren zeigt sich oft ein ganz eigenes Mikrobiomprofil: mehr Diversität, die entzündungshemmend wirkt und zur Darmintegrität beitragen könnte. Solche Mikroben sind in westlichen Gesellschaften oft selten geworden - in Blue Zones jedoch noch häufig zu finden. Der Unterschied? Faserreiche, unverarbeitete Ernährung - wie sie dort seit Generationen üblich ist.

Die *30*-Pflanzen-Regel

Neuere Mikrobiom-Forschung[84, 85] zeigt: Wer mindestens 30 verschiedene pflanzliche Lebensmittel pro Woche isst - also Gemüse, Obst, Nüsse, Samen, Hülsenfrüchte - hat die höchste Diversität im Darm und die besten Gesundheitsmarker. Einmal pro Woche deine Pflanzenvielfalt zu zählen und auf Abwechslung zu setzen, erlaubt dir, jedes neue Lebensmittel als ein Geschenk für dein Mikrobiom zu sehen.

Iss für dein *Mikrobiom*

Ein gesundes Mikrobiom schützt dich nicht nur vor Verdauungsproblemen. Es kann auch dein Immunsystem modulieren, Entzündungen dämpfen, deine Insulinsensitivität verbessern und dir dabei helfen, gesund alt zu werden.

Du brauchst keine radikalen Diäten. Was du brauchst, ist Vielfalt, Frische, Faserstoffe und die Erkenntnis, dass du mit Messer und Gabel Einfluss auf dein inneres Ökosystem nimmst. Jeden Tag. Denn wer seine Mikroben pflegt, pflegt die Grundlage für ein langes, gesundes Leben.

Mitochondrien – der Schlüssel zu mehr Energie im Alter

Mitochondrien sind die Kraftwerke deiner Zellen – sie produzieren die Energie (ATP), die du für Bewegung, Denken, Verdauung und jede andere Funktion brauchst. Mit zunehmendem Alter wird diese Energieproduktion ineffizienter – es entsteht mehr oxidativer Stress, weniger Energie. Dieser Prozess steht im Zentrum vieler Alterskrankheiten, darunter Demenz, Herzschwäche, Diabetes und Muskelschwund.

Ernährung und Mitochondrien

Deine Ernährung kann deine Mitochondrien direkt unterstützen. Einige Mikronährstoffe sind essenziell für die Funktion der Mitochondrien-Enzyme – dazu zählen:

1. **B-Vitamine (B1, B2, B3, B5)**
   Diese Vitamine sind entscheidend für den Energiestoffwechsel innerhalb der Zelle.

   Enthalten in:
   - **B1 (Thiamin):** Vollkornprodukten, Hülsenfrüchten, Sonnenblumenkernen
   - **B2 (Riboflavin):** Milchprodukten, Mandeln, Brokkoli
   - **B3 (Niacin):** Geflügel, Erdnüssen, Pilzen
   - **B5 (Pantothensäure):** Eiern, Avocados, Süßkartoffeln

2. **Magnesium**
   Magnesium ist an über 300 enzymatischen Reaktionen beteiligt, viele davon betreffen die Energieproduktion.

Enthalten in:

- Kürbiskernen, Mandeln, Haferflocken, Spinat, dunkler Schokolade

3. **Zink**
   Zink wirkt antioxidativ und schützt die Mitochondrien vor oxidativem Stress.

   Enthalten in:

   - Rindfleisch, Linsen, Kichererbsen, Hafer, Kürbiskernen

4. **Coenzym Q10**
   CoQ10 ist direkt an der Energieproduktion in den Mitochondrien beteiligt.

   Enthalten in:

   - Makrelen, Sardinen, Innereien (vor allem Herz und Leber), Spinat, Brokkoli

5. **L-Carnitin**
   L-Carnitin hilft beim Transport von Fettsäuren in die Mitochondrien – ein Schlüsselprozess für Energiegewinnung.

   Enthalten in:

   - Rotem Fleisch (v. a. Lamm und Rind), Fisch, Hühnerbrust
   - In kleineren Mengen: Milchprodukten, Spargel, Avocado

6. **Alpha-Liponsäure**
   Diese Substanz unterstützt die Regeneration anderer Antioxidantien und verbessert die Energieverwertung.

   Enthalten in:

   - Spinat, Brokkoli, Tomaten, Rosenkohl, Leber

Diese Stoffe fördern die ATP-Produktion und reduzieren gleichzeitig schädliche Nebenprodukte wie freie Radikale.

Doch nicht nur die Mikronährstoffe sind entscheidend, auch die Art der Makronährstoffe zählt. Eine Ernährung, die reich an komplexen Kohlenhydraten, ungesättigten Fetten und sekundären Pflanzenstoffen ist, scheint die Bildung neuer Mitochondrien zu fördern. Besonders wirksam: Ausdauertraining in Kombination mit einer antioxidanzienreichen Kost.

Kalorien sind nur die *halbe Wahrheit*

Für ein langes, gesundes Leben kommt es nicht nur darauf an, weniger zu essen, was die Biogenese neuer Mitochondrien (also die Bildung neuer Zellkraftwerke) zu fördern scheint, sondern besser zu essen. Kalorienrestriktion entfaltet nur dann ihren vollen Nutzen, wenn sie mit einer hochwertigen, nährstoffreichen Ernährung kombiniert wird. Die Qualität deiner Nahrung entscheidet darüber, ob dein Körper sich im Reparaturmodus befindet - oder im Verschleiß.

Mikronährstoffe und mitochondriale Gesundheit sind dabei wie das Öl und die Zündkerzen eines Motors: Ohne sie läuft nichts rund. Sorge dafür, dass deine Zellen mit allem versorgt sind, was sie brauchen - dann arbeiten sie auch im Alter noch kraftvoll und effizient.

Und: Wer regelmäßig Pausen vom Essen einlegt - durch Fasten oder metabolische Flexibilität - schenkt seinen Mitochondrien eine Art Zell-Wellness. Nicht weniger als deine Zukunft hängt davon ab.

Der stille Feind – *überernährt* und dennoch *unterversorgt*

Das Paradoxe: Gerade in westlichen Gesellschaften, wo wir im Überfluss leben, sind Mikronährstoffmängel weit verbreitet. Der Grund: Unsere Supermärkte sind voll von hochkalorischer, aber nährstoffarmer Nahrung. Fertigprodukte, Weißmehl, Zuckerbomben. Das macht satt - aber nicht gesund.

Für deinen Alltag heißt das: Wer auf Langlebigkeit setzt, sollte auf hochwertige, nährstoffdichte Lebensmittel setzen. Viel Gemüse, Obst, Hülsenfrüchte, Nüsse, Vollkorn, hochwertige pflanzliche Fette, mageres Protein und möglichst wenig stark Verarbeitetes.

Proteine – das *Fundament* für Körper, Geist und ein langes Leben

Oft auf den Muskelaufbau reduziert, wird die wahre Rolle von Proteinen im Alltag wie in der Gesundheitsforschung dramatisch unterschätzt. Denn Proteine sind nicht nur Strukturelemente, sondern die molekularen Multitalente unseres Körpers. Sie steuern lebenswichtige Prozesse: von der Hormon- und Enzymproduktion über die Funktion des Immunsystems bis hin zur Stimmung und mentalen Leistungsfähigkeit.

Besonders mit zunehmendem Alter wird eine ausreichende und hochwertige Proteinzufuhr zur gesundheitlichen Schlüsselfrage. Laut Empfehlungen der Deutschen Gesellschaft für Ernährung (DGE)[86] liegt der tägliche Bedarf bei gesunden Senioren bei 1,0 bis 1,2 Gramm pro Kilogramm Körpergewicht, bei Erkrankungen oder Mangelzuständen sogar bei bis zu 1,5 Gramm pro Kilogramm Körpergewicht[87] – ein Wert, der in der Praxis oft deutlich unterschritten wird. Die Folge: Sarkopenie, Gebrechlichkeit und ein erhöhtes Risiko für Stürze und Krankenhausaufenthalte.

Doch nicht nur die Menge, auch die Qualität der Eiweißquellen zählt. Während tierische Produkte ein vollständiges Aminosäureprofil bieten, punkten pflanzliche Quellen – wie Hülsenfrüchte, Nüsse oder Vollkornprodukte – durch ihre gesundheitliche Verträglichkeit und ihr Potenzial zur Krankheitsprävention. Die INCHIANTI-Studie[88], eine Langzeituntersuchung mit über 1.000 älteren Menschen, zeigt eindrucksvoll: Ein höherer Anteil pflanzlicher Proteine senkt das Sterberisiko im Alter. Umgekehrt ist ein hoher Konsum von verarbeitetem tierischen Eiweiß mit erhöhter Mortalität assoziiert.

Die beste Strategie? Eine clever kombinierte, pflanzenbasierte Ernährung, ergänzt durch hochwertige tierische Produkte wie Eier, Fisch oder fermentierte Milchprodukte. Das steigert nicht nur die biologische Wertigkeit des Proteins, sondern auch die Alltagstauglichkeit des Speiseplans.

Wer gezielt auf die Qualität und Menge von Eiweiß achtet, tut weit mehr als nur Muskeln zu erhalten. Er schützt Nerven, stärkt das Immunsystem, fördert die Wundheilung und unterstützt die psychische Belastbarkeit – besonders in stressreichen Zeiten, im Alter oder bei körperlicher Beanspruchung. Proteine sind damit nicht nur Nahrung – sie sind die molekulare Gesundheitsvorsorge für ein selbstbestimmtes und vitales Leben.

Die aktuellen Ernährungsempfehlungen betonen eine überwiegend pflanzenbasierte Kost, die gleichzeitig eine ausreichende Proteinzufuhr sicherstellen sollte. Eine hohe Zufuhr tierischer Proteine, insbesondere aus verarbeitetem Fleisch, ist mit einer erhöhten Sterblichkeit assoziiert und wird nicht empfohlen. Pflanzliche Ernährung hingegen korreliert mit einer höheren Lebensqualität und -dauer. Ab dem 65. Lebensjahr steigt der Proteinbedarf, da eine unzureichende Versorgung das Risiko für Sarkopenie, Osteoporose und Mortalität erhöht. Tierisches Eiweiß kann gezielt genutzt werden, um die Muskelproteinsynthese zu fördern – idealerweise im Rahmen eines individuellen, bedarfsgerechten Ernährungsplans.

Ernährung für mehr *Selbstregulation*

Gesunde Ernährung bedeutet nicht nur, was du isst, sondern auch wie du isst. Kleine Alltagsfaktoren spielen dabei eine große Rolle. Ausreichend Flüssigkeit versorgt deine Zellen, unterstützt Verdauung, Stoffwechsel und Konzentration - am besten Wasser, Kräutertees oder Brühe statt süßer Getränke.

Ebenso wichtig ist die Achtsamkeit beim Essen: Wenn du ohne Ablenkung isst, gründlich kaust und rechtzeitig spürst, wann du satt bist, entlastest du dein Verdauungssystem und stärkst deine Selbstwahrnehmung.

Auch die Menge und Verteilung von Protein über den Tag ist entscheidend: Jede Hauptmahlzeit sollte eine gute Eiweißquelle enthalten - ob Fisch, Eier, Hülsenfrüchte oder fermentierte Milchprodukte. So unterstützt du nicht nur Muskeln, sondern auch dein Immunsystem, deine Stimmung und deine Regeneration.

Und schließlich: Ernährung ist immer individuell. Trends und starre Regeln helfen wenig, wenn sie nicht in dein Leben passen. Entscheidend ist, dass dein System dich im Alltag trägt - konstant, alltagstauglich und ohne Schuldgefühle.

Iss so, dass dein Blutzucker nicht Achterbahn fährt.

Du bist nicht „launisch". Du bist vielleicht glukose-empfindlich. Starke Blutzuckerschwankungen führen zu Energieeinbrüchen, Reizbarkeit, Konzentrationsproblemen, Heißhunger. Achte also darauf, dass du Gemüse und Proteine zuerst isst, Kohlenhydrate danach. Diese Reihenfolge reduziert Blutzuckerspitzen deutlich.

Was Elif heute macht?

Sie hat kein Dogma. Aber eine neue Basis:

- *Frühstück mit Proteinen (statt Croissant to go)*
- *Meal Prep für hektische Tage (zweimal die Woche, 30 Minuten)*
- *Keine Schuld mehr bei Heißhunger - nur mehr Selbstmitgefühl und Planbarkeit*

Ihr Feedback:

„Ich ess jetzt nicht, um mich zu trösten. Ich ess, um mich zu stärken."

Selbstcheck: Wie ernährst du dich?

Finde heraus, wie du dich ernährst und wie du deinen Alltag so gestalten kannst, dass er dich nährt, schützt und stärkt, ganz ohne Diät und Dogma.

1. Nährstoffqualität und Frische

- ○ Meine Mahlzeiten enthalten überwiegend frische, unverarbeitete Lebensmittel.
- ○ Ich greife häufig zu Fertigprodukten und Zucker.
- ○ Ein Großteil meines Essens kommt aus dem Garten oder vom Markt statt aus der Fabrik.

2. Anti-entzündliche Basis

- ○ Ich esse täglich grünes Blattgemüse, Beeren, Olivenöl und Nüsse.
- ○ Ich reduziere Zucker, Weißmehl und tierische Fette aus Massenhaltung.
- ○ Entzündungshemmende Lebensmittel sind ein fester Bestandteil meines Speiseplans.

3. Rhythmus statt Reizüberflutung

- ○ Ich halte drei bis fünf Stunden Essenspause zwischen den Mahlzeiten ein.
- ○ Meine letzte Mahlzeit liegt mindestens drei Stunden vor dem Schlaf.
- ○ Ich gönne meinem Körper etwa zehn Stunden nächtliche Essenspause.

4. Proteinbewusst essen

- ○ Jede Hauptmahlzeit enthält eine gute Eiweißquelle.
- ○ Ich nutze verschiedene Proteinquellen wie Fisch, Ei, Hülsenfrüchte oder fermentierte Milchprodukte.
- ○ Ich kombiniere regelmäßig unterschiedliche pflanzliche Eiweißquellen.

5. Ballaststoffe als Superpower

- ○ Ich esse täglich ausreichend Ballaststoffe aus Hülsenfrüchten, Gemüse oder Vollkorn.
- ○ Leinsamen, Wurzelgemüse oder Hülsenfrüchte stehen regelmäßig auf meinem Teller.
- ○ Ich nehme fermentierte Lebensmittel wie Sauerkraut, Kimchi oder Joghurt zu mir.

6. Flüssigkeit ist Funktion

- ○ Ich trinke über den Tag verteilt ausreichend Wasser.
- ○ Süße Getränke und Alkohol sind für mich seltene Ausnahmen.
- ○ Ich nutze Kräutertees, Zitronenwasser oder Brühe als gesunde Ergänzung.

7. Achtsamkeit beim Essen

- ○ Ich esse ohne Ablenkung – ohne Handy oder Bildschirm.
- ○ Ich kaue bewusst und langsam.
- ○ Ich höre auf mein Sättigungsgefühl, auch wenn der Teller noch nicht leer ist.

8. Individualität vor Ideologie

- ○ Ich höre auf meinen Körper und nicht auf Food-Trends.
- ○ Ich kenne meine Unverträglichkeiten und Triggerfoods.
- ○ Ich erlaube mir Genuss und soziale Mahlzeiten ohne Schuldgefühle.

9. Konstanz schlägt Komplexität

- ○ Meine Ernährung funktioniert auch unter Stress oder unterwegs.
- ○ Ich habe einfache Basics (zum Beispiel Gemüse + Protein + Fett) für jeden Tag parat.
- ○ Ich bleibe freundlich mit mir, auch wenn ich mal vom Plan abweiche.

Auswertung:

0–9 Häkchen: Wertvoller Startpunkt

Du siehst klar, wo dein größtes Potenzial liegt - perfekt für sichtbare Fortschritte mit wenig Aufwand.

Mini-Impuls: Starte mit einem Quick-Win (zum Beispiel Wasser zu jeder Mahlzeit oder ein fermentiertes Lebensmittel pro Tag) und feiere jede Wiederholung.

10–19 Häkchen: Starkes Fundament

Du hast vieles richtig angelegt. Mit kleinen, planbaren Anpassungen wirst du spürbar konstanter.

Mini-Impuls: Picke zwei Bereiche für 7 Tage (zum Beispiel Protein in jeder Hauptmahlzeit + 3-5-Stunden Pausen zwischen den Mahlzeiten).

20–27 Häkchen: Du bist auf Kurs

Dein Ernährungsalltag trägt dich schon sehr gut: viel Frische, klare Rhythmen, bewusste Auswahl. Feinschliff statt Umbau.

Mini-Impuls: Wähle einen Zusatzhebel für diese Woche (zum Beispiel täglich eine Extra-Portion Gemüse oder ein fixes ~10-Stunden-Essensfenster).

Jeder Haken ist ein Schritt in deine Richtung. Klein anfangen, dranbleiben, Wirkung sammeln.

Ernährung ist kein Projekt. Sie ist Beziehung.
Kein Perfektionismus. Sondern Präsenz.
Dein stärkstes Gesundheits-Tool? Dein Teller. Jeden Tag. Still. Und wirksam.

Meine *Wegempfehlung* für deine Ernährung

Weg 39 Iss das Beste zuerst: Ballaststoffe und Proteine

- **Warum:** Die Reihenfolge der Nährstoffe beeinflusst den Blutzucker in hohem Maß.
- **Was:** Iss bei jeder Mahlzeit zuerst Gemüse und Protein (zum Beispiel Eier, Quark, Hülsenfrüchte, Fisch, Fleisch) und ergänze danach die Kohlenhydrate.
- **Wie:** Achte darauf, pro Mahlzeit 30 Gramm Protein einzuplanen.

Wirkung: Dein Blutzucker bleibt stabil, Entzündungen nehmen ab und dein Körper bleibt länger jung.

Weg 40 Maximiere Pflanzenvielfalt

- **Warum:** Dein Mikrobiom entscheidet über Entzündung, Energie und sogar emotionale Gesundheit.
- **Was:** Starte die Challenge: Iss jede Woche 30 verschiedene pflanzliche Lebensmittel.
- **Wie:** Zähle bewusst Gemüse, Obst, Hülsenfrüchte, Nüsse, Kräuter und Gewürze.

Wirkung: Diverses Mikrobiom = bessere Immunfunktion, weniger chronische Entzündungen.

Weg 41 Trinke mehr

- **Warum:** Flüssigkeitsmangel wird vom Gehirn als Bedrohung wahrgenommen und führt unter anderem zu einem Anstieg der Stresshormone.
- **Was:** Mach es dir zur Routine, regelmäßig Wasser zu trinken, zum Beispiel jedes Mal, wenn du einen Wasserhahn benutzt.
- **Wie:** Stelle dir morgens an jeden Wasserhahn ein Glas und fülle es automatisch, sobald du dort bist.

Wirkung: Mehr Energie, ein besserer Stoffwechsel und ein stabileres Nervensystem entstehen durch etwas so Banales wie essenzielles Trinken.

Abkürzung zum sofort Ausprobieren: Dehne dein Zwerchfell

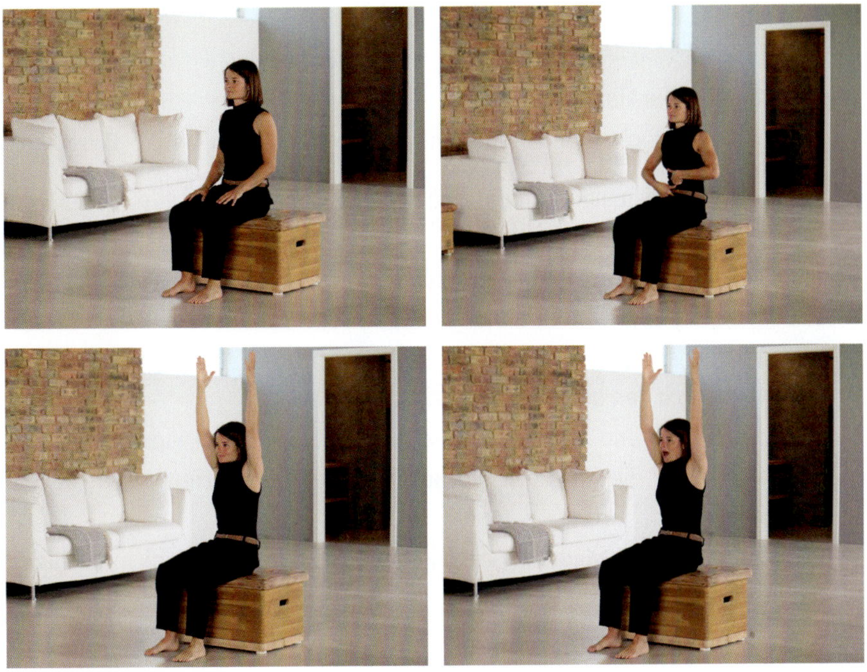

Warum solltest du diese Übung machen?

Wenn es durch Stress, Bewegungsmangel oder flache Atmung verspannt ist, leidet nicht nur die Sauerstoffversorgung, sondern auch die Durchblutung der Bauchorgane, die Funktion des Beckenbodens und der Stoffwechsel. Das Zwerchfell ist weit mehr als nur ein Atemmuskel – es ist ein zentraler Vermittler zwischen Atmung, Haltung, Verdauung und sogar emotionaler Balance. Eine gezielte Zwerchfelldehnung bringt Bewegung und Entlastung in diesen zentralen Bereich – mit weitreichenden Auswirkungen auf Verdauung, Energielevel und Nährstoffverwertung.

Was bewirkt die Übung?

- löst Verspannungen im Zwerchfell und fördert eine tiefere Atmung
- massiert durch rhythmische Bewegung Magen, Leber, Darm und andere Verdauungsorgane
- verbessert die Zusammenarbeit von Zwerchfell und Beckenboden – wichtig für Core-Stabilität und Organfunktionen

- unterstützt die biochemische Balance: nur bei guter Atmung kann dein Körper Nährstoffe optimal verwerten
- senkt über den Vagusnerv den Stresspegel und fördert eine „auf Empfang" gestellte Verdauung

Wie funktioniert die Übung?

- Beginne in neutraler Position.
- Kippe dein Becken nach hinten, indem du deinen Schambeinknochen zum Bauchnabel ziehst.
- Atme tief durch die Nase ein und führe parallel die Arme nach oben über den Kopf.
- Dabei entsteht eine sanfte Dehnung entlang des Rippenbogens und im Bereich des Zwerchfells.
- Atme nun durch den geöffneten Mund maximal aus.
- Löse das Becken und nimm die Arme nach unten. Atme ein paar Atemzüge entspannt durch die Nase ein und aus. Erst dann die nächste Wiederholung durchführen.
- Beginne mit drei Wiederholungen und steigere dich kontinuierlich auf bis zu zwei Minuten.

Tipps:

- Atme „in die Flanken" – das hilft, die Zwerchfellbewegung bewusst zu spüren. Je gleichmäßiger du atmest, desto mehr profitieren auch deine Bauchorgane.
- Die Dehnung sollte angenehm sein – kein Ziehen oder Engegefühl im Bauchraum. Achte auf entspannte Schultern und weichen Atemfluss.
- Eine entspannte Zwerchfellbewegung ist wie eine innere Massage für deine Organe – sie verbessert die Durchblutung, unterstützt die neurobiochemische Verdauung und stärkt die Verbindung zwischen Körper und Kopf.

Nur wenn du tief und frei atmest, kann dein Körper vollständig regenerieren – und deine Nahrung in echte Energie verwandeln.

DEIN PERSÖNLICHER *ACTION-PLAN*

1. Mein größter Stolperstein beim Essen im Alltag: ______________________

   ____

2. Die eine Mahlzeit, die ich ab morgen verbessere: ______________________

   ____

3. Das Lebensmittel, das ich heute bewusst integriere: ______________________

   ____

4. Meine feste Essenspause im Tagesrhythmus (Start und Ende): ______________________

   ____

5. Mein Energie-Wort, das mich an meine Ernährung erinnert: ______________________

   ____

FÜNF

WOHLBEFINDEN

DEIN LEISES FUNDAMENT

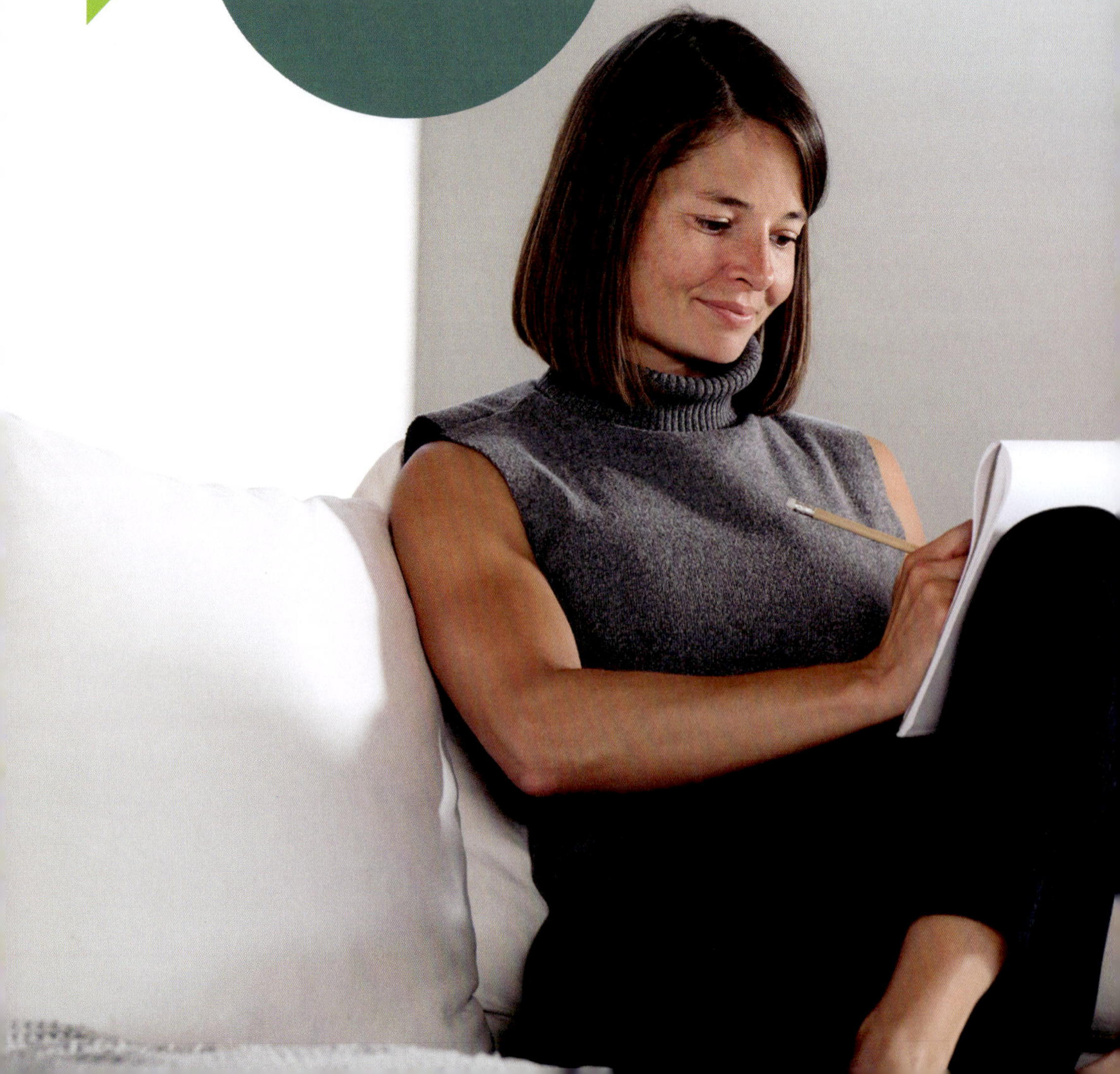

Wohlfühlen ohne Schnickschnack:

Oma kannte kein Coaching.

Aber sie konnte zuhören.

Sie war da,
wenn du auf ihrem Schoß geweint hast.

Und sie sagte so Sätze wie:
„Morgen sieht's schon anders aus."

Kein toxisches Positivdenken.
Keine Phrasen.

Nur Vertrauen.
In dich. In die Zeit.
In das, was heilt, wenn man es nicht unterbricht.
Heute würde man sagen:
emotionale Resilienz,
Selbstmitgefühl, Vagusregulation.
Oma nannte es:
Mensch sein.

Warum dein *Denken kein Feind* ist, sondern ein Werkzeug, das du trainieren kannst

Fallbeispiel: Nina, 39 – klug, reflektiert, zerrissen zwischen Selbstkritik und Sehnsucht nach Ruhe

„Ich wusste viel. Über das Nervensystem, Glaubenssätze, Kindheitsprägungen. Aber trotzdem saß ich abends da – überfordert, erschöpft, rastlos im Kopf. Und ich dachte: Was stimmt nicht mit mir, wenn ich so viel verstehe – aber es mir nicht besser geht?"

Nina ist der Prototyp unserer Zeit: intellektuell wach, emotional verkopft, innerlich unruhig. Und sie zeigt, was viele fühlen, aber kaum aussprechen:

Wissen heilt nicht. Erfahrung schon.

Ihr Problem war nicht das Denken. Ihr Problem war: Das Denken hatte kein Gegengewicht. Keine verkörperte Erfahrung. Keinen neuronalen Gegenpol.

Wohlbefinden – dein mentales Gleichgewicht

Wenn wir über Gesundheit und Langlebigkeit sprechen, denken viele nur an Ernährung, Bewegung oder Schlaf. Doch oft übersehen wir den unsichtbaren Raum, in dem all das überhaupt stattfinden kann: unser Wohlbefinden - das mentale Gleichgewicht.

Mentale Gesundheit ist keine Annehmlichkeit. Sie ist das leise Fundament, auf dem alle anderen Gesundheitsbereiche ruhen.

Ein dysreguliertes Nervensystem kann selbst den besten Trainingsplan sabotieren, den erholsamsten Schlaf verhindern oder die gesündeste Mahlzeit schlecht verdauen lassen. Denn was im Kopf und Herzen tobt, wirkt immer auch auf Zellebene.

Stress, Reizüberflutung, emotionale Isolation oder innere Unruhe sind nicht nur psychische Belastungen – sie beeinflussen auch deinen Hormonhaushalt, deine Entzündungswerte, deine Regenerationsfähigkeit.

Der Körper folgt dem Gehirn. Und das Gehirn folgt der inneren Sicherheit.
Deshalb ist mentale Gesundheit weit mehr als das Gegenteil von Depression.

Sie ist:

- deine Fähigkeit zur Selbstregulation,
- dein Zugang zu Klarheit und innerer Stabilität,
- deine Kraft, mit Herausforderungen umzugehen, ohne daran zu zerbrechen.

Longevity beginnt dort, wo dein Nervensystem nicht mehr im Überlebensmodus festhängt, sondern wieder vertrauen kann. In dich. In den Moment.

Unser mentales Wohlbefinden hängt stark davon ab, wie gut unser Gehirn Reize verarbeitet - und wie es auf Stress, Emotionen oder innere Spannungen reagiert. Dabei spielen mehrere Gehirnareale eine zentrale Rolle. Das Gute: Viele dieser Systeme lassen sich durch gezielte Übungen und kleine Alltagsentscheidungen positiv beeinflussen.

1. **Die Amygdala – dein inneres Warnsystem**
   Die Amygdala ist ein mandelförmiger Bereich tief im Gehirn, der besonders auf Gefahr und Stress reagiert. Sie schlägt Alarm, wenn etwas als bedrohlich empfunden wird - auch wenn es „nur" eine E-Mail oder ein voller Kalender ist. Ist die Amygdala überaktiv, erleben wir häufiger Angst, Anspannung oder Überforderung.

   Was du tun kannst:

   - Atemübungen (zum Beispiel vier Sekunden ein, sechs Sekunden aus) beruhigen die Amygdala messbar.
   - Auch Natur, Musik oder körperliche Nähe zu anderen Menschen (zum Beispiel eine Umarmung) helfen, sie zu regulieren.

2. **Der präfrontale Cortex – dein innerer Entscheider**
   Er sitzt direkt hinter der Stirn und hilft dir dabei, klar zu denken, Entscheidungen zu treffen und Emotionen zu kontrollieren. Unter Dauerstress oder Erschöpfung wird dieser Teil oft „heruntergefahren" - wir handeln dann impulsiv oder fühlen uns schnell überfordert.

   Was du tun kannst:

   - Kurze bewusste Pausen, Journaling oder Meditation stärken den präfrontalen Cortex.
   - Auch gezielte Bewegung, zum Beispiel ein Spaziergang oder leichtes Workout, bringt wieder mehr Aktivität in diesen Bereich.

3. **Der Hirnstamm – deine automatische Steuerzentrale**
   Der Hirnstamm verbindet Gehirn und Körper. Er steuert viele unbewusste Funktionen - Herzschlag, Atmung, Muskelspannung - und ist direkt mit dem Nervensystem verknüpft. Wenn hier Dauerstress dominiert, wird die Grundspannung im Körper höher - wir fühlen uns dauerhaft „unter Strom".

   Was du tun kannst:

   - Alles, was den Parasympathikus aktiviert, wirkt beruhigend auf den Hirnstamm: Bauchatmung, Summen, Singen, Kauen, Gähnen.
   - Auch Kälte (zum Beispiel kaltes Wasser im Gesicht) kann helfen, das Nervensystem umzuschalten.

4. **Das vegetative Nervensystem – dein innerer Taktgeber**
   Dieses System ist in zwei Gegenspieler aufgeteilt: Sympathikus (für Aktivierung) und Parasympathikus (für Erholung). Im Idealfall wechseln sie sich flexibel ab - je nachdem, was du gerade brauchst. Doch in vielen Fällen bleibt der Körper im „An-Modus" hängen - wir schlafen schlecht, regenerieren langsamer, sind schneller gereizt.

   Was du tun kannst:

   - Lerne, deinen Zustand bewusst wahrzunehmen: Bin ich gerade angespannt? Unruhig? Gehetzt?
   - Nutze bewusst kleine Regulationstechniken
     - Nasenatmung statt Mundatmung,
     - langsames Ausatmen,
     - achtsames Essen und
     - digitale Pausen.

Du kannst dein Nervensystem beeinflussen - durch bewusste Entscheidungen, kleine Rituale und den gezielten Einsatz von Tools wie Atmung, Bewegung oder Berührung. Dein Gehirn reagiert täglich auf deinen Lebensstil und mit jeder achtsamen Handlung stärkst du nicht nur dein mentales Wohlbefinden, sondern bringst auch deinen ganzen Körper wieder in Balance.

Dabei bedeutet Wohlbefinden nicht, immer gut drauf zu sein. Es bedeutet, mit dir selbst verbunden zu bleiben - gerade dann, wenn es schwierig wird.

Das ist leise. Und gleichzeitig lebensverändernd.

Der *Vagusnerv* – Schlüssel zu innerer Ruhe und *echtem Wohlbefinden*

Wirkliches Wohlbefinden ist mehr als gute Laune oder die Abwesenheit von Stress. Es ist ein tiefes Gefühl innerer Sicherheit - ein Zustand, in dem Körper, Geist und Emotionen in Einklang schwingen. Und genau hier spielt der Vagusnerv eine zentrale Rolle: Er ist der wichtigste Nervenstrang deines parasympathischen Systems - jenes Systems, das Erholung, Heilung, Verdauung und soziale Verbindung steuert. Wenn er aktiv ist, fühlst du dich sicher, ruhig, geerdet. Wenn nicht, ist Wohlbefinden schwer erreichbar - selbst bei bester Ernährung, regelmäßigem Training oder mentalem Wissen.

Vom *Kopf* bis *in den Bauch* – wie der Vagus dein Wohlbefinden reguliert

Der Vagusnerv verbindet Gehirn und Körper, vom Hirnstamm über Kehlkopf, Herz, Lunge, Zwerchfell bis in den Verdauungstrakt. Er transportiert dabei überwiegend Informationen vom Körper ins Gehirn, zum Beispiel, ob du entspannt bist, ob du ruhig atmest, ob du dich geschützt fühlst. Ist der Vagus aktiv, sinkt dein Herzschlag, vertieft sich dein Atem, normalisiert sich die Verdauung und dein Gehirn empfängt die Botschaft: Alles ist gut.

Gerade bei innerer Unruhe, Anspannung oder Reizüberflutung kann ein gezieltes Vagustraining helfen, den inneren Stresspegel zu senken und damit dein Wohlbefinden direkt und spürbar zu verbessern.

Die *Bedeutung* von Zwerchfell, Beckenboden und Zunge

Drei Körperregionen stehen in besonders enger Verbindung zum Vagusnerv und sind damit direkte Stellschrauben für dein mentales Gleichgewicht:

- **Zwerchfell (Atemzentrum)**

  Tiefe Bauchatmung dehnt das Zwerchfell, was den Vagus direkt stimuliert. Besonders wirksam: Langes, langsames Ausatmen (zum Beispiel vier Sekunden ein, sechs Sekunden aus). Das beruhigt nicht nur - es löst vagale Signale aus, die dein Gehirn mit Sicherheit versorgen.

- **Beckenboden (Verankerung im Körper)**

  Der Beckenboden ist ebenfalls neurovegetativ vernetzt. Seine Aktivierung hilft, Körperspannung bewusst wahrzunehmen und abzubauen - das stabilisiert dein Nervensystem „von unten" und schafft ein Gefühl von Bodenhaftung und Kontrolle.

- **Zunge und Kehlkopf (Sprach- und Tonträger)**

Der hintere Zungenbereich und der Kehlkopf sind direkt mit dem Vagus verbunden. Übungen wie Summen, Gurgeln oder Zungenkreise wirken deshalb nicht nur entspannend - sie stimulieren vagale Bahnen messbar, wie Studien[89, 90] zeigen, und tragen dazu bei, den inneren Spannungspegel zu senken.

Alltagstipps für bewusstes *Wohlbefinden*

Diese simplen Alltagsübungen sind wahre Turbo-Booster für dein Nervensystem - und damit auch für dein Wohlbefinden:

- **Summen** (zum Beispiel „Mmmh") erzeugt Vibrationen, die über den Kehlkopf vagale Aktivität fördern. Es entspannt, senkt den Herzschlag und schafft eine körperlich spürbare Ruhe im Kopf.
- **Gurgeln** aktiviert Muskeln im Rachenraum und steigert die vagale Rückmeldung ans Gehirn. Auch bei innerem Stress oder mentalem „Zerfasern" bringt es zentrale Beruhigungssignale.
- **Zungenkreise** (mehrmals langsam im Uhrzeigersinn) stimulieren den Zungennerv und helfen, mentale Spannung zu lösen, insbesondere bei Grübelgedanken, innerer Unruhe oder Nervosität.

Der Weg zu *mehr Wohlbefinden* führt durch dein Nervensystem

Wohlbefinden beginnt nicht im Kopf - es beginnt mit dem Gefühl von Sicherheit im Körper. Wenn dein Vagusnerv aktiviert ist, fühlst du dich nicht nur ruhiger - du kannst besser denken, klarer fühlen, stabiler handeln. Summen, atmen, bewegen: Das sind keine esoterischen Techniken, sondern biologisch wirksame Hebel für ein ausgeglichenes Leben.

Und das Beste: Diese Tools kosten nichts, dauern nur Minuten - und können überall in deinen Alltag integriert werden. Genau hier entsteht das Wohlbefinden, das trägt: nicht laut, nicht dramatisch, aber tief und tragfähig.

Ein entspannter Vagus ist der leiseste, aber wirkungsvollste Garant für ein gutes Leben - innen wie außen.

Neuroplastizität und kognitive Reserve

Was nützt ein hohes Alter, wenn der Kopf nicht mehr mitspielt? Diese Frage ist weit mehr als rhetorisch - sie berührt den Kern dessen, was wir unter gelingendem Altern verstehen: körperliche Gesundheit, ja. Aber auch geistige Klarheit, Selbstständigkeit und Lebensqualität.

Ein zentrales Konzept in diesem Zusammenhang ist die kognitive Reserve. Sie beschreibt die Fähigkeit des Gehirns, altersbedingte oder krankheitsbedingte Veränderungen - etwa durch Alzheimer-Plaques, also Eiweißablagerungen aus Beta-Amyloid, die sich zwischen Nervenzellen ansammeln und deren Kommunikation beeinträchtigen - funktionell zu kompensieren. Menschen mit hoher kognitiver Reserve zeigen oft deutlich weniger oder erst viel später Symptome, obwohl sie im Gehirn ähnliche Schädigungen aufweisen wie andere, weniger resiliente Personen.[91]

Dein Gehirn ist kein Betonklotz - es ist formbar. Ein Leben lang. Die Grundlage dieser Reserve ist Neuroplastizität - die Fähigkeit des Gehirns, sich ständig zu verändern, zu lernen, sich neu zu vernetzen. Und genau hier liegt das Potenzial: Kognitive Reserve ist nicht angeboren, sondern kann über Jahre hinweg aktiv aufgebaut werden - durch geistige Aktivität, lebenslanges Lernen, soziale Interaktion und abwechslungsreiche Hobbys.

Geistige Aktivität – mehr als *Gehirnjogging*

Wie auch beim Sport gilt für das Gehirn: Wer es regelmäßig nutzt, hält es fit. Lesen, ein Musikinstrument erlernen, Fremdsprachen üben, Schach spielen, kreativ schreiben oder handwerklich arbeiten - all das fordert das Gehirn auf verschiedensten Ebenen heraus. Auch soziale Kontakte, Diskussionen, gemeinsames Kochen oder Ehrenamt zählen dazu. Es geht nicht um Höchstleistung, sondern um Vielfalt, Freude und Regelmäßigkeit.

In den Blue Zones - jenen Regionen mit überdurchschnittlich vielen gesunden Hundertjährigen - sind soziale Einbindung, tägliches Lernen und Lebenssinn feste Bestandteile des Alltags. Kein Zufall: Der psychosoziale Reichtum wirkt wie ein Schutzfaktor - gegen Depression, Demenz, Isolation und Resignation.

Reines „Gedächtnistraining" hat in Studien[92] oft nur begrenzten Nutzen gezeigt. Wer zum Beispiel Zahlenreihen übt, wird darin besser - aber das überträgt sich kaum auf andere Fähigkeiten. Erfolgversprechender sind sogenannte multimodale Programme, die geistige, körperliche und soziale Komponenten verbinden.

Der „FINGER-Trial"[93] (The Finnish Geriatric Intervention Study to Prevent Cognitive Impairment and Disability) gilt als Meilenstein in der Demenzprävention und als praktischer Beweis dafür, dass ganzheitliche Ansätze am wirksamsten sind. In dieser groß angelegten Studie aus Finnland wurde gezeigt, dass nicht ein einzelner Faktor, sondern die Kombination aus Bewegung, gesunder Ernährung, geistiger Aktivität und der Behandlung von Risikofaktoren (wie Bluthochdruck oder Diabetes) den geistigen Abbau deutlich verlangsamen kann. Die gute Nachricht: Selbst Menschen mit erhöhtem Demenzrisiko konnten profitieren - wenn sie aktiv wurden.

Was das für dich bedeutet: Es ist nie zu spät, selbst Einfluss zu nehmen. Schon kleine, aber regelmäßige Veränderungen in mehreren Lebensbereichen - zum Beispiel tägliche Spaziergänge, ausgewogenes Essen, Denksport und regelmäßige Arztchecks - können dein Gehirn langfristig schützen. Multimodales Training ist keine Wissenschaft für Spezialisten, sondern eine alltagstaugliche Investition in deine geistige Gesundheit. Auch kreative, alltagsnahe Programme zeigen Wirkung: Tanzen, Theaterspielen, Musizieren, neue Rezepte ausprobieren oder digitale Kompetenzen erwerben. Das Gehirn liebt Neues. Neuroplastizität gedeiht dort, wo Neugier, Vielfalt und soziale Interaktion zusammentreffen.

Geistige *Fitness* ist *trainierbar*

Kognitive Reserve ist kein Geschenk des Himmels, sondern ein Ergebnis lebenslanger mentaler Aktivität. Sie entsteht nicht durch Zufall, sondern durch bewusste Lebensgestaltung: Bildung, geistige Anregung, soziale Kontakte, Neugier und Engagement im Alltag. Und sie ist vielleicht der wichtigste Baustein dafür, nicht nur alt, sondern klug alt zu werden.

Kurz gesagt: Halte dein Gehirn im Spiel - es wird es dir mit einem klaren Geist, einem längeren Leben und mehr Lebensfreude danken. Wohlbefinden beginnt nicht im Verstand. Es beginnt in der Sicherheit.

Dein präfrontaler Kortex - das Zentrum für Entscheidung, Empathie, Regulation - funktioniert nur dann voll, wenn dein System sich sicher fühlt. Ohne Sicherheit übernimmt dein limbisches System: Angst, Schutz, alte Muster. Du kannst nicht klar denken, wenn dein Körper auf Alarm ist.

Wohlbefinden beginnt mit einem kleinen Moment von Bewusstsein. Und der Bereitschaft, neu mit sich selbst zu sprechen.

Mentale Stabilität ist kein „Soft Skill", sondern ein knallharter Gesundheitsfaktor. Wer seelisch leidet, lebt statistisch gesehen kürzer und oft mit mehr körperlichen Beschwerden. Die Forschung[94, 95] ist hier eindeutig: Unsere mentale Verfassung beeinflusst unsere Lebenserwartung direkt.

Sinn, Zufriedenheit, Resilienz – mit *Nebenwirkung Glück*

Positives Erleben schützt. Menschen mit einem starken Lebenssinn, einer positiven Lebenseinstellung oder regelmäßigem Glücksempfinden leben nachweislich länger. In einer britischen Kohortenstudie war das Sterberisiko der zufriedensten Teilnehmenden rund 30 Prozent niedriger als das der Unzufriedensten.[96]

Mentale Stärke macht den Unterschied. Und Resilienz ist einer der unterschätztesten Schutzfaktoren für ein langes Leben. Resilienz, das ist die Fähigkeit, selbst unter Druck, in Krisen oder nach Schicksalsschlägen psychisch stabil zu bleiben. Doch mentale Stärke ist weit mehr als eine nette Eigenschaft. Neue Studien zeigen: Sie kann buchstäblich lebensverlängernd wirken.

In einer groß angelegten US-Studie[97] mit mehr als 10.000 Menschen über 50 Jahren zeigte sich, dass Menschen mit hoher Resilienz ein deutlich geringeres Sterberisiko hatten. Genauer: Für jede Standardabweichung mehr auf der Resilienz-Skala sank die Sterblichkeit um rund 20 Prozent. Besonders stark war der Effekt bei Frauen: Die robustesten 25 Prozent in puncto mentaler Widerstandskraft hatten ein um 53 Prozent geringeres Sterberisiko innerhalb von zehn Jahren als die am wenigsten resilienten Vergleichspersonen.

Das macht *resiliente Menschen* so besonders

Sie erleben Stress nicht als lähmende Bedrohung, sondern als Herausforderung. Sie denken lösungsorientiert, halten soziale Kontakte aufrecht und glauben daran, dass sie mit schwierigen Situationen umgehen können. Dieses sogenannte Selbstwirksamkeitserleben ist ein Schlüsselmechanismus. Es puffert Stress ab, schützt vor chronischer Überforderung und wirkt sich positiv auf körperliche Parameter aus – etwa den Cortisolspiegel oder Entzündungsmarker[98] (siehe Kapitel „Stress").

Resilienz ist kein starres Persönlichkeitsmerkmal, sie lässt sich trainieren, und zwar in jedem Alter. Ob durch gezielte Psychotherapie, Achtsamkeitstraining, regelmäßige Bewegung oder sinnstiftende Aufgaben - all das fördert die Fähigkeit, Krisen zu bewältigen und gesund daraus hervorzugehen. Auch soziale Unterstützung spielt eine große Rolle: Menschen mit starken Beziehungen und emotionalem Rückhalt zeigen konsistent höhere Resilienzwerte. Neurowissenschaftlich erklärt man dies mit dem Konzept der Neuroplastizität. Du erinnerst dich? Unser Gehirn bleibt formbar - selbst im Alter. Neue Denkweisen, neue emotionale Muster, neue Bewältigungsstrategien hinterlassen messbare Spuren in unseren neuronalen Netzwerken.

Mentale Stärke ist messbar und sie schützt. In Form von Resilienz wirkt wie ein innerer Schutzschild gegen die Folgen von Stress, Krankheit und Alter. Wer an seiner Widerstandskraft arbeitet, gewinnt nicht nur mehr Lebensqualität, sondern auch mehr Lebensjahre. Und das ist keine Frage von Genetik, sondern täglicher Entscheidungen.

Der *„biologische Abdruck“* psychischer Belastung

Menschen mit schweren psychischen Erkrankungen wie Schizophrenie oder chronischer Depression sterben im Schnitt fünf bis 15 Jahre früher als Gesunde - das zeigen große epidemiologische Erhebungen weltweit. Der Grund ist nicht allein das erhöhte Suizidrisiko, sondern vor allem die gesteigerte körperliche Morbidität: Bluthochdruck, Herzkrankheiten, Krebs - alles häufiger bei Betroffenen.

Besonders alarmierend: Auch Menschen mit nur mäßigen depressiven Symptomen tragen ein erhöhtes Sterberisiko. In einer Studie mit 23.694 US-Erwachsenen wurde festgestellt, dass milde depressive Symptome mit einem um 35 Prozent erhöhten Risiko für die Gesamtmortalität verbunden sind.[99] In einer Meta-Analyse wurde deutlich: Depressive Menschen nach einem Herzinfarkt haben ein doppelt so hohes Risiko, innerhalb von fünf Jahren zu sterben.[100]

Warum wirken sich psychische Erkrankungen so gravierend auf den Körper aus?

Die Antwort liegt in der Stressphysiologie: Depression und Angstzustände aktivieren chronisch das Stresssystem. Der Cortisolspiegel steigt, das Immunsystem gerät aus dem Gleichgewicht, Entzündungswerte wie CRP und Interleukin-6 bleiben dauerhaft erhöht. Gleichzeitig werden Warnsignale des Körpers, zum Beispiel Brustschmerzen, häufiger ignoriert, Gesundheitsverhalten wie Bewegung, Ernährung und Schlaf leiden - eine toxische Kombination.

Zudem zeigen Studien[101-103], dass Depression mit einer beschleunigten biologischen Alterung einhergeht - messbar etwa an verkürzten Telomeren, also den „Schutzkappen" unserer Chromosomen, die mit dem Alter natürlicherweise schrumpfen. Chronischer psychischer Stress lässt diese Schrumpfung offenbar schneller voranschreiten.

Psychische Gesundheit als Teil der *Langlebigkeitsmedizin*

Die Schlussfolgerung ist eindeutig: Psychologische und psychiatrische Betreuung gehören zur modernen Langlebigkeitsmedizin. Eine stabile Psyche ermöglicht es, präventive Strategien überhaupt erst umzusetzen - von Sport über Ernährung bis hin zu sozialem Engagement. Denn: Wer erschöpft, antriebslos oder hoffnungslos ist, dem fehlt oft die Kraft für gesunde Routinen.

Natürlich gilt es, auch bei der medikamentösen Therapie sorgfältig abzuwägen. Einige Psychopharmaka - insbesondere ältere Antipsychotika - können den Stoffwechsel belasten und das Risiko für Gewichtszunahme, Diabetes oder Herz-Kreislauf-Erkrankungen erhöhen. Deshalb ist die Wahl moderner, gut verträglicher Präparate entscheidend. Gleichzeitig zeigen Studien[104-108], dass Lebensstilinterventionen über Bewegung, Ernährung, Schlafhygiene depressive Symptome ebenfalls lindern können - idealerweise als grundlegender Baustein einer ganzheitlichen Therapie.

Depression – *behandelbar* und *lebensrettend*

Für viele Betroffene und Angehörige vielleicht wichtigste Botschaft: Eine Depression ist keine Sackgasse. Wer Hilfe annimmt, hat gute Chancen - auf mehr Lebensqualität, mehr Lebensfreude und, ja, auch auf mehr Lebensjahre. Psychische Gesundheit ist kein Nebenschauplatz - sie ist zentral für ein langes, gesundes Leben. Es lohnt sich, zu handeln.

Durch Atmung und Entspannung zu *innerer Ruhe*

Manchmal beginnt Gesundheit mit einem Atemzug. Klingt simpel, ist aber wissenschaftlich belegt[109]: Bewusstes Atmen, gezielte Entspannen und einfache Achtsamkeitspraktiken können deine Stimmung heben, Ängste lindern und langfristig sogar Depressionen vorbeugen.

Gerade bei Angst- oder Stresszuständen hat sich eine Technik besonders bewährt:

die verlängerte Ausatmung. Denn wenn du länger ausatmest als einatmest, aktivierst du gezielt deinen Vagusnerv - eine Art innere Bremse im Nervensystem, die deinem Gehirn signalisiert: „Du bist sicher." Studien zeigen, dass tägliche langsame Atemübungen - etwa vier Sekunden einatmen, sechs bis acht Sekunden ausatmen - Angst und Anspannung deutlich senken können.[110, 111] Und das Beste: Du kannst sofort loslegen - ganz ohne Equipment oder Wartezeit.

Yoga und *Meditation* – Körper in Balance bringen

Auch Yoga hat sich in zahlreichen Studien als stimmungsaufhellend erwiesen. Vermutlich liegt das an der Kombination aus Bewegung, kontrollierter Atmung und meditativer Achtsamkeit. Besonders bei leichten bis moderaten Depressionen kann Yoga eine wirksame Unterstützung sein.[112] Eine Meta-Analyse zeigte signifikante Verbesserungen auf Depressionsskalen - vergleichbar mit etablierten psychotherapeutischen Verfahren.[113, 114]

Krafttraining – *Stärke von innen* heraus

Krafttraining wirkt sich positiv auf dein mentales Wohlbefinden aus – und das weit über den reinen Muskelzuwachs hinaus.

- Reduktion von Angst und Depression

  Meta-Analysen[115] zeigen, dass Krafttraining signifikant depressive Symptome reduziert und auch bei Angststörungen wirksam ist. Eine weitere Studie[116] ergab, dass das Training bei älteren Menschen mit psychischen Problemen besonders effektive Verbesserungen bewirkte.

- Stimmungsaufhellung durch Neurochemie

  Beim Heben von Gewichten werden Endorphine freigesetzt - körpereigene Stimmungsbooster und die Durchblutung im Gehirn steigt, was sowohl das emotionale Wohlbefinden als auch die geistige Klarheit unterstützt.

- Kognitive Effekte und Selbstwirksamkeit

  Krafttraining wirkt nicht nur auf deinen Körper, sondern auch direkt auf dein Gehirn und zwar auf eine Weise, die viele unterschätzen.

Wenn du regelmäßig trainierst, verbessert sich deine Aufmerksamkeit: Du kannst dich besser konzentrieren, bleibst fokussierter bei Aufgaben und lässt dich weniger leicht ablenken. Auch dein Arbeitsgedächtnis - also die Fähigkeit, Informationen kurzfristig zu merken und damit zu arbeiten - profitiert davon. Das hilft dir im Alltag etwa beim Planen, Rechnen oder bei Gesprächen.

Ein weiterer Effekt betrifft die sogenannte geistige Flexibilität: Dein Gehirn wird beweglicher im Denken. Du kannst schneller zwischen Aufgaben wechseln, besser umdenken, wenn sich etwas ändert, und kreativer Probleme lösen.

Bewegung vernetzt dein *Gehirn* neu

All diese Verbesserungen hängen mit einem Prozess namens Neuroplastizität zusammen - der Fähigkeit des Gehirns, sich zu verändern und neu zu vernetzen. Beim Krafttraining wird unter anderem ein Botenstoff namens BDNF (Brain-Derived Neurotrophic Factor) ausgeschüttet. Dieser unterstützt das Wachstum und die Verbindung von Nervenzellen - er ist sozusagen wie ein Dünger für dein Gehirn.

Und noch etwas passiert: Du spürst durch Training Fortschritte - du wirst stärker, beweglicher, sicherer. Diese Erfolge bauen Selbstvertrauen auf. Dein Selbstbild verändert sich: „Ich kann etwas bewirken. Ich bin fähig." Und genau dieses Gefühl stärkt auch dein mentales Wohlbefinden - auf ganz natürliche Weise.

Durch die Aktivierung deines autonomen Nervensystems hilft Krafttraining, Stresshormone wie Cortisol zu regulieren. Es beeinflusst auch das HPA System, was langfristig zu größerer Resilienz führen kann.

Noch wirkungsvoller ist der kombinierte Einsatz von Kraft- und Ausdauertraining - Studien[117] zeigen, dass diese beiden zusammen Depressionssymptome bei Erwachsenen besonders effektiv lindern können.

Im *Alltag bedeutet* das für dich:

- Schon zwei- bis dreimal Krafttraining pro Woche à 30 bis 45 Minuten können deine Laune stabilisieren, Stress reduzieren und dein Selbstvertrauen stärken.
- Du brauchst keine Gewichte - dein Körpergewicht, Bänder oder Wasserflaschen reichen völlig aus.
- Achte auf progressive Steigerung, saubere Technik und Konsistenz für nachhaltige Wirkung.

Krafttraining ist ein wirksames, wissenschaftlich belegtes Instrument, um psychische Gesundheit zu stärken, kognitiv zu fördern und dein Nervensystem resilienter zu machen und das bereits mit regelmäßigen Einheiten im Alltag.

Kleine *Übungen* mit großer Wirkung

Was all diese Ansätze eint: Sie sind niedrigschwellig, sicher, wissenschaftlich fundiert und im Alltag sofort umsetzbar. Du brauchst keinen Retreat, keine Diagnose, keine Tabletten - nur etwas Zeit, Aufmerksamkeit und vielleicht einen ruhigen Ort.

Ein paar Minuten Atemfokus, eine kurze Meditation am Morgen, eine kleine Yoga-Einheit am Abend - all das kann dein Stresslevel dauerhaft senken, deine Stimmung stabilisieren und langfristig deine psychische Widerstandskraft stärken.

Mentale Beweglichkeit – *trainiere* dein *Gehirn jung*

Was bringt es, körperlich fit zu sein, wenn der Kopf nicht mehr mitmacht? Wenn du Langlebigkeit ganzheitlich denkst, darfst du den Geist nicht außen vorlassen. Denn genau wie deine Muskeln lässt sich auch dein Gehirn trainieren - und das ein Leben lang.

Nicht nur Bewegungsübungen mit Gehirnfokus, sondern auch rein geistige Herausforderungen helfen, deine neuronalen Netzwerke frisch und flexibel zu halten. Das kann ein neues Hobby sein, das Erlernen einer Fremdsprache, das Musizieren oder ein Studium im hohen Alter. Klingt idealistisch? Ist aber längst Realität: Immer mehr Menschen über 80 oder sogar 90 berichten, dass sie sich durch geistige Herausforderungen lebendiger fühlen und oft fitter sind als deutlich Jüngere.

Mentales Krafttraining – ohne Hantel dafür mit Wirkung

Was dabei passiert, ist neurobiologisch hochspannend: Neue geistige Reize fördern die sogenannte neuronale Plastizität, also die Fähigkeit deines Gehirns, neue Verknüpfungen zu bilden. Das schützt vor Abbauprozessen, fördert die kognitive Reserve und kann sogar Demenzrisiken senken. Psychologisch wirkt dieses „Mentalkrafttraining" oft stimmungsaufhellend und sinnstiftend - zwei Faktoren, die nachweislich mit geringerer Depression und höherer Lebenszufriedenheit im Alter verbunden sind.

Und auch gesellschaftlich ist das Thema brandaktuell. Die sogenannte Geragogik, Bildungsarbeit mit und für ältere Menschen, gewinnt immer mehr Bedeutung. Warum? Weil Lernen nie aufhört. Und weil es einen Unterschied macht, ob ein älterer Mensch passiv den Fernseher laufen lässt – oder aktiv eine neue Sprache lernt, ein Instrument spielt oder die Enkel im Schach schlägt.

Jung bleiben beginnt *im Kopf*

Die alte Redewendung „in einem gesunden Körper wohnt ein gesunder Geist" hat auch eine Umkehrung verdient: Ein klarer, positiver, neugieriger Geist wirkt zurück auf den Körper. Studien[118-120] zeigen, dass mentale Gesundheit mit einer ganzen Reihe physiologischer Marker verknüpft ist – darunter niedrigere Entzündungswerte, stabilerer Blutdruck und sogar längere Telomere.

Wer psychisch ausgeglichen ist, wer mit Sinn lebt, wer flexibel denkt und neugierig bleibt, altert biologisch langsamer. Kein Wunder also, dass Maßnahmen zur Stärkung der mentalen Gesundheit – von Resilienzförderung bis hin zu frühzeitiger Behandlung psychischer Belastungen – genauso wichtig sind wie klassische Prävention mit Impfungen oder Blutdruckkontrolle.

Wohlbefinden ist das Fundament deiner Langlebigkeit. Sorge dafür, dass dein Gehirn Neues lernen darf. Gib ihm Gründe, sich zu verändern, zu wachsen und zu leuchten. Du brauchst kein Doktorat, um dich jung zu denken – aber du brauchst die Haltung eines Lernenden.

Ob du ein Instrument auspackst, ein digitales Fortbildungsangebot nutzt oder dich mit deinen Enkeln ins Gedächtnistraining stürzt – jeder neue Reiz wirkt wie ein Frischekick für deine Synapsen. Und wer weiß: Vielleicht liegt der Schlüssel zu einem langen, erfüllten Leben nicht nur im Fitnessstudio, sondern auch im Kopf.

Blick in die *Zukunft* – Psychedelika in der Therapie

Und wer denkt, hier sei das Ende der Möglichkeiten erreicht, irrt. Ein noch junges, aber rasant wachsendes Feld ist die sogenannte „Psychedelic-assisted Therapy", also der therapeutisch begleitete Einsatz von Substanzen wie Psilocybin bei schweren, therapieresistenten Depressionen. Erste Studien[121, 122] liefern beeindruckende Ergebnisse. Doch das bleibt vorerst ein Thema für die Zukunft – mit ethischen, rechtlichen und gesellschaftlichen Fragen.

Die vielleicht mächtigste Ressource für deine psychische Gesundheit trägst du bereits in dir – deinen Atem. Kombiniert mit achtsamer Bewegung und mentalem

Training entsteht daraus ein tägliches Mini-Programm gegen Stress, Ängste und emotionale Erschöpfung. Und der schönste Nebeneffekt? Du wirst nicht nur ruhiger, sondern auch widerstandsfähiger fürs Leben.

Nina heute?

Sie hat ein tägliches Mini-Mentaltraining – fünf Minuten morgens:

- *einen Gedanken benennen*
- *einen Satz umformulieren*
- *eine Körperbewegung dazu*

Sie sagt:

„Ich rede jetzt mit mir wie mit jemandem, den ich liebe – nicht wie mit jemandem, den ich korrigieren muss."

Selbstcheck: Wie wohl fühlst du dich?

Finde heraus, wie wohl du dich gerade fühlst und nutze den Selbstcheck als ehrliche Einladung, deine innere Balance, deine Gedanken und deinen Alltag bewusst wahrzunehmen und zu stärken.

1. Emotionale Stabilität

- ○ Ich fühle mich innerlich ruhig und ausgeglichen.
- ○ Ich erkenne meine Gefühle frühzeitig und kann gut mit ihnen umgehen.
- ○ Ich habe Strategien, um aus negativen Emotionen wieder herauszufinden.

2. Gedanken und Selbstwahrnehmung

- ○ Ich spreche freundlich mit mir selbst – auch in stressigen Zeiten.
- ○ Ich kann Grübelgedanken erkennen und bewusst stoppen.
- ○ Ich bin mir meiner Stärken und Ressourcen bewusst.

3. Stressregulation und Pausen

- ○ Ich habe feste Rituale zur mentalen Entlastung (zum Beispiel Atmung, Bewegung, Tagebuchschreiben).
- ○ Ich erkenne frühzeitig, wann ich Erholung brauche und handle danach.
- ○ Ich nehme mir bewusst digitale und soziale Auszeiten.

4. Verbindung und Austausch

- ○ Ich fühle mich mit anderen Menschen ehrlich verbunden.
- ○ Ich kann über meine Gefühle sprechen – ohne mich schwach zu fühlen.
- ○ Ich hole mir Unterstützung, bevor alles zu viel wird.

5. Selbstfürsorge und Alltag

- ○ Ich plane regelmäßig kleine Dinge ein, die mir guttun.
- ○ Ich setze Grenzen – klar, respektvoll und ohne schlechtes Gewissen.
- ○ Ich nehme mich selbst ernst – auch ohne Krise.

Auswertung:

Diese Liste ist keine Bewertung, sondern eine Einladung zur ehrlichen Selbstwahrnehmung.

Null Häkchen pro Bereich

Kein Grund zur Sorge, aber ein liebevolles Signal: Dein System braucht Aufmerksamkeit. Vielleicht ist es an der Zeit, bewusst innezuhalten, mit jemandem zu sprechen oder gezielt Unterstützung zu suchen. Es ist keine Schwäche, sondern ein Zeichen von Stärke, sich selbst ernst zu nehmen.

Ein bis zwei Häkchen pro Bereich

Hier gibt es Potenzial. Vielleicht hast du schon ein Gespür dafür, was dir fehlt oder was dir guttun würde. Nimm diesen Bereich mit Neugier unter die Lupe – oft reichen kleine Veränderungen, um spürbar etwas zu verbessern.

Drei Häkchen pro Bereich

Du bist in diesem Lebensbereich bereits gut aufgestellt. Es lohnt sich, dir das bewusst zu machen und diese stabilen Anker regelmäßig zu pflegen.

Diese Liste ist kein Test, den du bestehen musst.

Sondern ein Kompass, der dir hilft, dich selbst besser zu verstehen und gut für dich zu sorgen. Schritt für Schritt. In deinem Tempo.

Wohlbefinden ist kein Ziel, sondern tägliche Beziehungspflege mit dir selbst.

Meine *Wegempfehlung* für dein Wohlbefinden

Starte und beende jeden Tag bewusst

Weg 43

- **Warum:** Der Fokus deiner Gedanken prägt deine Stimmung, deine Entscheidungen, dein ganzes System.
- **Was:** Schreibe täglich Tagebuch und entlaste damit dein Gehirn.
- **Wie:** Notiere morgens: „Was macht heute Freude möglich?" und reflektiere abends: „Was habe ich heute gelernt?"

Wirkung: Du trainierst dein Gehirn auf Positivität und Selbstwirksamkeit und beides verlängert nachweislich die Lebensspanne.

Baue achtsame Minuten ein

Weg 44

- **Warum:** Achtsamkeit stärkt die präfrontale Kontrolle und hilft deinem Gehirn, Stressreaktionen besser zu regulieren.
- **Was:** Atme ein- bis zweimal täglich bewusst, fühle nach innen und nimm deine fünf Sinne wahr – ganz ohne Apps.
- **Wie:** Gönn dir eine Minute Pause zwischen deinen Aufgaben.

Wirkung: Das Ergebnis sind weniger Stressreaktionen, mehr innere Klarheit und größere Handlungsfreiheit.

Stell dein Handy auf Schwarz-Weiß

Weg 45

- **Warum:** Ständige Reizüberflutung (Social Media, Netflix) führt zu Belohnungsermüdung. Farbe verstärkt die emotionale Anziehung von Apps, Benachrichtigungen und Social Media – und hält dich in der Dauerschleife von Dopamin-Kicks.
- **Was:** Stelle dein Smartphone-Display dauerhaft auf Graustufen.
- **Wie:** Ändere die Ansicht in den Einstellungen unter „Bedienungshilfen/Anzeigeoptionen"

Wirkung: Reize verlieren an Sogkraft, impulsives Scrollen wird spürbar reduziert, und du holst dir Fokus sowie Autonomie zurück.

Weg 46

Abkürzung zum sofort Ausprobieren: Nutze Box Breathing

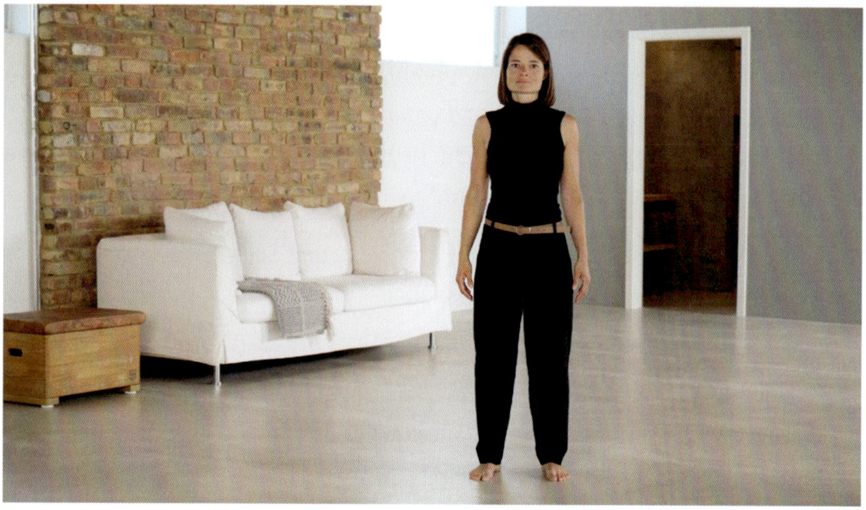

Warum solltest du diese Übung machen?

Die kontrollierte Atmung aktiviert den Parasympathikus, fördert emotionale Selbstregulation und beruhigt das Gehirn in Stressmomenten. Besonders wertvoll bei innerer Unruhe, Reizüberflutung, Entscheidungsmüdigkeit oder Einschlafproblemen. Auch bekannt als „quadratische Atmung", ist sie eine bewährte Technik, um Körper und Geist in herausfordernden Momenten zurück in die Balance zu bringen. Sie wird von Navy SEALs, Piloten und Leistungssportlern genutzt. Atmung ist die einzige Körperfunktion, die du willentlich steuern kannst und gleichzeitig direkt dein Nervensystem beeinflusst.

Was bewirkt die Übung?

- reduziert akuten und chronischen Stress
- fördert Ruhe, Klarheit und Konzentration
- aktiviert den Vagusnerv und beruhigt das Nervensystem
- verbessert die Selbstwahrnehmung und emotionale Resilienz
- schafft ein Gefühl von Struktur und Kontrolle

Wie funktioniert die Übung?

- Beginne in neutraler Position.
- Atme vier Sekunden lang tief durch die Nase ein.

- Halte den Atem vier Sekunden.
- Atme vier Sekunden langsam durch die Nase aus.
- Halte den Atem erneut für vier Sekunden.
- Fahre mit diesem Rhythmus fort.
- Beginne mit drei Wiederholungen und steigere dich kontinuierlich auf bis zu zehn Minuten.

Tipps:

- Stelle dir beim Atmen visuell ein Quadrat vor – jede Seite entspricht einer Phase der Atmung. Das stabilisiert deinen Rhythmus und gibt deinem Geist etwas, worauf er sich fokussieren kann.
- Wenn dir vier Sekunden zu lang oder zu kurz erscheinen, passe den Rhythmus an deinen Atem an – Drei- oder Fünf-Sekunden-Zyklen sind ebenso wirksam. Wichtig ist die Gleichmäßigkeit.
- Die Übung ist ideal vor Meetings, bei Schlafproblemen oder in emotional angespannten Momenten.

Wenn du lernst, deine Atmung zu führen, lernst du, dich selbst zu führen. Das macht Box Breathing zu einem starken Werkzeug für echtes, spürbares Wohlbefinden.

DEIN PERSÖNLICHER *ACTION-PLAN*

1. Meine häufigste mentale Stressquelle: ______________________________

   ____

2. Ein Mini-Ritual, das ich morgen starte: ______________________________

   ____

3. Mein Satz für freundlichen Selbstdialog: ______________________________

   ____

4. Mein sozialer Kontakt heute: ______________________________

   ____

5. Meine digitale Grenze für heute: ______________________________

   ____

SECHS

BEZIEHUNG

DEIN STÄRKSTER SCHUTZ

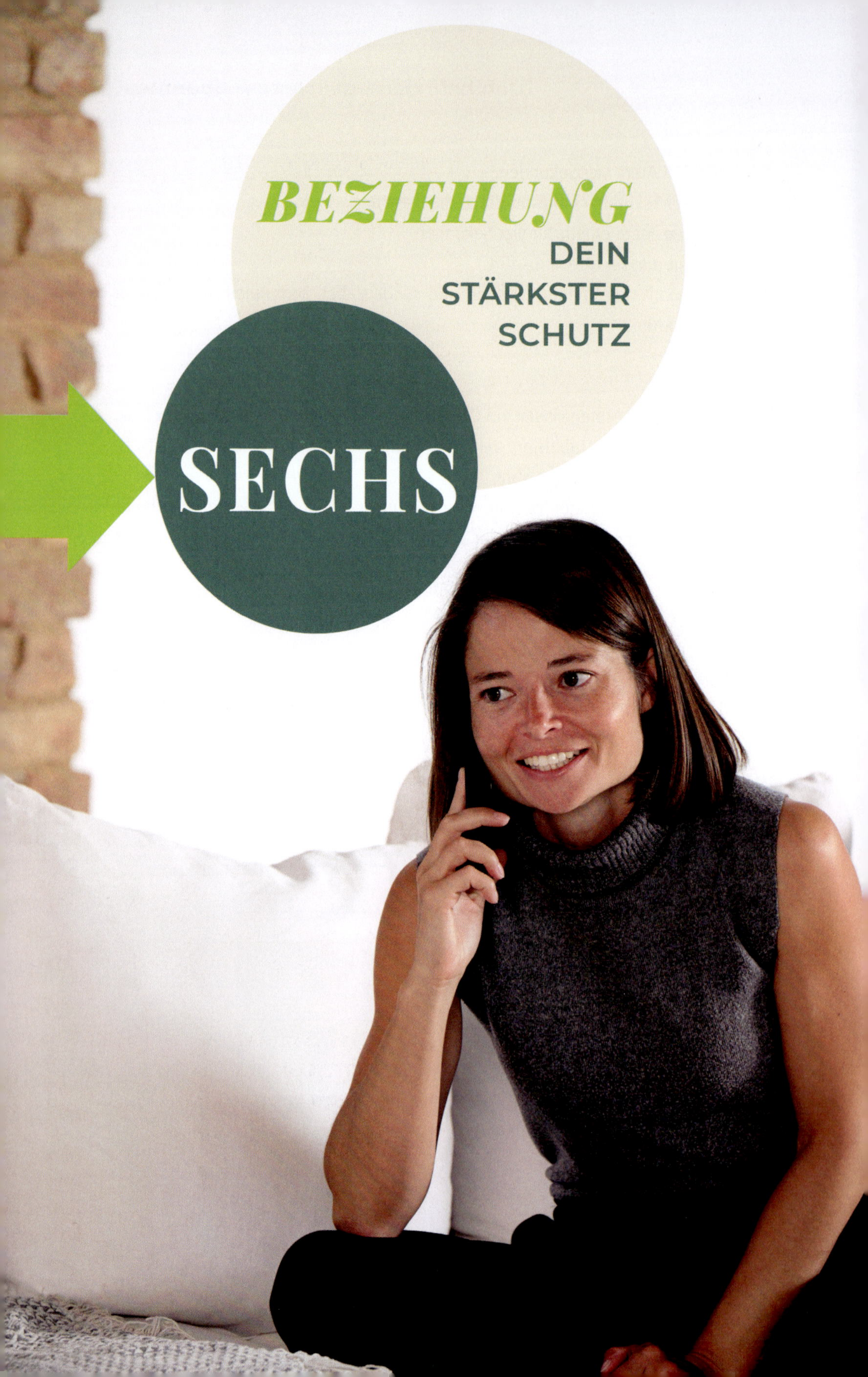

Gemeinsam zusammen sein:

Familienfeste mit Lachen, Weinen, Singen.

Ein Tisch, an dem gestritten wurde.
Und wieder versöhnt.

Niemand perfekt. Aber alle echt.

Oma sagte oft: „Hauptsache, wir sitzen zusammen.“

Und sie hatte recht.

Denn soziale Verbundenheit
– echtes Gesehenwerden –
ist der stärkste Prädiktor für ein langes,
gesundes Leben.

Wir sind nicht dafür gemacht, allein zu funktionieren.

Wir sind dafür gemacht,
verbunden zu heilen.

Warum dein *Nervensystem* andere Nervensysteme braucht, um zu *heilen*

Fallbeispiel: Jana, 42 – Single, Führungskraft, Rückzugstendenzen, starke Erschöpfung

„Ich dachte, ich brauch einfach nur mehr Ruhe. Mehr Selfcare. Weniger Menschen. Aber irgendwann merkte ich: Ich war nicht erholt. Ich war leer. Und je länger ich mich zurückzog, desto weniger konnte ich mit Nähe umgehen. Ich hatte alles kontrolliert – aber nichts mehr gefühlt."

Jana war erfolgreich, stark, organisiert. Sie konnte alles halten – außer sich selbst. Und ihre Geschichte ist kein Einzelfall. Sie zeigt ein Paradox: In einer Welt voller Kontakte hungern wir oft nach echter Verbindung. Nicht Smalltalk. Sondern Nervensystem-zu-Nervensystem. Präsenz. Resonanz. Sicherheit.

Beziehungen als *soziale Bindungen*

Die vielleicht kraftvollste Ebene für Langlebigkeit wird meist übersehen: soziale Beziehungen und das Gefühl von Verbundenheit. Der Mensch ist kein Einzelgänger. Evolutionsbiologisch verdanken wir unser Überleben der Gruppe. Schutz, Nahrung, Kooperation – all das war nur gemeinsam möglich. Diese Geschichte hat sich tief in unser Nervensystem eingeschrieben. Soziale Nähe aktiviert heute noch unser Belohnungssystem – Oxytocin, Endorphine, Dopamin fluten das Gehirn. Umgekehrt löst Einsamkeit echte Stressreaktionen aus: Der Cortisolspiegel steigt, das vegetative Nervensystem kippt in den Alarmmodus.

Einsamkeit tut nicht nur weh – sondern *macht krank*

In der modernen Gesundheitsforschung rückt ein Risikofaktor immer mehr in den Mittelpunkt, der lange unterschätzt wurde: Einsamkeit. Während Bewegung, Ernährung und Schlaf häufig thematisiert werden, ist soziale Verbundenheit für viele Menschen in einer zunehmend individualisierten Gesellschaft zur Herausforderung geworden – mit weitreichenden Folgen für Körper, Psyche und sogar die Lebenserwartung.

Einsamkeit ist ein subjektives Gefühl, das entsteht, wenn eine Lücke besteht zwischen den gewünschten und den tatsächlich erlebten sozialen Beziehungen.[123] Sie ist nicht gleichbedeutend mit sozialer Isolation – also der objektiv messbaren Abwesenheit von Kontakten, sondern beschreibt vielmehr einen emotionalen Mangel an Nähe, Zugehörigkeit und Intimität.

Neurowissenschaftlich betrachtet wird Einsamkeit sogar als „sozialer Schmerz" empfunden - ähnlich wie körperlicher Schmerz. Studien zeigen, dass dabei ähnliche Hirnareale aktiv sind, insbesondere der anteriore cinguläre Cortex, der Schmerz und emotionale Verarbeitung koppelt.[124]

Die gesundheitlichen Folgen

Laut aktuellen Daten[125] geht chronische Einsamkeit mit einer Reihe gesundheitlicher Risiken einher:

- 26 Prozent höhere Sterblichkeit[126]
- 29 Prozent höheres Risiko, eine koronare Herzerkrankung zu entwickeln
- 32 Prozent höheres Risiko, einen Schlaganfall zu erleiden
- doppelt so hohes Risiko, an Typ-2-Diabetes zu erkranken
- erhöhte Wahrscheinlichkeit für Depressionen, Angststörungen, Schlafprobleme und Sucht
- überdurchschnittlich hohes Risiko, an körperlichen (60,7 Prozent) oder psychischen (70,1 Prozent) Beschwerden zu erkranken[127]

Das Gehirn reagiert auf Einsamkeit wie auf körperlichen Schmerz. Studien zeigen, dass dabei dieselben Hirnareale aktiv werden, die auch bei Verletzungen reagieren.[128] Soziale Isolation wird vom Körper also als reale Gefahr wahrgenommen - mit weitreichenden gesundheitlichen Folgen.

Einsamkeit – so gefährlich wie *15 Zigaretten* pro Tag

Eine der wichtigsten Studien[129] zu diesem Thema stammt von Holt-Lunstad et al. (2010). In ihrer Meta-Analyse mit über 300.000 Teilnehmenden zeigte sich: Menschen mit engen sozialen Beziehungen leben im Schnitt deutlich länger: Ihre Überlebenschancen liegen rund 50 Prozent höher als bei isolierten Menschen - ein Vorteil, der sogar größer ist als der durch Bewegung und fast so wirksam wie ein Rauchstopp. Einsamkeit schadet der Gesundheit so stark, als würde man täglich 15 Zigaretten rauchen - das ist der langfristige Preis der sozialen Isolation.

Später konnte das Forscherteam diesen Effekt sogar noch differenzierter zeigen: Nicht nur objektive Isolation, also reale Kontaktarmut, sondern vor allem das subjektive Gefühl von Einsamkeit erhöht die Sterblichkeit deutlich - um durchschnittlich 26 Prozent. Das heißt: Man kann sich einsam fühlen, selbst wenn man täglich von Menschen umgeben ist – etwa in einer anonymen Großstadt ohne tiefere Beziehungen.

Diese *Gruppen* sind besonders *betroffen*

Die Forschung zeigt: Bestimmte Lebensumstände erhöhen das Risiko für Einsamkeit massiv:[130]

- Alleinerziehende und pflegende Angehörige
- Menschen mit geringen Einkommen oder ohne Erwerbsarbeit
- Personen mit Migrations- oder Fluchterfahrung
- Menschen mit körperlichen oder psychischen Erkrankungen
- Bewohner in Pflegeeinrichtungen

Diese Gruppen benötigen gezielte Ansprache und niedrigschwellige Angebote.

Die Bedeutung für *gesunde Langlebigkeit*

Langlebigkeit ist mehr als die Abwesenheit von Krankheit – sie bedeutet Lebensjahre in guter Funktion, Sinn und Verbindung. Einsamkeit unterbricht genau diese Verbindung – sowohl neurobiologisch als auch sozial. Wer einsam ist, hat ein erhöhtes Entzündungslevel, schwächere Immunabwehr, weniger Bewegung und damit ein erhöhtes biologisches Alter.

Doch soziale Gesundheit ist trainierbar. Schon kleine Schritte helfen:

- Spaziergänge mit anderen Menschen
- Teilnahme an Gruppenangeboten, Sportvereinen oder Kursen
- Regelmäßige „soziale Rituale" – ein wöchentlicher Anruf, ein gemeinsamer Kaffee
- Angebote, die körperliche Aktivität und soziale Interaktion verbinden

Langlebigkeit beginnt auch im Miteinander.

Wer Einsamkeit ernst nimmt und soziale Gesundheit in die Prävention integriert, schafft die Grundlage für ein langes, gesundes und erfülltes Leben – für sich selbst und für andere.

Körperliche Aktivität als *Schutzfaktor*

Doch es gibt gute Nachrichten: Körperliche Aktivität kann das Einsamkeitsempfinden lindern. Schon geringe Dosen an Bewegung helfen, emotionale Tiefs zu puffern, insbesondere wenn soziale Kontakte fehlen.[131]

Zwar löst Bewegung nicht automatisch das Problem der Einsamkeit - aber sie steigert die psychophysische Energie, stärkt Selbstwirksamkeit und erhöht die Wahrscheinlichkeit, dass soziale Kontakte wieder aktiv gesucht werden.[132]

Weniger allein bedeutet *länger leben*

Eine Studie aus Deutschland zeigt: Menschen über 75, die regelmäßig an sozialen Aktivitäten teilnehmen - etwa in Vereinen, Seniorengruppen oder ehrenamtlichen Initiativen - haben ein um rund 20 Prozent geringeres Sterberisiko innerhalb von fünf Jahren verglichen mit Gleichaltrigen, die nie an solchen Aktivitäten teilnehmen.[133] Und das unabhängig vom Gesundheitszustand. Auch die Ehe wirkt sich statistisch positiv auf die Lebenserwartung aus - vor allem bei Männern. Der Grund liegt weniger im Trauschein als im Prinzip der Nähe: Wer eine enge Bezugsperson hat, wird öfter zu gesundem Verhalten motiviert und bekommt im Krankheitsfall schneller Hilfe.

Wie Nähe *biologisch* wirkt

Ein starkes soziales Netzwerk funktioniert wie ein innerer Schutzschild: Es senkt chronischen Stress, reduziert Entzündungen, stabilisiert das Immunsystem und stärkt die seelische Widerstandskraft. Fehlende Bindung hingegen gilt heute als genauso gesundheitsschädlich wie Rauchen oder Bewegungsmangel. Laut einer Meta-Analyse mit über 300.000 Teilnehmenden erhöht soziale Isolation das Sterberisiko um etwa 50 Prozent.[134]

Das *Mikrobiom* – die stille Sprache sozialer Nähe

Auch unsere Darmflora reagiert auf soziale Kontakte. Studien an Mäusen[135] und Primaten[136] zeigen, dass Individuen, die viel miteinander interagieren, sich Mikroben austauschen und ein ähnlicheres Mikrobiom entwickeln. Diese Erkenntnis wurde auch bei Menschen bestätigt. Eine Studie in abgelegenen honduranischen Dörfern zeigte, dass enge Freunde, Nachbarn oder Verwandte teilweise identische Bakterienstämme im Darm aufwiesen - selbst, wenn sie nicht im selben Haushalt lebten.[137]

Je zentraler eine Person im sozialen Netzwerk stand, desto vielfältiger und repräsentativer war ihr Mikrobiom - und Vielfalt gilt als Marker für Gesundheit.

Diese „soziale Mikrobiomvernetzung" könnte ein bislang unterschätzter Aspekt gesunder Gemeinschaft sein. Wer sich isoliert, verpasst also womöglich nicht nur soziale Impulse, sondern auch biologische.

Der *stille Stressor* im Hintergrund

Einsamkeit ist nicht nur ein emotionales Thema - sie wirkt biologisch wie ein schwelender Dauerstress. Dein Körper kann nicht unterscheiden, ob du wegen zu vieler To-dos oder wegen fehlender sozialer Nähe unter Druck stehst. Die Folge: Das Stresssystem läuft dauerhaft im Hintergrund - mit messbaren gesundheitlichen Folgen.

1. **Entzündung im Körper – still, aber schädlich**
   Wenn du dich chronisch einsam fühlst, steigt im Körper die Produktion sogenannter entzündungsfördernder Botenstoffe, etwa IL-6. Diese sogenannten Zytokine sind eigentlich Helfer bei Infektionen. Doch wenn sie dauerhaft aktiv sind, fördern sie stille Entzündungen - ein Risikofaktor für Herz-Kreislauf-Erkrankungen, Diabetes und Alzheimer.

2. **Die HPA-Achse gerät aus dem Gleichgewicht**
   Die Hypothalamus-Hypophysen-Nebennieren-Achse (kurz: HPA-Achse) ist deine innere Stressleitung. Sie steuert, wann der Körper Alarm schlägt und Stresshormone ausschüttet. Bei chronischer Einsamkeit feuert diese Achse ständig Signale - der Körper bleibt in Alarmbereitschaft, auch wenn keine akute Gefahr besteht.

3. **Das Stresshormon Cortisol ist auf Dauer erhöht**
   Einsamkeit führt dazu, dass der Cortisolspiegel dauerhaft erhöht ist. Das ist ähnlich, wie wenn du jeden Tag in einem leichten Dauerstress bist - auch ohne Zeitdruck oder äußere Reize. Zu viel Cortisol über längere Zeit schwächt das Immunsystem, stört den Schlaf, erhöht den Blutzucker und fördert Bauchfett.

   Einsamkeit ist nicht „nur ein Gefühl" - sie wirkt wie ein biologischer Dauerbrenner. Das Resultat: geschwächtes Immunsystem, schlechtere Wundheilung, höheres Risiko für Herz-Kreislauf-Erkrankungen, Depressionen und sogar Demenz. In einer Untersuchung[138] wurde bei einsamen älteren Menschen eine immunologische Überaktivierung festgestellt - paradoxerweise ging das mit einer schlechteren Virusabwehr einher.

Soziale *Bindung* als biologisches *Grundbedürfnis*

Doch die gute Nachricht: Schon regelmäßige soziale Kontakte – sei es durch Familie, Freunde, Gruppen oder Nachbarschaft – können diesen Kreislauf unterbrechen. Wer sich verbunden fühlt, schützt nicht nur seine Psyche, sondern senkt auch biologisch messbare Entzündungs- und Stresswerte.

Der Vagusnerv – unser größter Regenerationsnerv – aktiviert sich besonders stark durch:

- Blickkontakt,
- Stimme,
- Berührung,
- geteiltes Lachen oder
- tiefe emotionale Synchronisation.

Mit anderen Worten: Du regulierst dich über andere.

Säuglinge über den Blick der Mutter. Erwachsene über das Gefühl, gesehen zu werden.

Ohne diese Co-Regulation bleiben wir im Alarmzustand. Auch wenn wir meditieren, Tagebuch schreiben, Sport treiben.

Der *Roseto-Effekt* – wenn Zusammenhalt vor Herzinfarkt schützt

Ein besonders eindrückliches Beispiel ist der sogenannte „Roseto-Effekt“[139]. In den 1960er-Jahren fiel in Roseto, Pennsylvania – einer italienischstämmigen Kleinstadt – die niedrige Herzinfarktrate auf. Trotz schlechter Ernährung und hoher Raucherzahlen litten die Menschen dort seltener an Herzerkrankungen. Der Grund? Ein extrem starker sozialer Zusammenhalt, geprägt von familiären Netzwerken, Nachbarschaftshilfe und Gemeinschaftsleben. Doch mit zunehmender Modernisierung und Individualisierung zerfielen diese Strukturen und prompt stieg die Sterblichkeit auf den US-Durchschnitt. Eine dramatische Bestätigung dessen, was Sozialforschung und Medizin schon lange vermuten: Gemeinschaft schützt. Einsamkeit macht krank.

Problematisch wird es, wenn dieser Alarmzustand chronisch wird. Denn dann fehlt dem Körper die Gelegenheit zur Regeneration. Statt in langfristige Reparaturprozesse zu investieren – etwa für Immunsystem, Zellreinigung oder Hormonbalance – läuft er dauerhaft im Krisenmodus. Das macht krank: Chronisch Einsame zeigen häufiger Entzündungsmarker, haben ein höheres Risiko für Herz-Kreislauf-Erkrankungen und eine deutlich erhöhte Sterblichkeit.

Ein besonders eindrückliches Beispiel ist das sogenannte Broken-Heart-Syndrom[140, 141]: In den ersten Monaten nach dem Tod eines Partners steigt das Risiko für Herzinfarkte und andere Komplikationen deutlich an – nicht nur durch akuten emotionalen Schmerz, sondern auch durch körperliche Stressreaktionen wie die sogenannte Stress-Kardiomyopathie, auch bekannt als Broken-Heart-Syndrom oder Tako-Tsubo-Kardiomyopathie – eine akute, vorübergehende Funktionsstörung des Herzmuskels. Sie tritt häufig nach starkem emotionalem oder körperlichem Stress auf (zum Beispiel Trauer, Schock, Unfall) und ahmt einen Herzinfarkt nach, ohne dass die Herzkranzgefäße verschlossen sind.

Einsamkeit ist ein unterschätztes Gesundheitsrisiko – vor allem im Alter. In modernen Gesellschaften leben viele ältere Menschen allein. Der Rückgang traditioneller Familienstrukturen, Urbanisierung und digitale Vereinsamung verstärken diesen Trend. Dabei war Einsamkeit in der evolutionären Geschichte des Menschen die Ausnahme – heute ist sie zur Realität für viele geworden. Ein klassischer Fall von „evolutionärem Mismatch": Unser Körper reagiert auf Isolation noch immer wie in der Steinzeit – nur dass wir heute keine Tiger mehr fürchten, sondern Entzündungen, Schlafstörungen und Depressionen.

Blue Zones – Gesundheit beginnt mit Gemeinschaft

Auch in den berühmten „Blue Zones" – Regionen mit besonders vielen Hundertjährigen – zeigt sich dieser Zusammenhang. Ob in Okinawa, Ikaria, Sardinien, Nicoya oder Loma Linda: Es ist nicht nur die Ernährung, die dort auffällt. Es sind vor allem die sozialen Strukturen.

Auf Okinawa etwa gehören die traditionellen „Moais" zum Alltag: lebenslange Freundschaftsgruppen, die sich gegenseitig emotional und materiell unterstützen. In Sardinien leben oft mehrere Generationen unter einem Dach – die Älteren sind voll eingebunden, respektiert und aktiv im Dorfleben. Die tägliche Teestunde mit Freundinnen, das gemeinsame Kochen, das Gespräch mit dem Nachbarn – all das ist mehr als nette Routine. Es ist Lebenselixier.

In Loma Linda, einer kalifornischen Gemeinde der Siebenten-Tags-Adventisten, ist es der gemeinsame Glaube, der die Menschen verbindet – und schützt. Kein Alkohol, kein Nikotin, viel pflanzliche Kost, Ruhe am Sabbat – das sind nur Teile des Lifestyles. Vor allem aber ist es die Gemeinschaft: die wöchentlichen Treffen, das gemeinsame Gebet, das bewusste Abschalten vom Alltag. Epidemiologische Studien zeigen: Adventisten leben im Schnitt sieben bis zehn Jahre länger als andere Kalifornier und das vor allem durch ihre gelebte Gemeinschaft.[142]

Was also tun? Präventivmedizin sollte soziale Faktoren stärker berücksichtigen. Einige Länder testen bereits sogenannte „Social Prescriptions" - Rezeptverschreibungen für soziale Aktivitäten statt Medikamente. Eine Wohngemeinschaft im Alter, regelmäßige Besuche im Seniorenzentrum oder ein Engagement im Chor könnten ebenso gesundheitsfördernd sein wie ein Blutdrucksenker.

Und auf individueller Ebene? Es beginnt mit einer einfachen Frage: Wann hast du das letzte Mal jemanden angerufen, der dir wichtig ist? Vielleicht ist genau jetzt der Moment.

Nähe schützt – bis in die *Gene*

Starke soziale Bindungen fördern nicht nur das Wohlbefinden - sie verlängern nachweislich das Leben. Ihre Wirkung ist vergleichbar mit Sport, gesunder Ernährung oder dem Verzicht auf Rauchen. Sie reduzieren Cortisol, stärken Immunzellen und verbessern sogar kognitive Leistungen im Alter. Und sie wirken auf subtilen Wegen - bis in unser Mikrobiom. Deshalb ist es höchste Zeit, soziale Gesundheit als festen Bestandteil eines ganzheitlichen Langlebigkeitskonzepts zu begreifen.

Die Medizin von morgen fragt vielleicht nicht nur nach Blutdruck und BMI, sondern auch: „Haben Sie jemanden, mit dem Sie regelmäßig lachen?" Wenn die Antwort „ja" ist, stehen die Chancen gut, dass dieses Lachen noch lange anhält.

Jana heute?

Sie hat einen Kreis von drei Frauen, mit denen sie alle zwei Wochen „echtzeitredet". Kein Coaching. Keine Agenda.

Sie sagt:

„Ich muss nicht mehr alles allein fühlen. Ich darf gehalten sein."

Selbstcheck: Wie sind deine Beziehungen?

Finde heraus, wie deine Beziehungen gerade aussehen - nicht im Sinne von Smalltalk oder Netzwerk-Stress, sondern als echte Verbindungen, die dich tragen und dein Leben bereichern.

1. Qualität statt Quantität

- ○ Ich habe mindestens ein bis zwei Menschen, mit denen ich offen, ehrlich und tief sprechen kann.
- ○ Es gibt Beziehungen in meinem Leben, die mich stärken, nicht nur fordern.
- ○ Ich verbringe regelmäßig Zeit mit Menschen, bei denen ich nichts „leisten" muss.

2. Nähe und Zugehörigkeit

- ○ Ich fühle mich irgendwo wirklich „zu Hause" - im Freundeskreis, der Familie oder in einer Community.
- ○ Ich habe das Gefühl, ich darf so sein, wie ich bin, ohne Maske oder Anpassung.
- ○ Ich teile Gedanken, Gefühle oder Ängste und werde dabei gesehen.

3. Soziale Gesundheit und mentale Balance

- ○ Ich fühle mich nach sozialen Kontakten eher aufgeladen als ausgelaugt.
- ○ Ich kann Konflikte klären, ansprechen oder für mich sorgen, ohne Angst vor Ablehnung.
- ○ Ich weiß, wann ich Nähe brauche und wann mir Abstand guttut.

4. Geben und Empfangen in Balance

- ○ Ich bin für andere da, ohne mich selbst zu verlieren.
- ○ Ich kann Hilfe annehmen, ohne Schuld oder Scham.
- ○ Meine Beziehungen sind geprägt von Gegenseitigkeit, nicht von einseitigem Kümmern.

5. Digitaler Kontakt vs. echte Begegnung

- ○ Ich nutze Social Media bewusst, nicht als Ersatz für echte Nähe.
- ○ Ich verbringe mehr Zeit in echten Gesprächen als mit dem Scrollen.
- ○ Ich pflege Kontakte nicht nur über Likes, sondern durch Präsenz.

6. Verbindung im Alltag spüren

- ○ Ich erlebe regelmäßig Momente echter Nähe - durch Gespräche, Berührung oder gemeinsames Lachen.
- ○ Ich fühle mich verbunden, auch ohne viele Worte.
- ○ Ich weiß, dass ich nicht alles allein tragen muss.

Auswertung:

0–9 Häkchen: Dein Startpunkt

Du erkennst klar, wo dein soziales Netz dünn wird oder dir Kraft raubt. Das ist keine Schwäche, sondern die Chance für echte Fortschritte. Schon kleine Schritte können spürbar neue Energie und Verbundenheit schenken.

10–19 Häkchen: Solide Basis

Du hast viele wertvolle Beziehungen und spürst Zugehörigkeit. Gleichzeitig gibt es Felder, in denen du dich noch stärker nähren kannst - etwa mehr echte Begegnung oder klarere Balance im Geben und Nehmen.

20–27 Häkchen: Du bist verbunden

Deine sozialen Beziehungen tragen dich: tiefe Gespräche, Nähe, Balance zwischen Geben und Empfangen. Das ist ein starkes Fundament für mentale Stärke und Gesundheit.

Langlebigkeit ist nicht nur eine Frage von Bewegung, Ernährung oder Genetik.
Sie ist auch eine Frage von Nähe, Verbindung und gelebter Menschlichkeit.
Menschen machen mich gesund.
Nicht nur im Notfall, sondern jeden Tag: still, heilsam, tragend.

Meine *Wegempfehlung* für deine Beziehungen

Weg 47 Führe ein echtes Gespräch pro Tag

- **Warum:** Tiefe soziale Interaktionen aktivieren Oxytocin und senken gleichzeitig den Cortisolspiegel.
- **Was:** Führe jeden Tag ein bewusstes Gespräch – persönlich oder telefonisch, nicht nur per Textnachricht.
- **Wie:** Nimm dir dafür zehn Minuten Zeit für echten Austausch: Gedanken, Gefühle, Gesichtsausdrücke.

Wirkung: Soziale Sicherheit reguliert dein Immunsystem und dein Nervensystem.

Weg 48 Kultiviere Nähe

- **Warum:** Wiederkehrende positive Begegnungen stärken deine emotionale Resilienz und machen dich langfristig widerstandsfähiger.
- **Was:** Plane wöchentliche Begegnungen wie einen Kaffee, gemeinsames Kochen oder einen Spaziergang mit Familie oder Freunden.
- **Wie:** Trage es bewusst in deinen Kalender ein.

Wirkung: Stabile soziale Netze korrelieren mit bis zu 50 Prozent höherer Lebensdauer.[143]

Weg 49 Nutze Co-Regulation bewusst

- **Warum:** Dein Nervensystem reguliert sich über Nähe deutlich schneller als über bloßes Denken.
- **Was:** Suche und schenke täglich Umarmungen, ein echtes Lächeln und ruhige Stimmen.
- **Wie:** Halte mindestens 20 Sekunden bewussten Körperkontakt.

Wirkung: Durch tägliche Umarmungen, echtes Lächeln und ruhige Stimmen stärkst du dein parasympathisches System und verbesserst deine Herzfrequenzvariabilität (HRV).

Abkürzung zum sofort Ausprobieren: Atme in Stufen mit der Leiteratmung

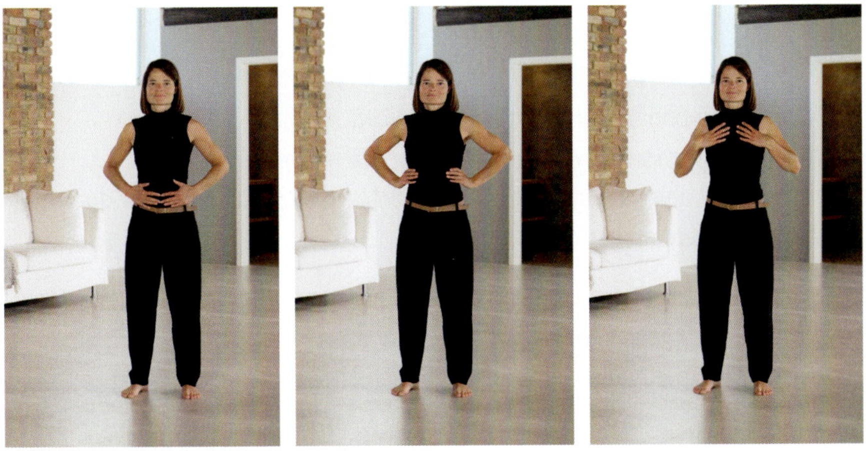

Warum solltest du diese Übung machen?

Du atmest flach und unbewusst, besonders in stressigen Situationen. Das beeinflusst nicht nur deine körperliche Spannung, sondern auch deine emotionale Offenheit. Die Atmung ist mehr als nur ein physiologischer Vorgang, sie ist ein Spiegel deiner inneren Welt. Die Leiteratmung trainiert eine bewusste Atemführung in drei Stufen und damit auch deine Selbstwahrnehmung. Du wirst spüren, wo du „hängst", wo du dich festhältst. Du lernst dich von innen heraus zu regulieren.

Was bewirkt die Übung?

- steigert deine Atemkapazität und Körperwahrnehmung
- aktiviert das parasympathische Nervensystem (Vagusnerv) - dein System für Sicherheit, Empathie und soziale Verbindung
- schafft mehr Embodiment - du kommst wirklich bei dir an
- stärkt deine Präsenz - du bist ansprechbarer, klarer, verbundener
- verbessert die emotionale Regulation - du kannst zuhören, statt zu reagieren

Wie funktioniert die Übung?

- Beginne in neutraler Position.
- Lege beide Hände auf den Bauch und atme bewusst in den Bauchraum.
- Lege beide Hände auf die Rippenbögen und atme bewusst in die Rippenbögen.
- Lege beide Hände auf den Brustkorb und atme bewusst in den Brustkorb.

- Atme langsam, vollständig und kontrolliert durch die Nase ein und aus.
- Nimm wahr, wie sich dein Körper mit jeder Einatmung mehr weitet.
- Mache drei bewusste Atemzüge pro Etage.

Tipps:

- Nutze die Übung als „Check-in" mit dir selbst:
  Wie atme ich gerade? Wo spüre ich Enge? Wo ist Raum?
  Mit dieser Wahrnehmung beginnst du, dich selbst zu führen, bevor du in Kontakt mit anderen trittst.
- Bleibe geduldig. Gerade bei emotionaler Anspannung fällt das bewusste Atmen schwer – doch genau dann wirkt es am stärksten.
- Ideal am Morgen, vor sozialen Begegnungen oder wenn du dich aus dem Gleichgewicht fühlst.

DEIN PERSÖNLICHER ACTION-PLAN

1. Die eine Beziehung, die mir aktuell am meisten Kraft gibt: ____________________
   ____
2. Die eine Beziehung, die mir gerade eher Energie raubt: ____________________
   ____
3. Ein Mensch, mit dem ich diese Woche bewusst Zeit verbringen möchte: ______
   ____
4. Eine kleine Geste, mit der ich Nähe zeigen kann: ____________________
   ____
5. Mein Beziehungsritual für den Alltag: ____________________
   ____

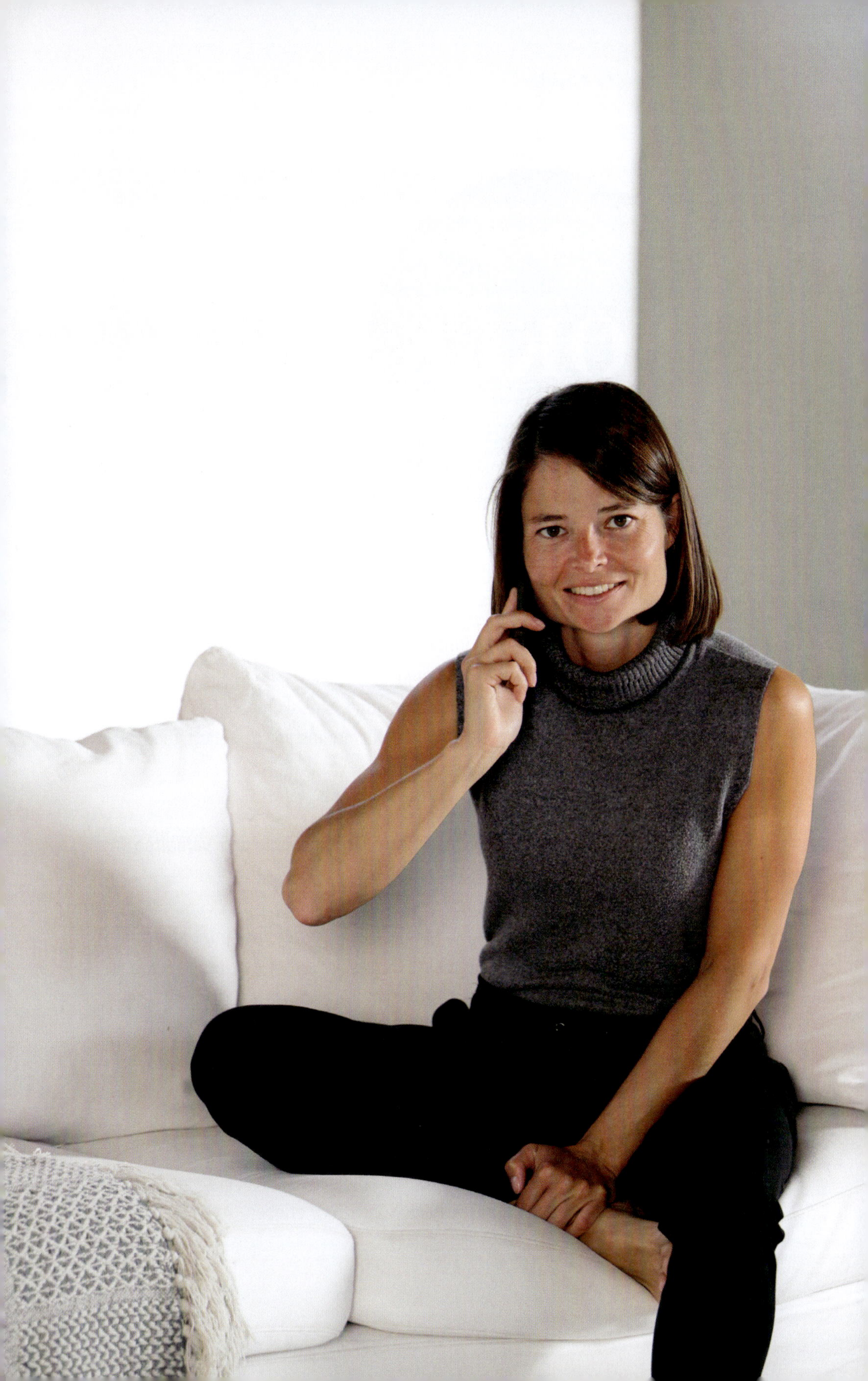

FOKUS *Entscheidun[g]* dein erster Schrit[t]

Vom *Träumen* und *Wissen* ins *Handeln*

Nicht Motivation, sondern Entscheidungen verändern dein Gehirn.
Du weißt jetzt: Langlebigkeit ist kein Geheimnis.
Es ist ein System aus Schlaf, Ernährung, Bewegung, Stresskompetenz, sozialen Bindungen und mentaler Klarheit – und es wird von einer Instanz gesteuert, die stärker ist als jede Motivation: deinem Nervensystem.

Neurozentriertes Training bedeutet:
Wenn du dein Nervensystem klug ansprichst, folgen Körper und Verhalten fast automatisch.
Sicherheit erzeugt Energie. Rhythmus erzeugt Gesundheit.
Jede bewusste Handlung – ein tiefer Atemzug, ein bewusster Spaziergang, eine nährende Mahlzeit – ist ein Signal an dein Gehirn:
„Ich bin sicher. Ich kann wachsen. Ich darf leben."

Jetzt geht es darum, dieses Wissen umzusetzen:
In echte, kleine Schritte. In Alltag. In Körpergefühl. In Leben.

Vom *Wissen* ins *Spüren* – deine Umsetzung

Du hast verstanden: Dein Nervensystem ist der heimliche Taktgeber deines Lebens.
Jetzt geht es darum, das nicht nur zu wissen, sondern zu erleben.

Denn echte Veränderung beginnt nicht im Kopf.
Sie beginnt im Körper. In den kleinen, bewussten Handlungen, mit denen du deinem Gehirn jeden Tag ein neues Signal gibst:
„Ich bin sicher. Ich kann wachsen. Ich darf leben."

Wie das konkret aussieht?
Ganz einfach: mit den Dingen, die du vielleicht schon kennst, jedoch jetzt aus einer neuen Perspektive spüren wirst.
Nicht als Pflicht. Sondern als Einladung an dein Nervensystem.

Routine statt Radikalität – weniger ist mehr

Ein Weg genügt und er beginnt mit deiner Entscheidung. Und dabei ist weniger oft mehr. Du musst nicht sofort alles ändern. Nicht alle Gewohnheiten gleichzeitig auf den Prüfstand stellen, nicht jede Übung integrieren.
Denn was uns heute oft überfordert, ist nicht der Mangel an Wissen, sondern der Druck, alles auf einmal umzusetzen.

Frage dich: Was ist jetzt für mich dran?
Gesundheit ist nicht linear. Es gibt keine Standardroute. Es gibt nur deinen Weg.
Vielleicht beginnt er mit bewusster Atmung am Morgen.
Vielleicht mit dem Entschluss, abends das Handy etwas früher zur Seite zu legen.
Oder mit dem ersten bewussten Spaziergang - nicht als Sport, sondern als Rückkehr zu dir.

Eine Entscheidung reicht - wenn sie echt ist.
Wähle nicht das, was am lautesten beworben wird.

Wähle das, was sich für dich machbar anfühlt.
Nicht bequem im Sinne von „nichts tun", sondern stimmig. Realistisch. Nachhaltig.

Wenn du diesen einen Schritt zur Gewohnheit machst - dann entsteht aus der ersten Bewegung ein neuer Rhythmus.
Und genau darin liegt der Unterschied: Nicht die Veränderung selbst zählt, sondern dass du dranbleiben kannst.
Nur was sich in deinem Leben integrieren lässt, verändert es auch dauerhaft.

Geh los. Einen Schritt. Dann den nächsten. Gesundheit ist kein Sprint. Sie ist ein Weg, den du in deinem Tempo gehst.

Mit Klarheit. Mit Gefühl. Und mit der Freiheit, täglich neu zu entscheiden.

Sicherheit als die *Sprache* deines Nervensystems

Ganz gleich ob du dich bewegst, isst, schläfst oder denkst - dein Gehirn stellt nur eine Frage: Bin ich sicher genug, um gesund zu sein?

Sicherheit entsteht über Information. Und diese Information kommt über drei Ebenen:

- **Exterozeption** - Wie nimmst du die Welt um dich herum wahr?
- **Interozeption** - Wie fühlt sich deine innere Welt an?
- **Propriozeption** - Wie stabil bist du in deiner Bewegung?

Gesundheit, Langlebigkeit, Lebensqualität - sie beginnen nicht mit dem nächsten Superfood oder Training. Sie beginnen mit dem, was du jeden Tag deinem Gehirn zeigst: Du kannst dich entspannen. Ich bin da. Es ist alles gut.

Frage dich, was auf dich zukommt

Wenn du das Gelesene in deinem Alltag umsetzt, tauchen vielleicht neue Fragen auf. Wichtig ist der Perspektivwechsel: Statt in einem statischen Selbstbild („so bin ich eben") gefangen zu bleiben, stell dir dynamische Fragen, die Entwicklung ermöglichen.

Stell dir die richtigen Fragen - hier ein paar Beispiele:

- Nicht: *„Warum schaffe ich das nie?"*
  Sondern: *„Was brauche ich, um es beim nächsten Mal leichter zu schaffen?"*
- Nicht: *„Bin ich dafür zu alt?"*
  Sondern: *„Wie kann ich in meinem Tempo beginnen?"*
- Nicht: *„Warum tut mir das weh?"*
  Sondern: *„Wie kann ich die Bewegung so anpassen, dass sie sich gut anfühlt?"*

So stärkst du ein dynamisches Selbstbild: Du siehst dich nicht als festgelegt, sondern als lernfähig, veränderbar und wachsend.

Was sind Fragen, die vielleicht auf dich zukommen können, wenn du das Gelesene umsetzt?

Warum fühle ich mich *besser*, wenn ich *jeden Tag* draußen *spazieren* gehe?

Spazieren im Tageslicht ist kein banaler Akt – es ist ein neurobiologisches Ritual.

- **Exterozeption:** Dein Auge nimmt natürliches Licht auf. Dieses Signal erreicht über spezielle Photorezeptoren direkt den Hypothalamus und stellt deinen zirkadianen Rhythmus ein. Tageslicht am Morgen senkt Melatonin, hebt Cortisol auf ein gesundes Maß und macht dich wacher, fokussierter, ausgeglichener.
- **Interozeption:** Durch die Aktivität steigt deine Atemfrequenz, dein Herzschlag reguliert sich, dein Darm wird besser durchblutet. All das verbessert die Körperwahrnehmung – du kommst mehr „bei dir an".
- **Propriozeption:** Jeder Schritt, jede Gewichtsverlagerung sendet sensorisches Feedback an dein Gehirn. Dein Nervensystem erhält: Ich bin in Bewegung, ich bin stabil. Diese Rückmeldung stärkt nicht nur Gleichgewicht und Bewegungsintelligenz, sondern wirkt auch beruhigend.

Ergebnis: Du fühlst dich zentrierter, klarer, stabiler – nicht, weil du Kalorien verbrannt hast, sondern weil du deinem Nervensystem täglich Sicherheit gibst.

Warum fühle ich mich *besser*, wenn ich mich *nährstoffreich ernähre*?

Dein Gehirn lebt nicht von Gedanken, sondern von Glukose, Mikronährstoffen, Aminosäuren, Fettsäuren.

- **Exterozeption:** Das, was du siehst, riechst und schmeckst, beeinflusst unmittelbar deine Stimmung. Farbenfrohe, frische, vielfältige Lebensmittel aktivieren Hirnregionen, die für Genuss und Belohnung zuständig sind – ganz ohne Zuckerrausch.
- **Soziale Exterozeption:** Gemeinsam essen – Gespräche, Blickkontakt, Berührung – reguliert dein Nervensystem über Co-Regulation. Kein Wunder, dass mediterrane Ernährung auch so gut wirkt: Es ist nicht nur was, sondern auch wie du isst.
- **Interozeption:** Ein stabiler Blutzuckerspiegel, gesunde Darmflora, ausreichende Zufuhr von Vitaminen und Mineralstoffen erzeugen innere Balance. Der Darm sendet über den Vagusnerv direkte Signale ans Gehirn: Alles gut hier unten.

Ergebnis: Mehr Energie, weniger Heißhunger, klarerer Kopf – weil dein Nervensystem nicht im Überlebensmodus ist, sondern in Selbstregulation.

Warum macht *Sport im Verein* oder mit Freunden mehr *Spaß*?

Bewegung in Gemeinschaft ist wie ein biologisches „Update" für dein ganzes System.

- **Exterozeption:** Blickkontakt, Lächeln, Stimmen, Berührung - sie alle senden soziale Sicherheit an dein Nervensystem. Dopamin, Oxytocin, Endorphine steigen und du fühlst dich verbunden.
- **Interozeption:** Gemeinsames Schwitzen synchronisiert Atmung und Herzschlag. Diese innere Ko-Regulation stärkt dein Gefühl von Zugehörigkeit und innerer Stabilität.
- **Propriozeption:** Gemeinsames Training bringt deinen Körper in Bewegung und du spürst dich, entwickelst Haltung, Kraft und Präsenz.

Ergebnis: Du hast nicht nur trainiert - du hast dich reguliert, verbunden und aufgeladen. Kein Biohacking ersetzt das.

Warum *schlafe* ich *besser*, wenn ich abends bewusst zur Ruhe komme und *nicht* bis zuletzt auf *Bildschirme* starre?

Schlaf funktioniert nicht auf Knopfdruck, sondern ein neurophysiologischer Prozess, der vorbereitet werden will.

- **Exterozeption:** Helles Kunstlicht, besonders Blaulicht, hemmt die Melatonin-Ausschüttung. Dagegen signalisiert Dunkelheit (Kerzenlicht, gedimmtes Licht) deinem Gehirn: Es ist Nacht, du darfst loslassen.
- **Interozeption:** Ein leichtes Abendessen, bewusste Atmung oder warme Dusche aktivieren deinen Parasympathikus - das Nervensystem der Erholung. Die Körperkerntemperatur sinkt - ein Signal für Schlafbereitschaft.
- **Propriozeption:** Eine sanfte Abendbewegung - zum Beispiel Stretching oder Barfußlaufen - gibt dem Körper letzte ruhige Signale. Du spürst dich, statt überladen im Kopf zu sein.

Ergebnis: Der Schlaf kommt nicht über dich - du holst ihn dir. Weil du deinem Nervensystem gesagt hast: Du bist sicher. Du darfst abschalten.

Drei Strategien zur *Vorbereitung*

Bereit?
Dann geht's jetzt vom Lesen ins Steuern. Von der Theorie in die Biologie.
Vom Wissen in die Verkörperung.

Denk daran: Veränderung ist kein Sprint. Sie ist ein Rhythmus. Und dieser Rhythmus darf sich deinem Leben anpassen – nicht umgekehrt.

Was du brauchst, ist kein Hochleistungs-Lifestyle. Was du brauchst, ist ein System, das mit dir durch das echte Leben geht: Mit schlechten Nächten, Familienchaos, Rückfällen, Wintertiefs.

Langlebigkeit entsteht nicht durch Perfektion. Sondern durch Rückverbindung – immer wieder neu. Dranbleiben heißt auch Rückfälle einkalkulieren. Nicht als Scheitern, sondern als Teil der Architektur.

Was erfolgreiche Veränderung von Selbstboykott unterscheidet, ist nicht Willenskraft. Sondern: ein System für Rückkehr.

1. **Hab ein niedrigschwelliges „Minimal effektive Dosis"-Protokoll.**
   Ein Zwei-Minuten-Reset, den du immer und überall schaffst. Auch in Chaoszeiten. Auch im Hotelzimmer. Auch mit Wäschebergen.

   Beispiel:

   - ein Glas Wasser trinken
   - drei tiefe Atemzüge
   - eine bewusste Bewegung und Mobilität

   Wenn du dich am Boden fühlst – fang dort an. Nicht weiter oben.

2. **Bau Systeme, keine Willenskraft.**
   Lege dir Routinen so, dass sie dich nicht belasten, sondern entlasten.

   - Bewegung morgens direkt nach dem Zähneputzen
   - Essen vorbereiten während Podcasts
   - Schlaf ritualisieren wie bei Kindern: gleiche Zeit, Licht runter, Reizreduktion

   Der Trick: Nicht nachdenken müssen. Einfach tun.

3. **Finde dein „Warum, das zieht, wenn nichts mehr schiebt."**
   Nicht: „Ich will gesünder sein."
   Sondern: „Ich will meine Nichten tragen können."
   „Ich will wach sein, wenn mein Leben passiert."
   Dein Warum ist kein Slogan. Es ist ein inneres Bild, das du spüren kannst.
   Halte es griffbereit. Besonders an den Tagen, an denen du's vergessen hast.

Es beginnt mit deiner *Entscheidung* – und mit *deinem Gehirn*

Jede Veränderung startet an einem einzigen Punkt:
Eine Entscheidung.

Aber was passiert dabei wirklich in deinem Körper?
Nicht nur ein Gedanke schwebt vorbei – dein Gehirn verändert sich.

Eine Entscheidung ist wie ein biologisches Startsignal:

- Dein präfrontaler Kortex (dein „CEO im Kopf") aktiviert sich: Er prüft Optionen, wägt ab, setzt eine Richtung.
- Dein Belohnungssystem (Dopamin) wird wach: Es schickt einen Schub Vorfreude auf Bewegung, auf Wachstum.
- Dein Salienz-Netzwerk stellt die Weichen: Es filtert ab jetzt Reize, die zu deiner Entscheidung passen. Du nimmst Chancen klarer wahr, Hindernisse schärfer.

Kurz gesagt: Eine echte Entscheidung schaltet dein Gehirn auf einen neuen Kurs.

Nur ein Gedanke reicht jedoch nicht. Dein System verlangt danach, dass der Gedanke Handlung wird. Sonst verpufft das Signal.

Und genau hier liegt der Unterschied zwischen „guter Vorsatz" und „echter Transformation":

- Ein Vorsatz bleibt im Kopf.
- Eine Entscheidung wandert in den Körper.

Wenn du heute eine bewusste Entscheidung triffst – für deinen Schlaf, deine Ernährung, deine Bewegung, deine soziale Energie – setzt du nicht nur ein Ziel. Du veränderst dein Gehirn strukturell.

Je öfter du die neue Richtung bestätigst, desto stärker wird sie:

- Deine Nervenzellen bauen neue Verbindungen auf (Neuroplastizität).
- Dein Belohnungssystem lernt: „Dieser Weg lohnt sich."
- Dein Selbstbild wächst: vom Versuchen zum Verkörpern.

Bildlich gesprochen: Eine Entscheidung ist wie der erste Tritt auf einen neuen Pfad durch einen dichten Wald. Beim ersten Mal ist der Weg mühsam. Nach fünf, zehn, fünfzig Schritten wird er breiter, klarer, leichter. Dein Gehirn baut diesen Pfad weiter aus - jeden Tag.

Deine Entscheidung heute ist mehr als ein Gedanke. Sie ist der erste Tritt auf deinem eigenen Weg zu mehr Gesundheit, mehr Energie, mehr Langlebigkeit.

Du brauchst keinen perfekten Plan. Du brauchst nur den Mut, den ersten Schritt zu gehen - und ihn zu wiederholen.

Heute. Nicht perfekt. Sondern bewusst.

Dein *Longevity-Netz* – Entscheidungen für deine Gesundheit

In den vorherigen Kapiteln hast du bereits einzelne Knotenpunkte kennengelernt, die einen direkten Einfluss auf Gesundheit, Leistungsfähigkeit und Lebensspanne haben. In diesem Abschnitt fassen wir diese Themen noch einmal zu einem Gesamtbild zusammen. Dabei geht es um sechs zentrale Knotenpunkte. Sie bilden das Netz, das dich trägt, wenn es um ein langes, gesundes Leben geht. Jeder dieser Punkte ist für sich wichtig, doch erst im Zusammenspiel entfalten sie ihre volle Wirkung.

In diesem Netz ist alles miteinander verwoben. Ziehst du an einem Punkt, verändert sich das Ganze:

- Du schläfst besser? Dein Gehirn verarbeitet Reize klarer.
- Du bewegst dich mehr? Dein Stress sinkt.
- Du isst bewusster? Deine Stimmung wird stabiler.
- Du atmest tiefer? Deine Entscheidungen werden ruhiger.
- Du sprichst ehrlich mit einem Menschen? Deine Selbstwahrnehmung wird weicher.

Die *Bedeutung* deiner Entscheidung

Du musst nicht alles gleichzeitig verändern. Du musst nicht alles sofort perfektionieren. Es reicht, heute eine Entscheidung zu treffen. Einen einzigen Faden in deinem Longevity-Netz anzufassen und ihn in eine neue Richtung zu bewegen.

Denn in einem echten System verändert sich alles, wenn du irgendwo anfängst:

- Vielleicht entscheidest du dich heute, abends zehn Minuten früher das Licht zu dimmen.
- Vielleicht entscheidest du dich für einen Spaziergang statt fürs Scrollen.
- Vielleicht entscheidest du dich, zum ersten Mal liebevoll statt streng mit dir zu sprechen.

Was immer du wählst - es bleibt nicht isoliert. Deine Entscheidung gibt eine neue Richtung vor. Nicht linear. Sondern systemisch.

Sie breitet sich aus - auf dein Nervensystem, auf deine Energie, auf deine Zukunft.
Die wichtigste Frage ist nicht: Schaffst du es perfekt?
Sondern: Wählst du bewusst - und fängst du heute an?
Welche Entscheidung triffst du?

1. **Schlaf – dein biologischer Taktgeber**

   Schlaf ist nicht nur Erholung. Er ist die Steuerzentrale deines Rhythmus.
   Hier kalibriert sich dein ganzes System.
   Ohne guten Schlaf geraten alle anderen Bereiche aus dem Takt.

   Wenn du morgens Licht in deine Augen lässt, gibst du deinem Gehirn die Info: „Es ist Tag. Aktiviere mich."

   Wenn du abends die Reize dimmst, gibst du deinem Körper das Signal: „Jetzt wird repariert."

   Schlaf wirkt auf deinen Hormonhaushalt, deine Stimmung, deine Willenskraft, deine Regeneration.

DEINE ENTSCHEIDUNG:

Reizflut bis ins Bett

Situation: Bis kurz vorm Schlafen Serien, Mails, Social Media.

- **Exterozeption:** Grelles Bildschirmlicht, schnelle Bildfolgen und laute Geräusche signalisieren dem Gehirn unmissverständlich: Es ist Tag. Damit wird der natürliche Prozess des „Herunterfahrens" am Abend deutlich gestört.
- **Interozeption:** Eine flache Atmung und ein erhöhter Puls geben dem Inneren keine „grüne Ampel" fürs Einschlafen. Stattdessen bleibt der Organismus in einem Zustand der Aktivierung, der das Ein- und Durchschlafen erschwert.
- **Propriozeption:** Wenn der Körper starr am Schreibtisch oder auf dem Sofa verharrt und kaum Bewegung erfährt, bleibt das gesamte System in einer Haltung der Spannung. An Entspannung und Loslassen ist so kaum zu denken.

Ergebnis: Der Schlaf bleibt oberflächlich. Regeneration findet kaum statt. Das Nervensystem bleibt in Bereitschaft.

ODER:

Abendritual und Schlafhygiene

Situation: Du dimmst das Licht ab 20 Uhr, hörst ruhige Musik, bewegst dich leicht, trinkst Tee, atmest tief.

- **Exterozeption:** Wenn der Raum in warmes, gedämpftes Licht getaucht ist, kaum Geräusche zu hören sind und keine Bildschirmreize mehr auf dich einwirken, bekommt dein Gehirn den klaren Impuls: Es ist Nacht, Zeit zur Ruhe zu kommen.
- **Interozeption:** Mit tiefer Atmung, einem sinkenden Herzschlag und der Aktivierung des Vagusnervs wird die Entspannungsachse in deinem Inneren angestoßen. Dein gesamtes System wechselt dadurch Schritt für Schritt in den Regenerationsmodus.
- **Propriozeption:** Auch dein Körper kann „herunterfahren". Sanfte, entspannende Bewegungen oder leichtes Dehnen signalisieren ihm, dass die Aktivität des Tages abgeschlossen ist und nun Erholung folgen darf.

Ergebnis: Das parasympathische System übernimmt – du schläfst schneller ein, erholst dich tiefer, wachst klarer auf.

2. **Stresskompetenz – dein innerer Dirigent**
   Stress ist kein Feind. Aber unkontrollierter Stress macht taub – für das, was dir eigentlich wichtig ist.

   Es geht nicht darum, nie gestresst zu sein. Es geht darum, nicht verloren zu gehen in der Reizflut.

   Ein bewusster Atemzug aktiviert deinen Vagusnerv – dein eingebautes Beruhigungssystem.

   Die Fähigkeit, dich selbst zu regulieren, ist kein Luxus. Sie ist deine innere Stabilität.

   Stress wirkt auf deine Nahrungsauswahl, deine Beziehungstiefe, deine Schlafqualität, deinen Fokus.

   DEINE ENTSCHEIDUNG:

   Durchpowern ohne Pause

   Situation: Termindruck, Bildschirmarbeit, kein Innehalten.

   - **Exterozeption:** Wenn du von überstimulierenden Reizen umgeben bist – etwa durch Lärm, ein volles Postfach oder eine Flut an visuellen Eindrücken –, bleibt dein Gehirn im Alarmmodus. Statt Entspannung wahrzunehmen, verarbeitet es fortwährend Signale, die es wach und aktiv halten.
   - **Interozeption:** Im Inneren zeigt sich das durch erhöhte Stresssignale: Adrenalin strömt durch deinen Körper, die Atmung bleibt flach, der Puls hoch. Der Vagusnerv, der normalerweise für Beruhigung sorgt, kann so nicht aktiv werden und der Weg in die Entspannung bleibt blockiert.
   - **Propriozeption:** Auch der Körper trägt dazu bei. Bleibt er lange Zeit unbewegt, kann er aufgestaute Spannungen nicht abbauen. Die Muskulatur verharrt in einem Zustand der Anspannung, anstatt loszulassen.

   Ergebnis: Das System bleibt im Überlebensmodus. Stress wird chronisch.

   ODER

   Pausen und Atmung

   Situation: Du hast einen vollen Tag, aber bewusst integrierte Atempausen, Bewegung an der frischen Luft und soziale Co-Regulation.

- **Exterozeption:** In der Natur erlebst du Licht, Wind und andere Reize, die Tiefe und Kontext haben – dein Gehirn kann sie besser einordnen und bleibt ruhig.
- **Interozeption:** Dein Atem beeinflusst dabei direkt deinen Herzrhythmus, aktiviert den Vagusnerv und hilft, Stresshormone zu senken.
- **Propriozeption:** Mit Bewegung regulierst du deine Körperspannung und spürst durch den Kontakt zum Boden Erdung und Stabilität.

Ergebnis: So wird der Stress nicht in deinem Körper gespeichert, sondern integriert. Du bleibst klar, reguliert und anpassungsfähig.

3. **Ernährung – der Informationsstrom für deine Zellen**
Essen ist kein Kalorienzählspiel. Es ist Kommunikation mit deinem Körper.

Jede Mahlzeit sendet Signale – entzündungsfördernd oder reparierend, träge oder klar machend.

Dein Darm ist dein zweites Gehirn. Wenn du ihn nährst, nährst du auch deinen inneren Kompass.

Was du heute isst, beeinflusst, wie du dich morgen entscheidest.

Ernährung beeinflusst deinen Schlaf, deine Stressresistenz, deine Gehirnleistung, deinen Hormonhaushalt.

DEINE ENTSCHEIDUNG:

Hektisches Snacken

Situation: Du isst im Stehen oder vor dem Laptop – schnell, aus Verpackungen und oft süß.

- **Exterozeption:** Dein Gehirn bekommt dabei kaum echtes Feedback. Weder Farben noch Gerüche oder Geschmäcker entfalten sich richtig. So entsteht Reizarmut mitten in einer Flut von Ablenkungen.
- **Interozeption:** Innen reagiert dein System mit Blutzuckerspitzen, Stresshormonen und ohne echtes Sättigungsgefühl.
- **Propriozeption:** Auch dein Körper ist kaum eingebunden. Du hast keine bewusste Haltung und spürst keinen echten Kontakt zu deinem Essen – das Signal der Nahrungsaufnahme bleibt blass.

Ergebnis: Dein Nervensystem schaltet auf Notfallmodus. Statt dich zu nähren, erzeugt das Essen Irritation.

ODER

Bewusstes, nährendes Essen

Situation: Du isst langsam, bunt, in Gesellschaft - mit echten Lebensmitteln.

- **Exterozeption:** Deine Sinne nehmen dabei Farben, Gerüche und Texturen wahr, sodass dein Gehirn eine reiche Vielfalt an Reizen erhält.
- **Interozeption:** Gleichzeitig spürst du, wie sich ein Sättigungsgefühl einstellt, dein Blutzuckerspiegel stabil bleibt und dein Puls ruhig wird - dein gesamtes System kommt in Balance.
- **Propriozeption:** Durch die Kaubewegungen und deine aufrechte Haltung sendet dein Körper klare Signale von Aktivität und Stabilität.

Ergebnis: So wird Essen für dich zu einem Akt der Regulation statt einer bloßen Reaktion. Du schöpfst Energie, statt dich erschöpft zu fühlen.

4. **Bewegung – die Sprache des Körpers**
Dein Körper will nicht perfekt trainiert sein. Er will benutzt werden.

Bewegung aktiviert. Sie verbindet. Sie erinnert dich daran: Ich bin lebendig.

Ein 20-Minuten-Spaziergang ist keine Zeitverschwendung. Es ist ein Reset für dein Nervensystem.

Kraft ist nicht nur Muskelmasse. Sie ist ein Signal an dein Gehirn: Ich bin handlungsfähig.

Bewegung beeinflusst deinen Schlaf, deinen Stress, deinen Appetit, dein Selbstbild.

DEINE ENTSCHEIDUNG:

Bewegungsmangel und Immobilität

Situation: Du verbringst Tage im Sitzen, ohne gezielte Aktivität.

- **Propriozeption:** Dein Körper sendet kaum Bewegungssignale und dein Gehirn verliert das klare Gefühl dafür, wo du dich im Raum befindest.
- **Interozeption:** Innen zeigt sich das durch flache Atmung und fehlende Regulation. Energie staut sich an, während Stress im Körper bestehen bleibt.
- **Exterozeption:** Auch deine Sinne bekommen wenig Input. Die Umgebung bleibt gleich, es gibt kaum Abwechslung oder sensorische Vielfalt - dein System läuft auf Sparflamme.

Ergebnis: Dein Nervensystem fühlt sich wie „offline" an – du bist erschöpft, obwohl du dich kaum bewegt hast.

ODER

Tägliche Bewegung mit Sinn

Situation: Du gehst spazieren, tanzt, hebst bewusst Dinge – in Verbindung mit deinem Körper.

- **Propriozeption:** Deine Gelenke, Muskeln und dein Gleichgewicht senden dir dabei klares Feedback. Du spürst, wie dein Körper arbeitet und dich trägt.
- **Interozeption:** Durch die Bewegung verändert sich auch dein Inneres – dein Atem wird tiefer, dein Puls passt sich an und dein Körper reguliert seine Temperatur.
- **Exterozeption:** Gleichzeitig nimmst du Licht, Raum und Geräusche um dich herum wahr. Dein Gehirn bekommt Orientierung im Außen und verankert dich in deiner Umgebung.

Ergebnis: Dein Gehirn fühlt sich sicher. Bewegung wird für dich zu einem Akt der Integration und nicht zu einer Bedrohung.

5. **Wohlbefinden – deine innere Architektur**
Dein Denken formt dein Netz.

Nicht, weil alles Kopfsache ist, sondern weil deine Gedanken deine Wahrnehmung filtern.

Was du dir selbst erzählst, wird zur Realität.
Neuroplastizität heißt: Du kannst lernen, anders mit dir zu sprechen.

Ein Satz wie „Ich bin auf dem Weg" ist kein Mantra. Er ist ein neuronaler Richtungswechsel.

Deine innere Haltung beeinflusst dein Verhalten, deine Erholung, deine Beziehungen, dein ganzes Netz.

DEINE ENTSCHEIDUNG:

Grübeln und Reizüberflutung

Situation: Du hängst im Gedankenkarussell fest, scrollst endlos durch soziale Medien und blendest dabei deinen Körper völlig aus.

- **Interozeption:** Du hast keinen echten Kontakt zu deinem Inneren. Stattdessen spürst du nur Lärm im System, ohne Klarheit oder Ruhe.
- **Exterozeption:** Deine Sinne werden mit Reizen überflutet, doch es fehlt der Kontext. Für dein Gehirn bedeutet das Dauer-Alarm – es bleibt ständig in Habachtstellung.
- **Propriozeption:** Dein Körper bewegt sich kaum. Ohne Bewegung kann er Spannungen nicht abbauen, bleibt in Erstarrung und findet keine Regulation.

Ergebnis: Mentale Symptome entstehen genau dann, wenn dein Nervensystem keine echte Rückmeldung mehr erhält – weder von innen noch von außen.

ODER:

Achtsamkeit und Selbstkontakt

Situation: Du nimmst dir Zeit, um zu reflektieren, deine Gedanken aufzuschreiben, deine Gefühle anzuerkennen und dabei bewusst zu atmen.

- **Interozeption:** Du spürst deine inneren Zustände – deinen Herzschlag, deinen Atem und die Emotionen, die in dir auftauchen.
- **Exterozeption:** Gleichzeitig achtest du auf deine Umgebung. Du gestaltest das Licht, reduzierst störende Geräusche und richtest den Raum so ein, dass er dich unterstützt.
- **Propriozeption:** Durch kleine Bewegungen und eine aufrechte Haltung beziehst du auch deinen Körper mit ein – er wird Teil deines bewussten Prozesses.

Ergebnis: Mentale Klarheit entsteht nicht allein in deinem Kopf, sondern im Zusammenspiel mit deinem ganzen Körper.

6. **Beziehungen – dein neuronales Spiegelnetz**
Der Mensch ist kein Einzelwesen. Beziehungen sind Biologie.
Ein echtes Gespräch verändert deine Hormonlage.
Ein Blick, der dich sieht, beruhigt dein Nervensystem.
Eine Umarmung wirkt entzündungshemmend.
Co-Regulation ist kein Buzzword. Es ist die älteste Medizin der Welt.
Wer gehört wird, heilt schneller. Wer verbunden ist, altert langsamer.

Soziale Nähe beeinflusst deine Resilienz, deine Schlafqualität, deine Lebenslust, dein Immunsystem.

DEINE ENTSCHEIDUNG:

Soziale Isolation und Digital-Kontakt

Situation: Dein Kontakt zu anderen Menschen läuft ausschließlich über Nachrichten und Likes.

- **Exterozeption:** Du nimmst dabei nur flache visuelle Reize wahr – ohne Tiefe, ohne echte soziale Marker wie Mimik, Stimme oder Nähe.
- **Interozeption:** Innen reagiert dein System mit einem Mangel an Bindungshormonen. Statt Sicherheit entsteht stille Dysregulation.
- **Propriozeption:** Dein Körper bleibt passiv. Es gibt keinen Ausdruck, keine Resonanz, sondern nur Konsum von Informationen.

Ergebnis: Dein Nervensystem verharrt in einem Zustand sozialer Unsicherheit, selbst dann, wenn du nach außen hin „verbunden" scheinst.

ODER:

Echte Gespräche und Nähe

Situation: Du triffst Freunde, ihr lacht miteinander, teilt Gefühle, schaut euch in die Augen und berührt euch vielleicht zur Begrüßung oder im Gespräch.

- **Exterozeption:** Über Mimik, Stimme und körperliche Nähe nimmst du soziale Sicherheitssignale wahr, die deinem Gehirn das Gefühl von Vertrauen und Geborgenheit geben.
- **Interozeption:** In deinem Inneren setzt dein System Oxytocin frei, dein Puls wird ruhiger, dein Körper fühlt sich warm und reguliert sich gemeinsam mit den Menschen um dich herum.
- **Propriozeption:** Durch Gestik, Haltung und Bewegung spürst du körperliche Resonanz – dein Körper antwortet auf die Signale der anderen.

Ergebnis: So wird Verbindung zu einem echten Heilmittel – dein Nervensystem kann loslassen und entspannen.

Am Ende greifen alle sechs Dimensionen – Schlaf, Stress, Bewegung, Ernährung, Wohlbefinden und Beziehungen – ineinander wie die Fäden eines Netzes. Schlaf beeinflusst, wie du Stress regulierst. Stress entscheidet darüber, wie du isst. Ernährung prägt deine Energie für Bewegung. Bewegung wiederum formt dein Wohlbefinden und deine Beziehungen – und beides wirkt zurück auf Schlaf und Resilienz. Nichts davon steht isoliert.

Der Schlüssel liegt in der Verbindung mit deinem eigenen Körper: Er sendet dir die Signale, die dich durch dieses Netz leiten. Wenn du lernst, zuzuhören und bewusst zu handeln, wird dein Körper nicht zum Problem, sondern zum Partner. Du und dein Körper – ihr seid Teil der Lösung. Und genau darin liegt die wahre Basis für Langlebigkeit.

Deine Entscheidung ist mehr als eine Handlung.
Sie ist ein Signal an dein Gehirn: „Hier geht es lang."

Denn dein Gehirn baut die Zukunft, die du heute wählst – Schritt für Schritt, Signal für Signal.

Die *Neurowissenschaft* des Erfolgs – wie dein *Gehirn* deine *Zukunft* mitgestaltet

Dein Gehirn ist nicht nur ein Spiegelbild dessen, wer du heute bist. Es ist auch ein aktiver Mitgestalter dessen, wer du werden kannst. Die moderne Neurowissenschaft zeigt: Wenn wir uns unser bestmögliches, zukünftiges Selbst regelmäßig und konkret vorstellen – also die Version von uns, auf die wir stolz wären –, beginnt das Gehirn, sich neu zu strukturieren.

Dieser Umbau betrifft nicht nur einzelne Gedanken, sondern ganze Systeme. Das Ziel: eine neuronale Umgebung, die auf Wachstum, Zielklarheit und Umsetzung ausgerichtet ist.

Sechs Schlüsselsysteme, die dein Gehirn bei Veränderungen aktivieren kann:

1. **Das Default Mode Network (DMN): dein innerer Erzähler**
   Dieses Netzwerk verbindet biografische Erinnerungen mit Zukunftsvorstellungen. Es ist aktiv, wenn du über dich nachdenkst, dich erinnerst oder dir Ziele vorstellst. Es hilft dir, dich als „Ganzes" zu erleben und in einer sinnvollen Zukunft zu sehen. Visualisierst du dein zukünftiges Ich regelmäßig, wird genau dieses Netzwerk gestärkt.

2. **Der ventromediale präfrontale Cortex (vmPFC): dein emotionales Warum**
In diesem Bereich wird dein persönlicher Antrieb verarbeitet. Der vmPFC verknüpft deine Werte mit Zielen und hilft dir, dich emotional an dein „Warum" zu binden. Das ist essenziell, denn nur mit emotionaler Bindung bleibt ein Ziel langfristig bedeutsam.

3. **Das frontoparietale Kontrollnetzwerk: dein Planungszentrum**
Dieses Netzwerk unterstützt dich bei Selbststeuerung, Zielverfolgung und Fokus. Es ist besonders dann aktiv, wenn ein Ziel mit deiner Identität übereinstimmt. Es hilft dir, dich nicht ablenken zu lassen und bei der Umsetzung dranzubleiben – Schritt für Schritt.

4. **Das Salienz-Netzwerk: dein innerer Filter**
Hier entscheidet dein Gehirn, worauf du deine Aufmerksamkeit richtest. Es erkennt, was für dich wichtig ist und lenkt deine Wahrnehmung genau dorthin. So entgeht dir weniger Relevantes und du kannst Entscheidungen treffen, die zu deiner Zukunft passen.

5. **Das dopaminerge Belohnungssystem: dein Motivationsmotor**
Das ist ein Netzwerk von Nervenzellen im Gehirn, das den Botenstoff Dopamin nutzt, um Belohnung, Motivation und Lernen zu steuern. Es springt an, wenn wir etwas Angenehmes erleben oder eine Aufgabe erfolgreich meistern und verstärkt so unser Verhalten, indem es uns motiviert, diese Erfahrung zu wiederholen.

   Immer wenn du dich im Einklang mit deinem zukünftigen Ich verhältst, belohnt dich dein Gehirn mit einem messbaren Schub an Motivation. Diese „biochemische Bestätigung" wirkt wie Treibstoff – sie fördert Ausdauer, Energie und Dranbleiben.

6. **Neuroplastizität: die Fähigkeit, dich neu auszurichten**
Dein Gehirn verändert sich durch wiederholte Erfahrung. Je häufiger du dich im Alltag wie dein zukünftiges Selbst verhältst, desto stärker werden diese Bahnen. Mit der Zeit wird das neue Verhalten nicht mehr zur Anstrengung, sondern zur Gewohnheit – und schließlich zur neuen Identität.

Was das für dich *bedeutet* – *wissenschaftlich* und *praktisch*

Dein Gehirn arbeitet mit dir, wenn du es bewusst steuerst.

- Deine **Gedanken** formen dein Gehirn.
- Dein **Gehirn** beeinflusst dein Verhalten.
- Dein **Verhalten** prägt deine Realität.

Stell dir also regelmäßig dein zukünftiges Ich vor: Klar, realistisch, positiv. Sprich innerlich wie dieses Selbst. Handle im Alltag so, wie diese Version von dir entscheiden würde - auch bei kleinen Dingen. Mit jeder Wiederholung entsteht aus der Vorstellung ein Verhalten. Und aus Verhalten wird Realität.

So *startest* du heute

Wenn du aus diesem Buch und den 50 Wegen nur eines mitnimmst - dann geh raus. Geh morgens in den Garten, in den Park oder einfach vor die Tür. Lass dein Handy liegen. Kein Scrollen, kein Müssen - nur du.

- **Schau dich um:** Was siehst du, was hörst du? Das ist Exterozeption - dein Tor zur Welt.
- **Atme tief durch:** Spür deinen Herzschlag, deinen Bauch, dein Inneres. Das ist Interozeption - deine Verbindung zu dir selbst.
- **Beweg dich:** Geh, lauf, streck dich, tanze, hüpf, wenn dir danach ist. Das ist Propriozeption - deine Art, dich zu spüren.

Manchmal beginnt Veränderung nicht mit großen Plänen, sondern mit einem einzigen Schritt. Raus aus dem Kopf, rein ins Leben.

WEIT-BLICK

Zukunft der Einfluss von Technologie

Der *große Umbruch* beginnt jetzt

Wearables, genetische Werkzeuge, Künstliche Intelligenz und Biohacking: All das ist nicht mehr nur Forschung – es wird zunehmend zur Realität. Und wer sie clever nutzt, kann seine Gesundheit aktiv steuern – nicht erst bei Krankheit, sondern schon Jahrzehnte vorher.

Wearables – wenn dein Körper ständig mit dir spricht

Kleine Geräte – große Wirkung: Wearables wie Smartwatches oder Biosensoren sind längst keine Spielerei mehr, sondern Werkzeuge der Prävention. Sie messen Herzfrequenz, Schlaf, Schrittzahl, Atemmuster – und künftig vielleicht sogar deinen Blutzucker oder Entzündungswerte in Echtzeit.

Viele Krankheiten entstehen schleichend. Doch Veränderungen im Ruhepuls oder der Herzratenvariabilität können frühe Warnsignale liefern – lange bevor du Symptome spürst. Studien wie die Apple Heart Study[144] zeigten bereits, dass Vorhofflimmern zuverlässig erkannt werden kann. Künftig könnten auch Infekte, Depressionen oder Diabetes in ihrer Entstehung erkannt werden – durch Muster in deinen Körperdaten.[145]

Das Entscheidende: Wearables motivieren. Sie machen Fortschritt sichtbar, triggern kleine Wettkämpfe mit Freunden und helfen dir, gesunde Routinen zu etablieren – ob mehr Schritte, besserer Schlaf oder ein fitterer Alltag.

Gen-Editing – die Zukunft *in die DNA schreiben*

CRISPR/Cas9 hat die Genommedizin revolutioniert. Nie war es so einfach, gezielt in das Erbgut einzugreifen und damit potenziell auch ins biologische Altern.

Zwei Anwendungsmöglichkeiten zeichnen sich ab:

1. **Risikogene ausschalten:** Krankheiten wie Sichelzellanämie lassen sich mit Gen-Editierung bereits heilen.[146] Für die Zukunft denkbar: Präventive Eingriffe bei Risikogenen für Herzinfarkt oder Alzheimer.
2. **Alterung verlangsamen:** Mäuse leben länger, wenn man bestimmte Signalwege genetisch drosselt (zum Beispiel mTOR, IGF-1) oder Gene wie Klotho aktiviert. In einem bahnbrechenden Versuch konnten alte Mäuse sogar wieder besser sehen - nach Reprogrammierung ihrer Sehzellen durch Yamanaka-Faktoren.[147] Die Vision: Zellen zurück in einen jugendlicheren Zustand versetzen - ohne sie zu zerstören.

Bezüglich präventiver Eingriffe bei Risikogenen für Herzinfarkt oder Alzheimer ist die Forschung noch im Anfangsstadium. Während die theoretische Möglichkeit besteht, genetische Risikofaktoren durch Gen-Editierung zu modifizieren, sind solche Anwendungen beim Menschen derzeit nicht etabliert und werfen ethische sowie sicherheitstechnische Fragen auf. Zukünftige Studien müssen die Machbarkeit, Sicherheit und ethischen Implikationen solcher präventiven genetischen Eingriffe sorgfältig prüfen.

Genmanipulation in der menschlichen Keimbahn bleibt ethisch hoch umstritten. Die Forschung konzentriert sich daher auf somatische (nicht-vererbbare) Eingriffe. Für Langlebigkeit bleibt Genom-Editing ein gewaltiges Zukunftsfeld - mit enormem Potenzial und großer Verantwortung.

KI in der *Medizin* – Diagnose in Sekunden, Prävention in *Echtzeit*

Künstliche Intelligenz (KI) analysiert riesige Datenmengen schneller und präziser als jedes menschliche Auge. In der Radiologie erkennen KI-Systeme bereits Tumoren auf Bildern mit hoher Zuverlässigkeit - teils früher als erfahrene Ärzte.[148]

Was das für dich bedeutet:

- KI kann dein Gesundheitsprofil ganzheitlich analysieren: Blutwerte, Mikrobiom, Gene, Bewegung, Ernährung.

- Sie erstellt personalisierte Risikomodelle – etwa für Herzinfarkt oder Demenz.
- Und sie simuliert den Effekt von Maßnahmen auf dein biologisches Alter.

Ein Beispiel: Ein sogenannter digitaler Zwilling – also ein computergestütztes Modell, das auf Basis deiner persönlichen Gesundheitsdaten simuliert, wie sich bestimmte Verhaltensänderungen auf deinen Körper auswirken – könnte dir sagen: „Wenn du fünf Kilo abnimmst, mehr schläfst und Supplement X nimmst, reduziert sich dein Demenzrisiko um 30 Prozent."

Auch im Alltag angekommen: KI-gestützte Apps analysieren Sprache auf Hinweise für Depression oder kognitiven Abbau. Intelligente Assistenten erinnern an Medikamente oder schlagen vor, sich zu bewegen, wenn der Puls zu lange inaktiv ist.

Personalisierte Medizin – *Gesundheitsvorsorge* wie ein *Maßanzug*

Die Zeit pauschaler Empfehlungen („Alle essen Salat und joggen.") ist vorbei. Dank Big Data und Genanalysen wird Medizin individuell.

- Dein Genprofil entscheidet, welches Medikament bei dir wirkt und welches gefährlich ist (Pharmakogenetik).
- Deine Darmflora verrät, wie du auf bestimmte Lebensmittel reagierst, zum Beispiel ob du eher auf Haferflocken oder Joghurt anspringst.
- Dein Epigenom zeigt, wie schnell du biologisch alterst und ob du Jahre zurückholen kannst.

Zukunftsvision: Ein kontinuierlicher Gesundheits-Regelkreis. Du misst – verstehst – intervenierst – misst erneut. Genau das zeigte die Snyder-Studie[149]: Regelmäßige Blut-, Stuhl- und DNA-Analysen entlarvten still beginnende Krankheiten, lange bevor sie klinisch sichtbar wurden und erlaubten gezielte Gegenmaßnahmen.

Biohacking – Selbstverantwortung trifft auf Wissenschaft

Biohacker sind die „Early Adopter" der Longevity-Szene. Sie testen an sich selbst, was Studien erst später bestätigen (oder widerlegen). Dabei reicht das Spektrum von sinnvoll bis riskant.

Was *funktioniert* – und was (noch) nicht

- **Metformin:** Ein seit Jahrzehnten eingesetztes Medikament gegen Typ-2-Diabetes, meist als Tablette eingenommen. Es senkt den Blutzuckerspiegel, indem es die Empfindlichkeit gegenüber Insulin erhöht. Spannend ist, dass Metformin in Studien auch bei Menschen ohne Diabetes positive Effekte auf Alterungsprozesse zeigen könnte – genau das prüft derzeit die große TAME-Studie[150].
- **Rapamycin:** Ein ursprünglich aus Bakterien gewonnenes Mittel, das in der Transplantationsmedizin eingesetzt wird, um das Immunsystem zu regulieren. Es hemmt den mTOR-Signalweg, der mit Alterung und Zellwachstum verbunden ist. In Tierstudien verlängerte Rapamycin die Lebensspanne um rund 25 Prozent. Manche Biohacker experimentieren bereits mit sehr kleinen Dosen in Kapselform – für den Menschen ist die Wirkung aber noch unklar.
- **NAD^+-Booster (NR, NMN):** Das sind Vorstufen von NAD^+, einem Molekül, das in jeder Zelle für die Energieproduktion benötigt wird. Sie werden meist als Nahrungsergänzungsmittel in Pulver- oder Kapselform angeboten. Erste Studien[151] zeigen, dass dadurch die NAD^+-Spiegel im Blut steigen können – ob das langfristig die Gesundheit verbessert oder das Altern verlangsamt, ist bisher noch nicht gesichert.

Der *digitale Werkzeugkasten* für ein langes Leben

Die Technologien der Zukunft sind mehr als Gadgets. Sie könnten die Gesundheitsversorgung revolutionieren – von reaktiv zu präventiv, von pauschal zu personalisiert, von spät zu früh.

In der idealen Vision:

- Du trägst Sensoren, die dein Innenleben in Echtzeit monitoren.
- Eine KI analysiert deine Daten, gibt Empfehlungen, bevor du Symptome hast.
- Gen- und Zelltherapien reparieren Schäden und halten deine Zellen jung.
- Dein Biohacking-Coach begleitet dich durch Schlaf, Ernährung, Training.

Das Ziel? Nicht nur länger zu leben, sondern die Lebensjahre auch gesund, fit und selbstbestimmt zu verbringen. Ob diese Vision Realität wird, liegt nicht allein an der Technik, sondern an deinem Mut, dich früh mit ihr zu beschäftigen.

Denn die Gesundheit der Zukunft beginnt – heute.

High-Tech trifft High-Touch – *gesunde Gewohnheiten* als Grundlage für *Langlebigkeit*

Es klingt verlockend: Pille gegen das Altern, Gentherapie gegen den biologischen Verfall, Künstliche Intelligenz als digitaler Schutzengel. Doch bei aller Begeisterung für Zukunftstechnologien bleibt eine einfache Wahrheit bestehen: Technologie kann optimieren, aber nicht kompensieren.

Ein gesunder Schlaf, bewusster Umgang mit Stress, regelmäßige Bewegung, nährstoffreiche Ernährung, mentale Ausgeglichenheit und soziale Einbindung – diese sechs Lebensstil-Knotenpunkte bilden das Netz, das dich durch dein Leben trägt. Jeder einzelne Punkt ist wichtig, doch erst in ihrer Verbindung entsteht Stabilität. Technologie kann vielleicht wie ein Seil verstärkend wirken – doch das tragende Netz knüpfen nur diese Knotenpunkte.

Denn was bringt die modernste Gentherapie, wenn der Patient weiter raucht, sich schlecht ernährt, zu wenig schläft und kaum bewegt? Die besten medizinischen Innovationen wirken nur dann wirklich nachhaltig, wenn sie auf einen gesunden Lebensstil treffen – oder zumindest nicht gegen ihn arbeiten. Wer hingegen schon einen disziplinierten Alltag lebt, kann von moderner Medizin überproportional profitieren. Dann entstehen echte Synergien.

Zum Beispiel: Ein Fitness-Tracker ist nur dann sinnvoll, wenn der Träger auch wirklich bereit ist, seine Routinen anzupassen. Oder: KI-gestützte Apps zur Früherkennung psychischer Krisen helfen nur, wenn Menschen diese Signale ernst nehmen und wissen, wie sie gegensteuern können. Zukunftstechnologie wird so nicht zum Ersatz, sondern zum Verstärker menschlicher Fähigkeiten.

Das ist die zentrale Botschaft: Die Zukunft der Langlebigkeit liegt nicht im Entweder-oder, sondern im Zusammenspiel. High-Tech und High-Touch. Fortschrittliche Medizin gepaart mit emotionaler Intelligenz. Sensoren plus Selbstverantwortung. KI plus menschliche Nähe. Lebensverlängerung durch Integration, nicht durch Substitution.

Im nächsten Teil schauen wir deshalb genauer auf diese Integration – auf die Wechselwirkungen zwischen Verhalten, Biologie und Technologie. Wie greifen die Lebensstilfaktoren ineinander? Welche Synergien gibt es, welche Zielkonflikte? Und: Wie lassen sich diese komplexen Beziehungen sinnvoll modellieren?

Denn je länger wir leben, desto wichtiger wird die Frage: Wie leben wir länger - und besser? Und das betrifft nicht nur dich als Individuum, sondern uns alle als Gesellschaft.

Human Enhancement und die Ethik der Langlebigkeit

Was vor wenigen Jahrzehnten noch Science-Fiction war, wird heute zunehmend wissenschaftliche Realität: Die Aussicht, das Altern gezielt zu verlangsamen - oder sogar zu überwinden. Durch medizinisch-technologische Fortschritte stehen wir möglicherweise an der Schwelle zu einer neuen Ära des Menschseins. Einer Ära, in der die Lebensspanne nicht mehr durch biologische Zufälle, sondern durch individuelle Entscheidungen, medizinische Tools und gesellschaftliche Strukturen bestimmt wird.

Doch diese Entwicklungen werfen tiefgreifende Fragen auf: Wollen wir wirklich 150 Jahre alt werden? Dürfen wir das - moralisch, gesellschaftlich, ökologisch? Und vor allem: Wer entscheidet das - und für wen?

Zwischen *Wunschtraum* und Verantwortung

Der Mensch hat schon immer vom langen Leben geträumt. Mythen vom Jungbrunnen oder dem Elixier der Unsterblichkeit durchziehen alle Kulturen. Heute ersetzt die Genetik die Alchemie und Technologien wie epigenetische Reprogrammierung, Senolytika oder Zelltherapie rücken diesen Traum in greifbare Nähe. Vordenker wie Aubrey de Grey, Biogerontologe und Mitbegründer der SENS Research Foundation, vertreten die kühne These, dass Altern kein unvermeidliches Schicksal, sondern ein behandelbarer Defekt sei. In seinem Buch „Ending Aging"[152] argumentiert er, dass die beim Altern entstehenden Schäden systematisch repariert werden könnten - etwa mittels regenerativer Medizin - und somit das Altern als „medizinisches Problem" gelöst werden könne- wie einst Infektionen vor der Erfindung des Penicillins.

Die Vision: Eine Zukunft, in der Menschen nicht krank altern, sondern gesund alt werden - mit 90 noch Marathon laufen, mit 100 ein Unternehmen gründen. Und vielleicht mit 120 noch tanzen, reisen, leben. Doch diese Perspektive ist mehr als ein technisches Versprechen - sie ist eine ethische Herausforderung.

Lebensverlängerung als *moralische Pflicht*

Die Befürworter des „Human Enhancement" sehen Altern nicht als Schicksal, sondern als behandelbare Krankheit. Sie argumentieren: Wenn wir das Leid des Alterns lindern oder den Tod hinauszögern können - sollten wir das nicht tun? Mehr gesunde Jahre bedeuten mehr Zeit für persönliche Entfaltung, familiäre Beziehungen, gesellschaftliches Engagement. Und sie ermöglichen, die Früchte eines langen Lern- und Arbeitslebens über Jahrzehnte hinweg sinnvoll zu nutzen.

Aus dieser Sicht ist Langlebigkeit kein Luxus, sondern ein Menschenrecht - vergleichbar mit dem Zugang zu Bildung, medizinischer Versorgung oder sauberem Trinkwasser.

Was *passiert* mit dem Sinn des *Lebens*

Kritiker dagegen sehen im Streben nach radikaler Lebensverlängerung einen Bruch mit der natürlichen Ordnung. Sie befürchten eine „Banalisierung der Existenz". Wenn das Leben nicht mehr vergänglich ist, verliert es dann seine Tiefe? Seine Dringlichkeit? Seine Kostbarkeit?

Schon heute erleben viele hochaltrige Menschen Einsamkeit, Identitätsbrüche und Entfremdung vom sozialen Umfeld. Was passiert, wenn Generationen sich nicht mehr abwechseln, sondern über Jahrhunderte nebeneinander existieren? Wenn ein Mensch nicht ein, sondern drei oder vier Lebensphasen durchläuft? Braucht es dann ein „Lebensdesign 2.0", inklusive mehrfacher Karrieren, neuer sozialer Rituale, flexibler Rentenmodelle?

Die soziale *Frage* – wer darf *alt werden*

Ein zentrales ethisches Problem ist der Zugang zu Gesundheitsressourcen. Schon heute unterscheiden sich Lebenserwartung und Gesundheitsspanne zwischen Arm und Reich erheblich. Menschen mit höherem Einkommen haben nicht nur die Möglichkeit, gesündere Lebensmittel zu kaufen und in sichereren Wohngegenden zu leben. Sie können sich auch medizinische Vorsorge, individuell zugeschnittene Therapien, hochwertige Medikamente oder neue Anti-Aging-Ansätze leisten - lange bevor diese in das reguläre Gesundheitssystem integriert werden. Wer dagegen in Armut lebt, hat oft nur eingeschränkten Zugang zu gesunder Ernährung, stabilen

Wohnbedingungen oder präventiver medizinischer Versorgung. Diese Unterschiede kumulieren über ein Leben hinweg und führen dazu, dass soziale Ungleichheit buchstäblich Lebenszeit kostet. Wenn Longevity-Medizin zur Privatleistung wird, droht eine gefährliche Schieflage: Eine Elite könnte sich Jahrzehnte „dazukaufen", während andere mit Mitte 70 Pflege benötigen.

Diese Gefahr ist real – denn viele der kommenden Interventionen wie Gen-Editing, epigenetische Therapien oder Zellverjüngungstechnologien sind komplex, teuer und technologisch anspruchsvoll. Damit sie nicht zur Quelle neuer Ungleichheit werden, müssten sie als öffentliches Gut behandelt werden – ähnlich wie Impfstoffe oder Bildung.

Globale Perspektiven – zwischen Hoffnung und Risiko

Auch global stellen sich Fragen: In Ländern wie Japan liegt die Lebenserwartung bei über 84 Jahren, in Teilen Afrikas unter 60. Was geschieht, wenn neue Langlebigkeitstechnologien nur den reichen Ländern zugänglich sind? Die Welt könnte sich in „lange" und „kurze" Gesellschaften spalten – mit dramatischen Folgen für Gerechtigkeit, Migration und geopolitisches Machtgefüge.

Doch es gibt Hoffnung: Einige vielversprechende Ansätze, wie Metformin oder Spermidin, basieren auf preisgünstigen Substanzen. Auch Standardisierung und Skalierung könnten – wie beim Internet oder bei Handys – langfristig zu sinkenden Preisen führen. Voraussetzung ist politischer Wille, der sich für eine faire Regulierung, transparente Studien und globale Zugangsstrategien stark macht.

Wenn die *Alten* nicht mehr *alt* sind

Ein weiteres Thema: das Miteinander der Generationen. Was, wenn 80-Jährige so fit sind wie heutige 50-Jährige? Wenn ein Mensch 50 Jahre in Rente lebt? Wer trägt das? Und: Wo bleibt Platz für die Jungen?

Die Lösung liegt möglicherweise nicht im Entweder-oder, sondern im Sowohl-als-auch: Wenn ältere Menschen länger gesund bleiben, könnten sie auch länger aktiv bleiben – sei es beruflich, ehrenamtlich oder familiär. Das Wissen, die Erfahrung, die Stabilität älterer Generationen wären wertvolle Ressourcen – vorausgesetzt, wir schaffen Strukturen, die diese Potenziale einbinden.

Der *Mensch* als Projekt – oder als *Prozess*

Der Transhumanismus vertritt eine radikale Idee: Der Mensch ist nicht fertig - er ist veränderbar. Körper, Geist, Lebensspanne - alles optimierbar. Doch mit dieser Vision kommt auch Verantwortung. Wo endet medizinischer Fortschritt - und wo beginnt Selbstoptimierungszwang?

Schon heute spüren viele den Druck, „fit und jung" zu bleiben. Was, wenn Altern selbst zum Makel wird? Wenn Menschen sich rechtfertigen müssen, warum sie „nur" 90 werden wollen? Wir brauchen einen neuen Begriff von Würde - einen, der auch bewussten Verzicht auf Enhancement schützt.

Die *ethische Aufgabe* unserer Generation

Langlebigkeit ist mehr als ein medizinisches Thema - sie ist ein gesellschaftlicher Lackmustest. Sie zwingt uns, über Gerechtigkeit, Sinn, Teilhabe und Verantwortung neu nachzudenken. Es geht nicht nur darum, wie lange wir leben, sondern wie gut. Und wie erreichen wir das gemeinsam.

Unsere Aufgabe wird es sein, den Weg in eine länger lebende Zukunft so zu gestalten, dass er fair, inklusiv und lebenswert bleibt - für alle Generationen. Denn Vorstellungskraft ist keine Flucht, sie ist der erste Schritt zur Veränderung.

Zukunft der Langlebigkeit – *Chancen* erkennen, Verantwortung übernehmen

Die Vision eines langen, gesunden Lebens ist heute näher denn je - dank rasanten Fortschritten in der Alternsforschung, Biotechnologie und Präventionsmedizin. Doch mit dem Wissen wächst auch die Verantwortung. Denn während neue Technologien das Altern verlangsamen könnten, stellt sich die Frage: Für wen? In einer idealen Welt profitieren alle davon - unabhängig von Herkunft, Einkommen oder Bildung. Gesundheit würde nicht nur länger, sondern gerechter verteilt. Im ungünstigen Fall jedoch könnten neue Ungleichheiten, ethische Dilemmata und ökologische Spannungsfelder entstehen. Langlebigkeit muss also nicht nur wissenschaftlich, sondern auch gesellschaftlich gestaltet werden - mit Augenmaß, Weitblick und Mitgefühl.

Altern ist formbar und längst kein Schicksal mehr. Der vielleicht wichtigste Paradigmenwechsel: Altern ist nicht mehr nur ein unvermeidlicher Verfall, sondern ein modulierbarer biologischer Prozess. Immer mehr Studien[153-156] belegen: Wer in jungen Jahren gesund lebt, reduziert nicht nur das Risiko chronischer Erkrankungen, sondern beeinflusst auch die Geschwindigkeit des biologischen Alterns. Der vielzitierte Satz „Jeder will alt werden, aber keiner will alt sein" könnte an Bedeutung verlieren. Denn „alt sein" muss nicht mehr zwangsläufig Gebrechlichkeit, Demenz und Abhängigkeit bedeuten. Wenn es gelingt, die gesunde Lebensspanne deutlich zu verlängern, verliert das Alter seinen Schrecken und gewinnt an Potenzial.

KI, Wearables, Gentherapie – technologische Hilfsmittel können personalisierte Prävention ermöglichen. Doch sie sind nur dann sinnvoll, wenn sie eingebettet sind in ethisch verantwortliches Handeln und nicht zum neuen sozialen Selektionsmechanismus werden. Prävention muss allen zugänglich sein – nicht nur einer wohlhabenden Elite.

Vom *Lifestyle* zur *Systemreform*

Ein Gesundheitssystem der Zukunft sollte nicht nur behandeln, sondern befähigen. Das bedeutet: Investitionen in Gesundheitsbildung, Bewegungsförderung, Stresskompetenz und Schlafhygiene – bereits in der Schule, am Arbeitsplatz, im Alter. Programme wie betriebliche Gesundheitsförderung, „Longevity-Checks" beim Hausarzt oder kommunale Präventionszentren könnten die sechs Dimensionen systematisch adressieren. Erste Pilotprojekte, etwa mit Gesundheitslotsen in der Geriatrie, zeigen Wirkung.

Die *Realität* bleibt komplex – aber gestaltbar

Trotz aller Erkenntnisse bleibt Altern ein individueller Prozess, geprägt von genetischen Faktoren, Lebensereignissen und Umweltbedingungen. Nicht alles ist kontrollierbar. Aber viel mehr, als wir lange dachten. Und: Die Forschung schreitet schnell voran. Was heute experimentell ist – epigenetische Uhren, personalisierte Interventionen – kann morgen klinischer Standard sein. Langlebigkeit braucht daher nicht nur medizinischen Fortschritt, sondern auch „Longevity Literacy" – also Bildung darüber, wie wir selbstwirksam unsere Zukunft mitgestalten können.

Trotz vieler Erkenntnisse gibt es auch Lücken. Viele Ergebnisse stammen aus Beobachtungsstudien – sie zeigen Zusammenhänge, aber nicht automatisch Ursache und Wirkung. Was fehlt, sind groß angelegte Studien, die gezielt verschiedene Lebensstilfaktoren gleichzeitig verändern – sozusagen ein „All-in-One"-Longevity-Programm. Ein berühmtes Beispiel dafür ist die Arbeit von Dean Ornish[157], der schon in den 1990er-Jahren gezeigt hat, dass die Kombination aus Bewegung, gesunder

Ernährung, Stressbewältigung und sozialen Kontakten nicht nur das Herz schützt, sondern sogar auf zellulärer Ebene messbare Effekte hat.

Neue Studien könnten an diese Erkenntnisse anknüpfen und zusätzlich digitale Hilfsmittel wie Wearables oder KI-Coaching einbeziehen, um Gesundheitsverhalten zu unterstützen und personalisierte Empfehlungen zu ermöglichen.

Ausblick – tägliche Entscheidungen für deine *Gesundheit*

Langlebigkeit ist kein Zufall, sie ist das Ergebnis zahlloser, oft kleiner Entscheidungen. Die sechs Knotenpunkte dieses Modells - Schlaf, Stress, Ernährung, Bewegung, Wohlbefinden und Beziehungen - greifen ineinander wie Zahnräder. Wenn du mehrere dieser Bereiche gleichzeitig stärkst, kannst du selbst im höheren Alter biologische Alterungsprozesse verlangsamen, funktionelle Gesundheit erhalten und die Chancen auf ein langes, erfülltes Leben erhöhen.

Der größte Erfolg der Medizin des 20. Jahrhunderts war die gestiegene Lebenserwartung. Die Aufgabe des 21. Jahrhunderts ist es, diese Jahre mit Lebensqualität zu füllen. Nicht nur älter zu werden, sondern besser. Gesünder. Selbstbestimmter. Länger jung bleiben - im besten Sinne des Wortes.

Und das Beste daran: Der Weg beginnt nicht in ferner Zukunft, sondern heute. Mit deinem nächsten Atemzug, deinem nächsten Schritt, deiner nächsten Entscheidung.

Du hast diesen Guide nicht gelesen, um dich zu optimieren.
Sondern, um dich zu erinnern.

Daran, dass du nur ein Leben hast. Und nur einen Körper.
Und dass beides zu schön ist, um es nur auszuhalten.

Was, wenn es gut wird?
Was, wenn es leicht wird?
Was, wenn dein Leben nicht gerettet, sondern gestaltet werden will?

Es ist deine Entscheidung.

Jetzt.

HORI-ZONT

Ausblick der Geruch von Flieder

Manchmal rieche ich Flieder. Im Frühling, wenn Berlin langsam wieder atmet. Im Urlaub, wenn irgendwo ein Strauch am Wegesrand blüht. Oder mitten im Alltag – ganz plötzlich.

Und *jedes Mal* denke ich an sie:

An Opa, der Oma einen Fliederzweig aus dem Garten brachte.
An Oma, die sich freute – und trotzdem sagte: „Lass die Zweige lieber am Baum, ich riech das im Garten noch lieber."
An meine Oma, die mir warme Suppe hinstellte, wenn ich fröstelte.
An meinen Opa, der uns auf Spaziergängen beibrachte, wie sich Standfestigkeit anfühlt – nicht nur im Körper, sondern im Leben.
Sie wussten nicht, dass man das heute Longevity nennt.
Aber sie lebten es. Ganz intuitiv. Ganz selbstverständlich.
Ihr Lebensstil war kein Protokoll, keine App, keine Theorie. Es war Intuition. Takt. Beziehung. Alltag.
Heute brauchen wir bewusste Entscheidungen, um zu leben, was früher selbstverständlich war.
Denn unsere Welt ist lauter, schneller, reizintensiver geworden – und genau deshalb braucht es mehr Stille, mehr Natur, mehr Rückbesinnung.

Und vielleicht ist das die *Brücke*:

Was früher gelebtes Wissen war, darf heute wieder eine Wahl sein.
Eine kleine, mutige Entscheidung. Für Verbindung. Für Gesundheit. Für ein gutes Leben.

Meine Mutter hat dafür einen Satz. Er steht in ihrem selbstgebastelten Fotokalender im Juli dieses Jahres - dem Monat, in dem ich dieses Buch schreibe:
„Der kürzeste Weg zur Gesundheit, ist der Weg in den Garten."
Ein Satz, der mehr enthält als jeder Studienverweis. Denn er bringt alles auf den Punkt, was ich hier erzählen wollte:
Echte Gesundheit ist nichts, das wir neu erfinden müssen.
Wir müssen uns nur wieder erinnern.

Mama scheint viel von Oma und Opa gelernt zu haben.
Und nun geht dieses Wissen weiter - in meine Generation.
Vielleicht ist der Garten nicht nur ein Ort. Vielleicht ist er ein Symbol:
Für Erdung. Für Natürlichkeit. Für eine Gesundheit, die sich nicht beweisen muss, sondern die sich zeigt, wenn wir wieder fühlen dürfen.

Wenn du dich fragst, wo du *anfangen* sollst:

Geh raus, in den Garten oder Park.
Riech am Flieder.
Leg dich früher schlafen.
Atme entspannt und bewusst.
Bewege dich spielerisch.
Iss, was dir guttut.
Ruf jemanden an, den du magst.
Rede mit dir, als wärst du jemand, den du liebst.

Denn das ist echte Gesundheit: Nicht, wenn du alles im Griff hast - sondern wenn du wieder spürst, dass du getragen wirst.
Von einem Duft.
Von einer Erinnerung.
Von einem Garten.

Es ist deine Entscheidung.

Und vielleicht ist es das Mutigste in dieser Zeit: Sich selbst zu begegnen.
So wie es Oma, Opa und Mama noch wussten.
Unaufgeregt. Still. Aufrichtig. Menschlich.

Vielleicht beginnt es mit einer Entscheidung: Es gut werden zu lassen.

ÜBER DIE AUTORIN

„Ich glaube an einen neuen Blick auf Gesundheit: Nicht defizit- oder symptombasiert, sondern neurozentriert, lösungsorientiert und mit Freude an der Veränderung."

Luise Walther ist Gesundheitsvisionärin, Neuro-Coach und eine der führenden Expertinnen für neurozentriertes Training im deutschsprachigen Raum. Seit Jahren begleitet sie Menschen – vom Unternehmer bis zu Reha-Patientin – dabei, ihre körperliche und mentale Gesundheit auf ein neues Level zu heben. Ihre Arbeit verbindet neurowissenschaftliche Erkenntnisse mit praxisnahen Tools für Alltag, Bewegung und mentale Stärke.

Sie studierte International Cultural and Business Studies und arbeitete acht Jahre in der Berliner und internationalen Kreativszene. Geprägt durch ihre eigenen Erfahrungen nach zwei Bandscheiben-Operationen fand sie ihren Weg in die angewandte Neurologie – und sie erkannte früh:

Wahre Veränderung beginnt nicht im Muskel, sondern im Nervensystem.

Seither ist es ihre Mission, dieses Wissen zugänglich zu machen – nicht nur für Profis, sondern für alle Menschen, die sich selbst besser verstehen und ganzheitlich stärken möchten.

In Vorträgen, Coachings, Online-Kursen und inzwischen auch auf Bühnen der Gesundheits- und Unternehmenswelt teilt sie ihr Wissen über das Zusammenspiel von Gehirn, Körper und Verhalten – mit dem klaren Ziel, Gesundheit nicht als Ausnahme, sondern als Alltag zu etablieren.

Luise Walther lebt in Berlin und arbeitet europaweit mit Einzelpersonen, Teams und Unternehmen. Ihre Arbeit ist geprägt von Wissenschaft, Intuition und einer großen Portion Herz.

Liebe Leserin, lieber Leser,

wir hoffen, Ihnen hat dieses Buch gefallen.

Die Autorin und wir als Verlag freuen uns sehr über eine kurze Rezension – ob bei Amazon, Ihrem Online-Buchhandler des Vertrauens oder auf Social Media.

Mit Ihrem Feedback unterstützen Sie den Autor und uns als Verlag.

Vielen Dank!
Ihr Team vom **Meyer & Meyer Verlag**

ENDNOTEN

1 Pal, S., & Tyler, J. K. (2016). Epigenetics and aging. *Science Advances, 2*(7), e1600584. https://doi.org/10.1126/sciadv.1600584

2 World Health Organization. (2025). Ageing and health. World Health Organization. https://www.who.int/news-room/fact-sheets/detail/ageing-and-health

3 Arai, Y., Martin-Ruiz, C. M., Takayama, M., Abe, Y., Takebayashi, T., Koyasu, S., Suematsu, M., Hirose, N., & von Zglinicki, T. (2015). Inflammation, But Not Telomere Length, Predicts Successful Ageing at Extreme Old Age: A Longitudinal Study of Semi-supercentenarians. *EBioMedicine, 2*(10), 1549–1558. https://doi.org/10.1016/j.ebiom.2015.07.029

4 Tong, Y., Jia, Y., Gong, A., Liu, L., Zhang, Y., & Li, X. (2024). Systemic inflammation in midlife is associated with late-life functional limitations. *Scientific Reports, 14*, 17434. https://doi.org/10.1038/s41598-024-68724-w

5 Franceschi, C., Garagnani, P., Parini, P., Giuliani, C., & Santoro, A. (2018). Inflammaging: A new immune-metabolic viewpoint for age-related diseases. *Nature Reviews Endocrinology, 14*(10), 576–590. https://doi.org/10.1038/s41574-018-0059-4

6 Ferrucci, L., & Fabbri, E. (2018). Inflammageing: chronic inflammation in ageing, cardiovascular disease, and frailty. *Nature reviews. Cardiology, 15*(9), 505–522. https://doi.org/10.1038/s41569-018-0064-2

7 Cappuccio, F. P., D'Elia, L., Strazzullo, P., & Miller, M. A. (2010). Sleep duration and all-cause mortality: a systematic review and meta-analysis of prospective studies. *Sleep, 33*(5), 585–592. https://doi.org/10.1093/sleep/33.5.585

8 Li, H., Qian, F., Han, L., Feng, W., Zheng, D., Guo, X., & Zhang, H. (2024). Association of healthy sleep patterns with risk of mortality and life expectancy at age of 30 years: a population-based cohort study. *QJM : monthly journal of the Association of Physicians, 117*(3), 177–186. https://doi.org/10.1093/qjmed/hcad237

9 Voumvourakis, K. I., Sideri, E., Papadimitropoulos, G. N., Tsantzali, I., Hewlett, P., Kitsos, D., Stefanou, M., Bonakis, A., Giannopoulos, S., Tsivgoulis, G., & Paraskevas, G. P. (2023). The Dynamic Relationship between the Glymphatic System, Aging, Memory, and Sleep. *Biomedicines, 11*(8), 2092. https://doi.org/10.3390/biomedicines11082092

10 Rivera, A. S., Akanbi, M., O'Dwyer, L. C., & McHugh, M. (2020). Shift work and long work hours and their association with chronic health conditions: A systematic review of systematic reviews with meta-analyses. *PloS one, 15*(4), e0231037. https://doi.org/10.1371/journal.pone.0231037

11 International Agency for Research on Cancer. (2020). *Night shift work* (IARC Monographs on the Identification of Carcinogenic Hazards to Humans, Vol. 124). Lyon, France: IARC.

12 Rivera, A. S., Akanbi, M., O'Dwyer, L. C., & McHugh, M. (2020). Shift work and long work hours and their association with chronic health conditions: A systematic review of systematic reviews with meta-analyses. *PloS one, 15*(4), e0231037. https://doi.org/10.1371/journal.pone.0231037

13 Young, T., Finn, L., Peppard, P. E., Szklo Coxe, M., Austin, D., Nieto, F. J., Stubbs, R., & Hla, K. M. (2008). Sleep-disordered breathing and mortality: Eighteen year follow up of the Wisconsin Sleep Cohort. *Sleep, 31*(8), 1071–1078. https://doi.org/10.5665/sleep/31.8.1071

14 Li, H., & Qian, F. (2023). *Low-risk sleep patterns, mortality, and life expectancy at age 30 years: A prospective study of 172 321 U.S. adults [Abstract]. Journal of the American College of Cardiology, 81*(8 Suppl), 1675. https://doi.org/10.1016/S0735-1097(23)02119-8

15 Liu, Y., Jiang, T. T., Shi, T. Y., Liu, Y. N., Liu, X. M., Xu, G. J., Li, F. L., Wang, Y. L., & Wu, X. Y. (2021). The effectiveness of diaphragmatic breathing relaxation training for improving sleep quality among nursing staff during the COVID-19 outbreak: a before and after study. Sleep medicine, 78, 8–14. https://doi.org/10.1016/j.sleep.2020.12.003

16 Guimarães, K. C., Drager, L. F., Genta, P. R., Marcondes, B. F., & Lorenzi-Filho, G. (2009). Effects of oropharyngeal exercises on patients with moderate obstructive sleep apnea syndrome. *American Journal of Respiratory and Critical Care Medicine, 179*(10), 962–966. https://doi.org/10.1164/rccm.200806-981OC

17 Li, H., & Qian, F. (2023). Low-risk sleep patterns, mortality, and life expectancy at age 30 years: A prospective study of 172 321 U.S. adults [Abstract]. Journal of the American College of Cardiology, 81(8 Suppl), 1675. https://doi.org/10.1016/S0735-1097(23)02119-8

18 Epel, E. S., Blackburn, E. H., Lin, J., Dhabhar, F. S., Adler, N. E., Morrow, J. D., & Cawthon, R. M. (2004). Accelerated telomere shortening in response to life stress. *Proceedings of the National Academy of Sciences of the United States of America, 101*(49), 17312–17315. https://doi.org/10.1073/pnas.0407162101

19 Zannas A. S. (2019). Epigenetics as a key link between psychosocial stress and aging: concepts, evidence, mechanisms. *Dialogues in clinical neuroscience, 21*(4), 389–396. https://doi.org/10.31887/DCNS.2019.21.4/azannas

20 Chida, Y., & Hamer, M. (2008). Chronic psychosocial factors and acute physiological responses to laboratory-induced stress in healthy populations: a quantitative review of 30 years of investigations. *Psychological bulletin, 134*(6), 829–885. https://doi.org/10.1037/a0013342

21 Cohen, S., Janicki-Deverts, D., Doyle, W. J., Miller, G. E., Frank, E., Rabin, B. S., & Turner, R. B. (2012). Chronic stress, glucocorticoid receptor resistance, inflammation, and disease risk. *Proceedings of the National Academy of Sciences of the United States of America, 109*(16), 5995–5999. https://doi.org/10.1073/pnas.1118355109

22 Zhang, A., Zhou, L., Meng, Y., Ji, Q., Ye, M., Liu, Q., Tan, W., Zheng, Y., Hu, Z., Liu, M., Xu, X., Karlsson, I. K., Hägg, S., & Zhan, Y. (2024). Association between psychological resilience and all-cause mortality in the Health and Retirement Study. *BMJ mental health, 27*(1), e301064. https://doi.org/10.1136/bmjment-2024-301064

23 Rose, T., Barker, M., Maria Jacob, C., Morrison, L., Lawrence, W., Strömmer, S., Vogel, C., Woods-Townsend, K., Farrell, D., Inskip, H., & Baird, J. (2017). A Systematic Review of Digital Interventions for Improving the Diet and Physical Activity Behaviors of Adolescents. *The Journal of adolescent health : official publication of the Society for Adolescent Medicine, 61*(6), 669–677. https://doi.org/10.1016/j.jadohealth.2017.05.024

24 Zhang, A., Zhou, L., Meng, Y., Ji, Q., Ye, M., Liu, Q., Tan, W., Zheng, Y., Hu, Z., Liu, M., Xu, X., Karlsson, I. K., Hägg, S., & Zhan, Y. (2024). Association between psychological resilience and all-cause mortality in the Health and Retirement Study. *BMJ mental health, 27*(1), e301064. https://doi.org/10.1136/bmjment-2024-301064.

25 Crum, A. J., Salovey, P., & Achor, S. (2013). Rethinking stress: the role of mindsets in determining the stress response. *Journal of personality and social psychology, 104*(4), 716–733. https://doi.org/10.1037/a0031201

26 Pascoe, M. C., Thompson, D. R., Jenkins, Z. M., & Ski, C. F. (2017). Mindfulness mediates the physiological markers of stress: Systematic review and meta-analysis. *Journal of psychiatric research, 95*, 156–178. https://doi.org/10.1016/j.jpsychires.2017.08.004

27 Schutte, N. S., Malouff, J. M., & Keng, S. L. (2020). Meditation and telomere length: a meta-analysis. *Psychology & health, 35*(8), 901–915. https://doi.org/10.1080/08870446.2019.1707827

28 Jacobs, T. L., Epel, E. S., Lin, J., Blackburn, E. H., Wolkowitz, O. M., Bridwell, D. A., Zanesco, A. P., Aichele, S. R., Sahdra, B. K., MacLean, K. A., King, B. G., Shaver, P. R., Rosenberg, E. L., Ferrer, E., Wallace, B. A., & Saron, C. D. (2011). Intensive meditation training, immune cell telomerase activity, and psychological mediators. *Psychoneuroendocrinology, 36*(5), 664–681. https://doi.org/10.1016/j.psyneuen.2010.09.010

29 Balban, M. Y., Neri, E., Kogon, M. M., Weed, L., Nouriani, B., Jo, B., Holl, G., Zeitzer, J. M., Spiegel, D., & Huberman, A. D. (2023). Brief structured respiration practices enhance mood and reduce physiological arousal. *Cell reports. Medicine, 4*(1), 100895. https://doi.org/10.1016/j.xcrm.2022.100895

30 Carabotti, M., Scirocco, A., Maselli, M. A., & Severi, C. (2015). The gut-brain axis: interactions between enteric microbiota, central and enteric nervous systems. *Annals of gastroenterology, 28*(2), 203–209.

31 Bailey, M. T., Dowd, S. E., Galley, J. D., Hufnagle, A. R., Allen, R. G., & Lyte, M. (2011). Exposure to a social stressor alters the structure of the intestinal microbiota: implications for stressor-induced immunomodulation. *Brain, behavior, and immunity, 25*(3), 397–407. https://doi.org/10.1016/j.bbi.2010.10.023

32 Takada, M., Nishida, K., Kataoka-Kato, A., Gondo, Y., Ishikawa, H., Suda, K., Kawai, M., Hoshi, R., Watanabe, O., Igarashi, T., Kuwano, Y., Miyazaki, K., & Rokutan, K. (2016). Probiotic Lactobacillus casei strain Shirota relieves stress-associated symptoms by modulating the gut-brain interaction in human and animal models. *Neurogastroenterology and motility, 28*(7), 1027–1036. https://doi.org/10.1111/nmo.12804

33 Zmora, N., Suez, J., & Elinav, E. (2019). You are what you eat: diet, health and the gut microbiota. *Nature reviews. Gastroenterology & hepatology, 16*(1), 35–56. https://doi.org/10.1038/s41575-018-0061-2

34 Picard, M., & Sandi, C. (2021). The social nature of mitochondria: Implications for human health. *Neuroscience and biobehavioral reviews, 120*, 595–610. https://doi.org/10.1016/j.neubiorev.2020.04.017

35 Trumpff, C., Monzel, A. S., Sandi, C., Menon, V., Klein, H. U., Fujita, M., Lee, A., Petyuk, V. A., Hurst, C., Duong, D. M., Seyfried, N. T., Wingo, A. P., Wingo, T. S., Wang, Y., Thambisetty, M., Ferrucci, L., Bennett, D. A., De Jager, P. L., & Picard, M. (2024). Psychosocial experiences are associated with human brain mitochondrial biology. *Proceedings of the National Academy of Sciences of the United States of America, 121*(27), e2317673121. https://doi.org/10.1073/pnas.2317673121

36 Oliveira, T. P. D., Morais, A. L. B., Dos Reis, P. L. B., Palotás, A., & Vieira, L. B. (2023). A Potential Role for the Ketogenic Diet in Alzheimer's Disease Treatment: Exploring Pre-Clinical and Clinical Evidence. *Metabolites, 14*(1), 25. https://doi.org/10.3390/metabo14010025

37 World Health Organization. (2019, May 28). *Burn-out an "occupational phenomenon": International classification of diseases.* World Health Organization. https://www.who.int/news/item/28-05-2019-burn-out-an-occupational-phenomenon-international-classification-of-diseases

38 Gerber, J. P., Wheeler, L., & Suls, J. (2018). A social comparison theory meta-analysis 60+ years on. *Psychological Bulletin, 144*(2), 177–197. https://doi.org/10.1037/bul0000127

39 McNair, D. M., Lorr, M., & Droppleman, L. F. (1992). *Profile of Mood States manual* (Revised ed.). San Diego, CA: Educational and Industrial Testing Service.

40 Buettner, D., & Skemp, S. (2016). Blue Zones: Lessons From the World's Longest Lived. *American journal of lifestyle medicine, 10*(5), 318–321. https://doi.org/10.1177/1559827616637066

41 Ekelund, U., Steene-Johannessen, J., Brown, W. J., Fagerland, M. W., Owen, N., Powell, K. E., Bauman, A., Lee, I. M., Lancet Physical Activity Series 2 Executive Committe, & Lancet Sedentary Behaviour Working Group (2016). Does physical activity attenuate, or even eliminate, the detrimental association of sitting time with mortality? A harmonised meta-analysis of data from more than 1 million men and women. *Lancet (London, England), 388*(10051), 1302–1310. https://doi.org/10.1016/S0140-6736(16)30370-1

42 Warburton, D. E., Nicol, C. W., & Bredin, S. S. (2006). Health benefits of physical activity: the evidence. *CMAJ : Canadian Medical Association journal = journal de l'Association medicale canadienne, 174*(6), 801–809. https://doi.org/10.1503/cmaj.051351

43 Srikanthan, P., & Karlamangla, A. S. (2014). Muscle mass index as a predictor of longevity in older adults. *The American journal of medicine, 127*(6), 547–553. https://doi.org/10.1016/j.amjmed.2014.02.007

44 Warburton, D. E., Nicol, C. W., & Bredin, S. S. (2006). Health benefits of physical activity: the evidence. CMAJ : Canadian Medical Association journal = journal de l'Association medicale canadienne, 174(6), 801–809. https://doi.org/10.1503/cmaj.051351

45 Clague, J., & Bernstein, L. (2012). Physical activity and cancer. *Current oncology reports, 14*(6), 550–558. https://doi.org/10.1007/s11912-012-0265-5

46 Fox, F. A. U., Liu, D., Breteler, M. M. B., & Aziz, N. A. (2023). Physical activity is associated with slower epigenetic ageing-Findings from the Rhineland study. *Aging cell, 22*(6), e13828. https://doi.org/10.1111/acel.13828

47 McCrory, C., Fiorito, G., Hernandez, B., Polidoro, S., O'Halloran, A. M., Hever, A., Ni Cheallaigh, C., Lu, A. T., Horvath, S., Vineis, P., & Kenny, R. A. (2021). GrimAge Outperforms Other Epigenetic Clocks in the Prediction of Age-Related Clinical Phenotypes and All-Cause Mortality. *The journals of gerontology. Series A, Biological sciences and medical sciences, 76*(5), 741-749. https://doi.org/10.1093/gerona/glaa286

48 Radák, Z., Aczél, D., Fejes, I., Mozaffaritabar, S., Pavlik, G., Komka, Z., Balogh, L., Babszki, Z., Babszki, G., Koltai, E., McGreevy, K. M., Gordevicius, J., Horvath, S., & Kerepesi, C. (2025). Slowed epigenetic aging in Olympic champions compared to non champions. *GeroScience, 47*(2), 2555-2565. https://doi.org/10.1007/s11357-024-01440-5

49 Lepley, L. K., Lepley, A. S., Onate, J. A., & Grooms, D. R. (2017). Eccentric Exercise to Enhance Neuromuscular Control. *Sports health, 9*(4), 333-340. https://doi.org/10.1177/1941738117710913

50 Leong, D. P., Teo, K. K., Rangarajan, S., Lopez-Jaramillo, P., Avezum, A., Jr, Orlandini, A., Seron, P., Ahmed, S. H., Rosengren, A., Kelishadi, R., Rahman, O., Swaminathan, S., Iqbal, R., Gupta, R., Lear, S. A., Oguz, A., Yusoff, K., Zatonska, K., Chifamba, J., Igumbor, E., ... Prospective Urban Rural Epidemiology (PURE) Study investigators (2015). Prognostic value of grip strength: findings from the Prospective Urban Rural Epidemiology (PURE) study. *Lancet (London, England), 386*(9990), 266-273. https://doi.org/10.1016/S0140-6736(14)62000-6

51 Maffetone, P., & Laursen, P. B. (2020). Maximum Aerobic Function: Clinical Relevance, Physiological Underpinnings, and Practical Application. *Frontiers in physiology, 11,* 296. https://doi.org/10.3389/fphys.2020.00296

52 Erickson, K. I., Voss, M. W., Prakash, R. S., Basak, C., Szabo, A., Chaddock, L., Kim, J. S., Heo, S., Alves, H., White, S. M., Wojcicki, T. R., Mailey, E., Vieira, V. J., Martin, S. A., Pence, B. D., Woods, J. A., McAuley, E., & Kramer, A. F. (2011). Exercise training increases size of hippocampus and improves memory. *Proceedings of the National Academy of Sciences of the United States of America, 108*(7), 3017-3022. https://doi.org/10.1073/pnas.1015950108

53 Mandsager, K., Harb, S., Cremer, P., Phelan, D., Nissen, S. E., & Jaber, W. (2018). Association of Cardiorespiratory Fitness With Long-term Mortality Among Adults Undergoing Exercise Treadmill Testing. *JAMA network open, 1*(6), e183605. https://doi.org/10.1001/jamanetworkopen.2018.3605

54 Kodama, S., Saito, K., Tanaka, S., Maki, M., Yachi, Y., Asumi, M., Sugawara, A., Totsuka, K., Shimano, H., Ohashi, Y., Yamada, N., & Sone, H. (2009). Cardiorespiratory fitness as a quantitative predictor of all-cause mortality and cardiovascular events in healthy men and women: a meta-analysis. *JAMA, 301*(19), 2024-2035. https://doi.org/10.1001/jama.2009.681

55 Vetrovsky, T., Steffl, M., Stastny, P., & Tufano, J. J. (2019). The Efficacy and Safety of Lower-Limb Plyometric Training in Older Adults: A Systematic Review. *Sports medicine (Auckland, N.Z.), 49*(1), 113-131. https://doi.org/10.1007/s40279-018-1018-x

56 Luciani, A., Dottorini, L., Battisti, N., Bertuzzi, C., Caldiera, S., Floriani, I., Zonato, S., Ferrari, D., & Foa, P. (2013). Screening elderly cancer patients for disabilities: evaluation of study of osteoporotic fractures (SOF) index and comprehensive geriatric assessment (CGA). *Annals of oncology : official journal of the European Society for Medical Oncology, 24*(2), 469-474. https://doi.org/10.1093/annonc/mds471

57 World Health Organization. (2020). *WHO guidelines on physical activity and sedentary behaviour.* Geneva: World Health Organization. Abgerufen über https://www.who.int/publications/i/item/9789240015128

58 Ekelund, U., Steene-Johannessen, J., Brown, W. J., Fagerland, M. W., Owen, N., Powell, K. E., Bauman, A., Lee, I. M., Lancet Physical Activity Series 2 Executive Committe, & Lancet Sedentary Behaviour Working Group (2016). Does physical activity attenuate, or even eliminate, the detrimental association of sitting time with mortality? A harmonised meta-analysis of data from more than 1 million men and women. *Lancet (London, England), 388*(10051), 1302-1310. https://doi.org/10.1016/S0140-6736(16)30370-1

59 GBD 2013 Risk Factors Collaborators, Forouzanfar, M. H., Alexander, L., Anderson, H. R., Bachman, V. F., Biryukov, S., Brauer, M., Burnett, R., Casey, D., Coates, M. M., Cohen, A., Delwiche, K., Estep, K., Frostad,

J. J., Astha, K. C., Kyu, H. H., Moradi-Lakeh, M., Ng, M., Slepak, E. L., Thomas, B. A., ... Murray, C. J. (2015). Global, regional, and national comparative risk assessment of 79 behavioural, environmental and occupational, and metabolic risks or clusters of risks in 188 countries, 1990-2013: a systematic analysis for the Global Burden of Disease Study 2013. *Lancet (London, England), 386*(10010), 2287–2323. https://doi.org/10.1016/S0140-6736(15)00128-2

60 Nyberg, S. T., Batty, G. D., Pentti, J., Virtanen, M., Alfredsson, L., Fransson, E. I., Goldberg, M., Heikkilä, K., Jokela, M., Knutsson, A., Koskenvuo, M., Lallukka, T., Leineweber, C., Lindbohm, J. V., Madsen, I. E. H., Magnusson Hanson, L. L., Nordin, M., Oksanen, T., Pietiläinen, O., Rahkonen, O., ... Kivimäki, M. (2018). Obesity and loss of disease-free years owing to major non-communicable diseases: a multicohort study. *The Lancet. Public health, 3*(10), e490–e497. https://doi.org/10.1016/S2468-2667(18)30139-7

61 GBD 2017 Diet Collaborators (2019). Health effects of dietary risks in 195 countries, 1990-2017: a systematic analysis for the Global Burden of Disease Study 2017. *Lancet (London, England), 393*(10184), 1958–1972. https://doi.org/10.1016/S0140-6736(19)30041-8

62 Le, L. T., & Sabaté, J. (2014). Beyond meatless, the health effects of vegan diets: findings from the Adventist cohorts. *Nutrients, 6*(6), 2131–2147. https://doi.org/10.3390/nu6062131

63 Ruby, M. B., Heine, S. J., Kamble, S., Cheng, T. K., & Waddar, M. (2013). Compassion and contamination. Cultural differences in vegetarianism. *Appetite, 71*, 340–348. https://doi.org/10.1016/j.appet.2013.09.004

64 Mensink, R. P., Zock, P. L., Kester, A. D., & Katan, M. B. (2003). Effects of dietary fatty acids and carbohydrates on the ratio of serum total to HDL cholesterol and on serum lipids and apolipoproteins: a meta-analysis of 60 controlled trials. *The American journal of clinical nutrition, 77*(5), 1146–1155. https://doi.org/10.1093/ajcn/77.5.1146

65 Pfeiler, T. M., & Egloff, B. (2020). Do vegetarians feel bad? Examining the association between eating vegetarian and subjective well being in two representative samples. *Food Quality and Preference, 86*, Article 104018. https://doi.org/10.1016/j.foodqual.2020.104018

66 Dinu, M., Abbate, R., Gensini, G. F., Casini, A., & Sofi, F. (2017). Vegetarian, vegan diets and multiple health outcomes: A systematic review with meta-analysis of observational studies. *Critical reviews in food science and nutrition, 57*(17), 3640–3649. https://doi.org/10.1080/10408398.2016.1138447

67 Glenn, C. R., Esposito, E. C., Porter, A. C., & Robinson, D. J. (2019). Evidence Base Update of Psychosocial Treatments for Self-Injurious Thoughts and Behaviors in Youth. *Journal of clinical child and adolescent psychology : the official journal for the Society of Clinical Child and Adolescent Psychology, American Psychological Association, Division 53, 48*(3), 357–392. https://doi.org/10.1080/15374416.2019.1591281

68 Quek, J., Chan, K. E., Wong, Z. Y., Tan, C., Tan, B., Lim, W. H., Tan, D. J. H., Tang, A. S. P., Tay, P., Xiao, J., Yong, J. N., Zeng, R. W., Chew, N. W. S., Nah, B., Kulkarni, A., Siddiqui, M. S., Dan, Y. Y., Wong, V. W., Sanyal, A. J., Noureddin, M., ... Ng, C. H. (2023). Global prevalence of non-alcoholic fatty liver disease and non-alcoholic steatohepatitis in the overweight and obese population: a systematic review and meta-analysis. *The lancet. Gastroenterology & hepatology, 8*(1), 20–30. https://doi.org/10.1016/S2468-1253(22)00317-X

69 Herpich, C., Müller-Werdan, U., & Norman, K. (2022). Role of plant-based diets in promoting health and longevity. *Maturitas, 165*, 47–51. https://doi.org/10.1016/j.maturitas.2022.07.003

70 Thompson, A. S., Tresserra-Rimbau, A., Karavasiloglou, N., Jennings, A., Cantwell, M., Hill, C., Perez-Cornago, A., Bondonno, N. P., Murphy, N., Rohrmann, S., Cassidy, A., & Kühn, T. (2023). Association of Healthful Plant-based Diet Adherence With Risk of Mortality and Major Chronic Diseases Among Adults in the UK. *JAMA network open, 6*(3), e234714. https://doi.org/10.1001/jamanetworkopen.2023.4714

71 Willett, W., Rockström, J., Loken, B., Springmann, M., Lang, T., Vermeulen, S., Garnett, T., Tilman, D., DeClerck, F., Wood, A., Jonell, M., Clark, M., Gordon, L. J., Fanzo, J., Hawkes, C., Zurayk, R., Rivera, J. A., De Vries, W., Majele Sibanda, L., Afshin, A., ... Murray, C. J. L. (2019). Food in the Anthropocene: the EAT-Lancet Commission on healthy diets from sustainable food systems. *Lancet (London, England), 393*(10170), 447–492. https://doi.org/10.1016/S0140-6736(18)31788-4

72 Longo, V. D., & Anderson, R. M. (2022). Nutrition, longevity and disease: From molecular mechanisms to interventions. *Cell, 185*(9), 1455–1470. https://doi.org/10.1016/j.cell.2022.04.002

73 Waziry, R., Ryan, C.P., Corcoran, D.L. et al. Effect of long-term caloric restriction on DNA methylation measures of biological aging in healthy adults from the CALERIE trial. *Nat Aging 3*, 248–257 (2023). https://doi.org/10.1038/s43587-022-00357-y

74 Kraus, W. E., Bhapkar, M., Huffman, K. M., Pieper, C. F., Krupa Das, S., Redman, L. M., Villareal, D. T., Rochon, J., Roberts, S. B., Ravussin, E., Holloszy, J. O., Fontana, L., & CALERIE Investigators (2019). 2 years of calorie restriction and cardiometabolic risk (CALERIE): exploratory outcomes of a multicentre, phase 2, randomised controlled trial. *The lancet. Diabetes & endocrinology, 7*(9), 673–683. https://doi.org/10.1016/S2213-8587(19)30151-2

75 Kraus, W. E., Powell, K. E., Haskell, W. L., Janz, K. F., Campbell, W. W., Jakicic, J. M., Troiano, R. P., Sprow, K., Torres, A., Piercy, K. L., & 2018 PHYSICAL ACTIVITY GUIDELINES ADVISORY COMMITTEE* (2019). Physical Activity, All-Cause and Cardiovascular Mortality, and Cardiovascular Disease. *Medicine and science in sports and exercise, 51*(6), 1270–1281. https://doi.org/10.1249/MSS.0000000000001939

76 Waziry, R., Ryan, C. P., Corcoran, D. L., Huffman, K. M., Kobor, M. S., Kothari, M., Graf, G. H., Kraus, V. B., Kraus, W. E., Lin, D. T. S., Pieper, C. F., Ramaker, M. E., Bhapkar, M., Das, S. K., Ferrucci, L., Hastings, W. J., Kebbe, M., Parker, D. C., Racette, S. B., Shalev, I., ... Belsky, D. W. (2023). Effect of long-term caloric restriction on DNA methylation measures of biological aging in healthy adults from the CALERIE trial. *Nature aging, 3*(3), 248–257. https://doi.org/10.1038/s43587-022-00357-y

77 Waziry, R., Ryan, C. P., Corcoran, D. L., Huffman, K. M., Kobor, M. S., Kothari, M., Graf, G. H., Kraus, V. B., Kraus, W. E., Lin, D. T. S., Pieper, C. F., Ramaker, M. E., Bhapkar, M., Das, S. K., Ferrucci, L., Hastings, W. J., Kebbe, M., Parker, D. C., Racette, S. B., Shalev, I., ... Belsky, D. W. (2023). Effect of long-term caloric restriction on DNA methylation measures of biological aging in healthy adults from the CALERIE trial. *Nature aging, 3*(3), 248–257. https://doi.org/10.1038/s43587-022-00357-y

78 Wilkinson, M. J., Manoogian, E. N. C., Zadourian, A., Lo, H., Fakhouri, S., Shoghi, A., Wang, X., Fleischer, J. G., Navlakha, S., Panda, S., & Taub, P. R. (2020). Ten-Hour Time-Restricted Eating Reduces Weight, Blood Pressure, and Atherogenic Lipids in Patients with Metabolic Syndrome. *Cell metabolism, 31*(1), 92–104.e5. https://doi.org/10.1016/j.cmet.2019.11.004

79 Harman D. (1956). Aging: a theory based on free radical and radiation chemistry. *Journal of gerontology, 11*(3), 298–300. https://doi.org/10.1093/geronj/11.3.298

80 Estruch, R., Ros, E., Salas-Salvadó, J., Covas, M. I., Corella, D., Arós, F., Gómez-Gracia, E., Ruiz-Gutiérrez, V., Fiol, M., Lapetra, J., Lamuela-Raventos, R. M., Serra-Majem, L., Pintó, X., Basora, J., Muñoz, M. A., Sorlí, J. V., Martínez, J. A., Martínez-González, M. A., & PREDIMED Study Investigators (2013). Primary prevention of cardiovascular disease with a Mediterranean diet. *The New England journal of medicine, 368*(14), 1279–1290. https://doi.org/10.1056/NEJMoa1200303 (Retraction published N Engl J Med. 2018 Jun 21;378(25):2441-2442. doi: 10.1056/NEJMc1806491.)

81 Serino, A., & Salazar, G. (2018). Protective Role of Polyphenols against Vascular Inflammation, Aging and Cardiovascular Disease. *Nutrients, 11*(1), 53. https://doi.org/10.3390/nu11010053

82 Centonze, M., Aloisio Caruso, E., De Nunzio, V., Cofano, M., Saponara, I., Pinto, G., & Notarnicola, M. (2025). *The Antiaging Potential of Dietary Plant Based Polyphenols: A Review on Their Role in Cellular Senescence Modulation.* Nutrients, 17(10), Article 1716. https://doi.org/10.3390/nu17101716

83 Ghosh, T. S., Rampelli, S., Jeffery, I. B., Santoro, A., Neto, M., Capri, M., Giampieri, E., Jennings, A., Candela, M., Turroni, S., Zoetendal, E. G., Hermes, G. D. A., Elodie, C., Meunier, N., Brugere, C. M., Pujos-Guillot, E., Berendsen, A. M., De Groot, L. C. P. G. M., Feskins, E. J. M., Kaluza, J., ... O'Toole, P. W. (2020). Mediterranean diet intervention alters the gut microbiome in older people reducing frailty and improving health status: the NU-AGE 1-year dietary intervention across five European countries. *Gut, 69*(7), 1218–1228. https://doi.org/10.1136/gutjnl-2019-319654

84 Wilkinson, M. J., Manoogian, E. N. C., Zadourian, A., Lo, H., Fakhouri, S., Shoghi, A., Wang, X., Fleischer, J. G., Navlakha, S., Panda, S., & Taub, P. R. (2020). Ten-Hour Time-Restricted Eating Reduces Weight, Blood

Pressure, and Atherogenic Lipids in Patients with Metabolic Syndrome. *Cell metabolism, 31*(1), 92-104. e5. https://doi.org/10.1016/j.cmet.2019.11.004

85 Oliver, A., Chase, A. B., Weihe, C., Orchanian, S. B., Riedel, S. F., Hendrickson, C. L., Lay, M., Sewall, J. M., Martiny, J. B. H., & Whiteson, K. (2021). High-Fiber, Whole-Food Dietary Intervention Alters the Human Gut Microbiome but Not Fecal Short-Chain Fatty Acids. *mSystems, 6*(2), e00115-21. https://doi.org/10.1128/mSystems.00115-21

86 Deutsche Gesellschaft für Ernährung (DGE). (2017). *Referenzwerte für die Nährstoffzufuhr* (2. Aufl., 3., aktualisierte Ausg.). Bonn: Deutsche Gesellschaft für Ernährung e.V. https://www.dge.de

87 Deutz, N. E., Bauer, J. M., Barazzoni, R., Biolo, G., Boirie, Y., Bosy-Westphal, A., Cederholm, T., Cruz-Jentoft, A., Krznariç, Z., Nair, K. S., Singer, P., Teta, D., Tipton, K., & Calder, P. C. (2014). Protein intake and exercise for optimal muscle function with aging: recommendations from the ESPEN Expert Group. *Clinical nutrition (Edinburgh, Scotland), 33*(6), 929–936. https://doi.org/10.1016/j.clnu.2014.04.007

88 Cesari, M., Pahor, M., Lauretani, F., Zamboni, V., Bandinelli, S., Bernabei, R., Guralnik, J. M., & Ferrucci, L. (2009). Skeletal muscle and mortality results from the InCHIANTI Study. *The journals of gerontology. Series A, Biological sciences and medical sciences, 64*(3), 377–384. https://doi.org/10.1093/gerona/gln031

89 Trivedi, G., Sharma, K., Saboo, B., Kathirvel, S., Konat, A., Zapadia, V., Prajapati, P. J., Benani, U., Patel, K., & Shah, S. (2023). Humming (Simple Bhramari Pranayama) as a Stress Buster: A Holter-Based Study to Analyze Heart Rate Variability (HRV) Parameters During Bhramari, Physical Activity, Emotional Stress, and Sleep. *Cureus, 15*(4), e37527. https://doi.org/10.7759/cureus.37527

90 Gerritsen, R. J. S., & Band, G. P. H. (2018). Breath of Life: The Respiratory Vagal Stimulation Model of Contemplative Activity. *Frontiers in human neuroscience, 12*, 397. https://doi.org/10.3389/fnhum.2018.00397

91 Stern Y. (2012). Cognitive reserve in ageing and Alzheimer's disease. *The Lancet. Neurology, 11*(11), 1006–1012. https://doi.org/10.1016/S1474-4422(12)70191-6

92 Zagorski, N. (2017). Brain Training Games Offer Specific But Limited Benefits. Psychiatric News, 52(19), 1-1. https://doi.org/10.1176/appi.pn.2017.6a15

93 Kivipelto, M., Solomon, A., Ahtiluoto, S., Ngandu, T., Lehtisalo, J., Antikainen, R., Bäckman, L., Hänninen, T., Jula, A., Laatikainen, T., Lindström, J., Mangialasche, F., Nissinen, A., Paajanen, T., Pajala, S., Peltonen, M., Rauramaa, R., Stigsdotter-Neely, A., Strandberg, T., Tuomilehto, J., ... Soininen, H. (2013). The Finnish Geriatric Intervention Study to Prevent Cognitive Impairment and Disability (FINGER): study design and progress. *Alzheimer's & dementia : the journal of the Alzheimer's Association, 9*(6), 657–665. https://doi.org/10.1016/j.jalz.2012.09.012

94 Freeman, M. (2022). The world mental health report: *Transforming mental health for all. World Psychiatry, 21*(3), 391–392. https://doi.org/10.1002/wps.21018

95 Holt-Lunstad, J., Smith, T. B., Baker, M., Harris, T., & Stephenson, D. (2015). Loneliness and social isolation as risk factors for mortality: a meta-analytic review. *Perspectives on psychological science : a journal of the Association for Psychological Science, 10*(2), 227–237. https://doi.org/10.1177/1745691614568352

96 Steptoe, A., Deaton, A., & Stone, A. A. (2015). Subjective wellbeing, health, and ageing. *Lancet (London, England), 385*(9968), 640–648. https://doi.org/10.1016/S0140-6736(13)61489-0

97 Wang, X., Jie, W., Huang, X., Yang, F., Qian, Y., Yang, T., & Dai, M. (2024). Association of psychological resilience with all-cause and cause-specific mortality in older adults: a cohort study. *BMC public health, 24*(1), 1989. https://doi.org/10.1186/s12889-024-19558-8

98 Dantzer, R., Cohen, S., Russo, S. J., & Dinan, T. G. (2018). Resilience and immunity. *Brain, behavior, and immunity, 74*, 28–42. https://doi.org/10.1016/j.bbi.2018.08.010

99 Zhang, Z., Jackson, S. L., Gillespie, C., Merritt, R., & Yang, Q. (2023). Depressive Symptoms and Mortality Among US Adults. *JAMA network open, 6*(10), e2337011. https://doi.org/10.1001/jamanetworkopen.2023.37011

100 Machado, M. O., Veronese, N., Sanches, M., Stubbs, B., Koyanagi, A., Thompson, T., Tzoulaki, I., Solmi, M., Vancampfort, D., Schuch, F. B., Maes, M., Fava, G. A., Ioannidis, J. P. A., & Carvalho, A. F. (2018). The association of depression and all-cause and cause-specific mortality: an umbrella review of systematic reviews and meta-analyses. *BMC medicine, 16*(1), 112. https://doi.org/10.1186/s12916-018-1101-z

101 Lindqvist, D., Epel, E. S., Mellon, S. H., Penninx, B. W., Révész, D., Verhoeven, J. E., Reus, V. I., Lin, J., Mahan, L., Hough, C. M., Rosser, R., Bersani, F. S., Blackburn, E. H., & Wolkowitz, O. M. (2015). Psychiatric disorders and leukocyte telomere length: Underlying mechanisms linking mental illness with cellular aging. *Neuroscience and biobehavioral reviews, 55*, 333–364. https://doi.org/10.1016/j.neubiorev.2015.05.007

102 Verhoeven, J. E., Révész, D., Epel, E. S., Lin, J., Wolkowitz, O. M., & Penninx, B. W. (2014). Major depressive disorder and accelerated cellular aging: results from a large psychiatric cohort study. *Molecular psychiatry, 19*(8), 895–901. https://doi.org/10.1038/mp.2013.151

103 Shalev I. (2012). Early life stress and telomere length: investigating the connection and possible mechanisms: a critical survey of the evidence base, research methodology and basic biology. *BioEssays : news and reviews in molecular, cellular and developmental biology, 34*(11), 943–952. https://doi.org/10.1002/bies.201200084

104 Aguilar-Latorre, A., Pérez Algorta, G., Navarro-Guzmán, C., Serrano-Ripoll, M. J., & Oliván-Blázquez, B. (2022). Effectiveness of a lifestyle modification programme in the treatment of depression symptoms in primary care. *Frontiers in medicine, 9*, 954644. https://doi.org/10.3389/fmed.2022.954644

105 Erickson, K. I., Hillman, C. H., & Kramer, A. F. (2015). Physical activity, brain, and cognition. *Current Opinion in Behavioral Sciences, 4*, 27–32. https://doi.org/10.1016/j.cobeha.2015.01.005

106 Paillard, T., Rolland, Y., & de Souto Barreto, P. (2015). Protective Effects of Physical Exercise in Alzheimer's Disease and Parkinson's Disease: A Narrative Review. *Journal of clinical neurology (Seoul, Korea), 11*(3), 212–219. https://doi.org/10.3988/jcn.2015.11.3.212

107 McKee, A. C., Daneshvar, D. H., Alvarez, V. E., & Stein, T. D. (2014). The neuropathology of sport. *Acta neuropathologica, 127*(1), 29–51. https://doi.org/10.1007/s00401-013-1230-6

108 Denham, J., Marques, F. Z., O'Brien, B. J., & Charchar, F. J. (2014). Exercise: putting action into our epigenome. *Sports medicine (Auckland, N.Z.), 44*(2), 189–209. https://doi.org/10.1007/s40279-013-0114-1

109 Fincham, G. W., Strauss, C., Montero-Marin, J., & Cavanagh, K. (2023). Effect of breathwork on stress and mental health: A meta-analysis of randomised-controlled trials. *Scientific reports, 13*(1), 432. https://doi.org/10.1038/s41598-022-27247-y

110 Birdee, G., Nelson, K., Wallston, K., Nian, H., Diedrich, A., Paranjape, S., Abraham, R., & Gamboa, A. (2023). Slow breathing for reducing stress: The effect of extending exhale. *Complementary therapies in medicine, 73*, 102937. https://doi.org/10.1016/j.ctim.2023.102937

111 Bergland, C. (2019, 20. Mai; aktualisiert 20. Mai 2024). *Longer Exhalations Are an Easy Way to Hack Your Vagus Nerve.* Psychology Today Australia. Abgerufen von https://www.iahe.com/storage/docs/articles/Longer_Exhalations_Are_an_Easy_Way_to_Hack_Your_Vagus_Nerve___Psychology_Today_Australia.pdf

112 Wu, Y., Yan, D., & Yang, J. (2023). Effectiveness of yoga for major depressive disorder: A systematic review and meta-analysis. *Frontiers in psychiatry, 14*, 1138205. https://doi.org/10.3389/fpsyt.2023.1138205

113 Streeter, C. C., Gerbarg, P. L., Whitfield, T. H., Owen, L., Johnston, J., Silveri, M. M., Gensler, M., Faulkner, C. L., Mann, C., Wixted, M., Hernon, A. M., Nyer, M. B., Brown, E. R., & Jensen, J. E. (2017). Treatment of Major Depressive Disorder with Iyengar Yoga and Coherent Breathing: A Randomized Controlled Dosing Study. *Journal of alternative and complementary medicine (New York, N.Y.), 23*(3), 201–207. https://doi.org/10.1089/acm.2016.0140

114 Moosburner, A., Cramer, H., Bilc, M., Triana, J., & Anheyer, D. (2024). Yoga for Depressive Disorder: A Systematic Review and Meta-Analysis. *Depression and anxiety, 2024*, 6071055. https://doi.org/10.1155/da/6071055

115 Gordon, B. R., McDowell, C. P., Hallgren, M., Meyer, J. D., Lyons, M., & Herring, M. P. (2018). Association of Efficacy of Resistance Exercise Training With Depressive Symptoms: Meta-analysis and Meta-regression Analysis of Randomized Clinical Trials. *JAMA psychiatry, 75*(6), 566–576. https://doi.org/10.1001/jamapsychiatry.2018.0572

116 Cunha, P. M., Werneck, A. O., Dos Santos, L., Oliveira, M. D., Zou, L., Schuch, F. B., & Cyrino, E. S. (2024). Can resistance training improve mental health outcomes in older adults? A systematic review and meta analysis of randomized controlled trials. *Psychiatry Research, 333*, 115746. https://doi.org/10.1016/j.psychres.2024.115746

117 Wang, H., Liu, Q., & Pan, Y. (2025). *Impact of combined aerobic and resistance training on depression: A systematic review and meta analysis of randomized controlled trials. BMC Sports Science, Medicine and Rehabilitation, 17*, Article 10. https://doi.org/10.1186/s13102-025-01058-w

118 Pousa, P. A., Souza, R. M., Melo, P. H. M., Correa, B. H. M., Mendonça, T. S. C., Simões-E-Silva, A. C., & Miranda, D. M. (2021). Telomere Shortening and Psychiatric Disorders: A Systematic Review. *Cells, 10*(6), 1423. https://doi.org/10.3390/cells10061423

119 Valkanova, V., Ebmeier, K. P., & Allan, C. L. (2013). CRP, IL-6 and depression: a systematic review and meta-analysis of longitudinal studies. *Journal of affective disorders, 150*(3), 736–744. https://doi.org/10.1016/j.jad.2013.06.004

120 Drevets, W. C., Wittenberg, G. M., Bullmore, E. T., & Manji, H. K. (2022). Immune targets for therapeutic development in depression: towards precision medicine. *Nature reviews. Drug discovery, 21*(3), 224–244. https://doi.org/10.1038/s41573-021-00368-1

121 Carhart-Harris, R. L., Bolstridge, M., Rucker, J., Day, C. M., Erritzoe, D., Kaelen, M., Bloomfield, M., Rickard, J. A., Forbes, B., Feilding, A., Taylor, D., Pilling, S., Curran, V. H., & Nutt, D. J. (2016). Psilocybin with psychological support for treatment-resistant depression: an open-label feasibility study. *The lancet. Psychiatry, 3*(7), 619–627. https://doi.org/10.1016/S2215-0366(16)30065-7

122 Davis, A. K., Barrett, F. S., May, D. G., Cosimano, M. P., Sepeda, N. D., Johnson, M. W., Finan, P. H., & Griffiths, R. R. (2021). Effects of Psilocybin-Assisted Therapy on Major Depressive Disorder: A Randomized Clinical Trial. *JAMA psychiatry, 78*(5), 481–489. https://doi.org/10.1001/jamapsychiatry.2020.3285

123 Hawkley, L. C., & Cacioppo, J. T. (2010). Loneliness matters: a theoretical and empirical review of consequences and mechanisms. *Annals of behavioral medicine : a publication of the Society of Behavioral Medicine, 40*(2), 218–227. https://doi.org/10.1007/s12160-010-9210-8

124 Eisenberger, N. I., & Lieberman, M. D. (2004). Why rejection hurts: a common neural alarm system for physical and social pain. *Trends in cognitive sciences, 8*(7), 294–300. https://doi.org/10.1016/j.tics.2004.05.010

125 Buecker, S., & Neuber, A. (2024). Einsamkeit als Gesundheitsrisiko: Eine narrative Übersichtsarbeit [Loneliness as health risk: a narrative review]. *Bundesgesundheitsblatt, Gesundheitsforschung, Gesundheitsschutz, 67*(10), 1095–1102. https://doi.org/10.1007/s00103-024-03939-w

126 Holt-Lunstad, J., Smith, T. B., Baker, M., Harris, T., & Stephenson, D. (2015). Loneliness and social isolation as risk factors for mortality: a meta-analytic review. *Perspectives on psychological science : a journal of the Association for Psychological Science, 10*(2), 227–237. https://doi.org/10.1177/1745691614568352

127 Bundesministerium für Familie, Senioren, Frauen und Jugend (BMFSFJ). (2024). *Familienreport 2024* [Broschüre]. BMFSFJ. https://www.bmfsfj.de/bmfsfj/service/publikationen/familienreport 2024 239470

128 Eisenberger, N. I., Lieberman, M. D., & Williams, K. D. (2003). Does rejection hurt? An FMRI study of social exclusion. *Science (New York, N.Y.), 302*(5643), 290–292. https://doi.org/10.1126/science.1089134

129 Holt-Lunstad, J., Smith, T. B., & Layton, J. B. (2010). Social relationships and mortality risk: a meta-analytic review. *PLoS medicine, 7*(7), e1000316. https://doi.org/10.1371/journal.pmed.1000316

130 Bundesministerium für Familie, Senioren, Frauen und Jugend (BMFSFJ). (2024). *Familienreport 2024* [Broschüre]. BMFSFJ. https://www.bmfsfj.de/bmfsfj/service/publikationen/familienreport 2024 239470

131 Benedyk, A., Reichert, M., Giurgiu, M., Timm, I., Reinhard, I., Nigg, C., Berhe, O., Moldavski, A., von der Goltz, C., Braun, U., Ebner Priemer, U., Meyer Lindenberg, A., & Tost, H. (2024). Real life behavioral and neural circuit markers of physical activity as a compensatory mechanism for social isolation. *Nature Mental Health, 2*(3), 337–342.. https://doi.org/10.1038/s44220-024-00204-6

132 Pels, F., & Kleinert, J. M. (2016). Loneliness and physical activity: A systematic review. *International Review of Sport and Exercise Psychology, 9*(1), 231–260. https://doi.org/10.1080/1750984X.2016.1177849

133 Muellmann, S., Gansefort, D., Zeeb, H., & Brand, T. (2023). Addressing community readiness to promote physical activity in older adults in Germany. *Health promotion international, 38*(6), daad158. https://doi.org/10.1093/heapro/daad158

134 Holt-Lunstad, J., Smith, T. B., & Layton, J. B. (2010). Social relationships and mortality risk: a meta-analytic review. *PLoS medicine, 7*(7), e1000316. https://doi.org/10.1371/journal.pmed.1000316

135 Raulo, A., Allen, B. E., Troitsky, T., Husby, A., Firth, J. A., Coulson, T., & Knowles, S. C. L. (2021). Social networks strongly predict the gut microbiota of wild mice. *ISME Journal, 15*(9), 2601–2613. https://doi.org/10.1038/s41396-021-00949-3

136 Johnson, K. V., Watson, K. K., Dunbar, R. I. M., & Burnet, P. W. J. (2022). Sociability in a non-captive macaque population is associated with beneficial gut bacteria. *Frontiers in microbiology, 13*, 1032495. https://doi.org/10.3389/fmicb.2022.1032495

137 Beghini, F., Pullman, J., Alexander, M., Shridhar, S. V., Prinster, D., Singh, A., Matute Juárez, R., Airoldi, E. M., Brito, I. L., & Christakis, N. A. (2025). Gut microbiome strain-sharing within isolated village social networks. *Nature, 637*(8044), 167–175. https://doi.org/10.1038/s41586-024-08222-1

138 Cacioppo, S., Grippo, A. J., London, S., Goossens, L., & Cacioppo, J. T. (2015). Loneliness: clinical import and interventions. *Perspectives on psychological science : a journal of the Association for Psychological Science, 10*(2), 238–249. https://doi.org/10.1177/1745691615570616

139 Egolf, B., Lasker, J., Wolf, S., & Potvin, L. (1992). The Roseto effect: a 50-year comparison of mortality rates. *American journal of public health, 82*(8), 1089–1092. https://doi.org/10.2105/ajph.82.8.1089

140 Katus, H. A., Meder, B., & Barb, I. (2017, 17. Juli). *Broken Heart. Wenn Frauenherzen brechen. In Ruperto Carola*, Nr. 10 (2017): Frau & Mann – Kapitel II. Ruperto Carola (ISSN 0035 998X). https://doi.org/10.17885/heiup.ruca.2017.10.23678

141 Boyd, B., & Solh, T. (2020). Takotsubo cardiomyopathy: Review of broken heart syndrome. *JAAPA : official journal of the American Academy of Physician Assistants, 33*(3), 24–29. https://doi.org/10.1097/01.JAA.0000654368.35241.fc

142 Buettner, D., & Skemp, S. (2016). Blue Zones: Lessons From the World's Longest Lived. *American journal of lifestyle medicine, 10*(5), 318–321. https://doi.org/10.1177/1559827616637066

143 Holt-Lunstad, J., Smith, T. B., & Layton, J. B. (2010). Social relationships and mortality risk: a meta-analytic review. *PLoS medicine, 7*(7), e1000316. https://doi.org/10.1371/journal.pmed.1000316

144 Turakhia, M. P., Desai, M., Hedlin, H., Rajmane, A., Talati, N., Ferris, T., Desai, S., Nag, D., Patel, M., Kowey, P., Rumsfeld, J. S., Russo, A. M., Hills, M. T., Granger, C. B., Mahaffey, K. W., & Perez, M. V. (2019). Rationale and design of a large-scale, app-based study to identify cardiac arrhythmias using a smartwatch: The Apple Heart Study. *American heart journal, 207*, 66–75. https://doi.org/10.1016/j.ahj.2018.09.002

145 Radin, J. M., Quer, G., Ramos, E., Baca-Motes, K., Gadaleta, M., Topol, E. J., & Steinhubl, S. R. (2021). Assessment of Prolonged Physiological and Behavioral Changes Associated With COVID-19 Infection. *JAMA network open, 4*(7), e2115959. https://doi.org/10.1001/jamanetworkopen.2021.15959

146 Frangoul, H., Altshuler, D., Cappellini, M. D., Chen, Y. S., Domm, J., Eustace, B. K., Foell, J., de la Fuente, J., Grupp, S., Handgretinger, R., Ho, T. W., Kattamis, A., Kernytsky, A., Lekstrom-Himes, J., Li, A. M., Locatelli,

F., Mapara, M. Y., de Montalembert, M., Rondelli, D., Sharma, A., ... Corbacioglu, S. (2021). CRISPR-Cas9 Gene Editing for Sickle Cell Disease and β-Thalassemia. *The New England journal of medicine, 384*(3), 252–260. https://doi.org/10.1056/NEJMoa2031054

147 Lu, Y., Brommer, B., Tian, X., Krishnan, A., Meer, M., Wang, C., Vera, D. L., Zeng, Q., Yu, D., Bonkowski, M. S., Yang, J. H., Zhou, S., Hoffmann, E. M., Karg, M. M., Schultz, M. B., Kane, A. E., Davidsohn, N., Korobkina, E., Chwalek, K., Rajman, L. A., ... Sinclair, D. A. (2020). Reprogramming to recover youthful epigenetic information and restore vision. *Nature, 588*(7836), 124–129. https://doi.org/10.1038/s41586-020-2975-4

148 Poplin, R., Varadarajan, A. V., Blumer, K., Liu, Y., McConnell, M. V., Corrado, G. S., Peng, L., & Webster, D. R. (2018). Prediction of cardiovascular risk factors from retinal fundus photographs via deep learning. *Nature biomedical engineering, 2*(3), 158–164. https://doi.org/10.1038/s41551-018-0195-0

149 Shen, X., Wang, C., Zhou, X., Zhou, W., Hornburg, D., Wu, S., & Snyder, M. P. (2024). Nonlinear dynamics of multi-omics profiles during human aging. *Nature aging, 4*(11), 1619–1634. https://doi.org/10.1038/s43587-024-00692-2

150 American Federation for Aging Research. (n.d.). *The TAME Trial: Targeting the biology of aging. Ushering a new era of interventions.* AFAR. Abgerufen am 21. August 2025, von https://www.afar.org/tame-trial

151 Martens, C. R., Denman, B. A., Mazzo, M. R., Armstrong, M. L., Reisdorph, N., McQueen, M. B., Chonchol, M., & Seals, D. R. (2018). Chronic nicotinamide riboside supplementation is well-tolerated and elevates NAD+ in healthy middle-aged and older adults. *Nature communications, 9*(1), 1286. https://doi.org/10.1038/s41467-018-03421-7

152 Matise M. (2018). Ending Aging: The Rejuvenation Breakthroughs That Could Reverse Human Aging in Our Lifetime. *Journal of women & aging, 30*(2), 180–181. https://doi.org/10.1080/08952841.2017.1366751

153 Thomas, A., Belsky, D. W., & Gu, Y. (2023). Healthy Lifestyle Behaviors and Biological Aging in the U.S. National Health and Nutrition Examination Surveys 1999-2018. *The journals of gerontology. Series A, Biological sciences and medical sciences, 78*(9), 1535–1542. https://doi.org/10.1093/gerona/glad082

154 Kankaanpää, A., Tolvanen, A., Heikkinen, A., Kaprio, J., Ollikainen, M., & Sillanpää, E. (2022). The role of adolescent lifestyle habits in biological aging: A prospective twin study. *eLife, 11*, e80729. https://doi.org/10.7554/eLife.80729

155 Argentieri, M. A., Amin, N., Nevado-Holgado, A. J., Sproviero, W., Collister, J. A., Keestra, S. M., Kuilman, M. M., Ginos, B. N. R., Ghanbari, M., Doherty, A., Hunter, D. J., Alvergne, A., & van Duijn, C. M. (2025). Integrating the environmental and genetic architectures of aging and mortality. *Nature medicine, 31*(3), 1016–1025. https://doi.org/10.1038/s41591-024-03483-9

156 Fitzgerald, K. N., Hodges, R., Hanes, D., Stack, E., Cheishvili, D., Szyf, M., Henkel, J., Twedt, M. W., Giannopoulou, D., Herdell, J., Logan, S., & Bradley, R. (2021). Potential reversal of epigenetic age using a diet and lifestyle intervention: a pilot randomized clinical trial. *Aging, 13*(7), 9419–9432. https://doi.org/10.18632/aging.202913

157 Ornish, D., Scherwitz, L. W., Billings, J. H., Brown, S. E., Gould, K. L., Merritt, T. A., Sparler, S., Armstrong, W. T., Ports, T. A., Kirkeeide, R. L., Hogeboom, C., & Brand, R. J. (1998). Intensive lifestyle changes for reversal of coronary heart disease. *JAMA, 280*(23), 2001–2007. https://doi.org/10.1001/jama.280.23.2001